全国中医药行业高等教育"十四五"创新教材

药用植物组织培养

（供中药学、中药资源与开发、中草药栽培与鉴定等专业用）

主 编 纪宝玉

U0338804

全国百佳图书出版单位
中国中医药出版社
·北 京·

图书在版编目（CIP）数据

药用植物组织培养／纪宝玉主编 . —北京：中国中医药出版社，2022.9（2024.5 重印）
全国中医药行业高等教育"十四五"创新教材
ISBN 978-7-5132-6651-2

Ⅰ.①药… Ⅱ.①纪… Ⅲ.①药用植物—教材 Ⅳ.①R283

中国版本图书馆 CIP 数据核字（2021）第 213191 号

中国中医药出版社出版

北京经济技术开发区科创十三街 31 号院二区 8 号楼
邮政编码 100176
传真 010-64405721
河北品睿印刷有限公司印刷
各地新华书店经销

开本 787×1092 1/16 印张 12 字数 263 千字
2022 年 9 月第 1 版 2024 年 5 月第 2 次印刷
书号 ISBN 978-7-5132-6651-2

定价 47.00 元
网址 www.cptcm.com

服 务 热 线 010-64405510
购 书 热 线 010-89535836
维 权 打 假 010-64405753

微信服务号 zgzyycbs
微商城网址 https：//kdt.im/LIdUGr
官 方 微 博 http：//e.weibo.com/cptcm
天猫旗舰店网址 https：//zgzyycbs.tmall.com

如有印装质量问题请与本社出版部联系（010-64405510）

全国中医药行业高等教育"十四五"创新教材

《药用植物组织培养》编委会

编写说明

　　《药用植物组织培养》是全国中医药行业高等教育"十四五"创新教材，是中药学、中药资源与开发、中草药栽培与鉴定专业的专业课程。药用植物组织培养技术和方法近年来发展迅速，其科学内涵逐渐清晰，然而尚缺乏能体现药用植物学特色的组织培养课程教材，故组织编写本教材。

　　本教材除介绍药用植物组织培养发展现状、基本原理和培养条件，药用植物组织培养的基本技术外，还在具体的器官培养、细胞培养、原生质体培养、离体快繁、人工种子、脱毒苗培养等内容中加入具体案例，有助于实际教学应用。

　　全书共分十一章。绪论由山东中医药大学李佳和河南中医药大学纪宝玉编写，主要介绍植物组织培养的定义、特点及其发展简史、现状和趋势，以及与其他学科的关系；第一章由辽宁中医药大学赵容编写，介绍了植物细胞的全能性、植物细胞的脱分化与再分化和愈伤组织的形态构建等基本原理；第二章由河南农业大学赵永坡编写，介绍了组织培养实验室的设备与培养条件，包括布局、设备及环境条件等；第三章由河南中医药大学兰金旭、杨林林编写，从培养基、灭菌技术、外植体及其接种技术、继代培养技术、驯化移栽技术等方面讲解了药用植物组织培养的基本技术；第四章到第七章讲解了药用植物器官培养、组织培养、细胞培养、原生质体培养的技术和方法，并附以具体案例，分别由云南中医药大学李宏哲、河北中医学院房慧勇、广东药科大学杨静、浙江中医药大学范慧艳编写；第八章由贵州中医药大学张文龙编写，讲授了药用植物离体快繁的意义、影响因素及常见问题；第九章由河南中医药大学纪宝玉、裴莉昕编写，介绍了人工种子的概念、意义及其制备；第十章由河南中医药大学苏秀红编写，对于药用植物脱毒的基本原理和操作技术进行指导；第十一章由山西农业大学王德富编写，讲授了药用植物种质资源的离体保存。全书各章节安排合理、深入浅出、形式创新、语言精练，每章附有案例和知识链接，有助于学生拓展知识，更好地将理论与实践相结合。章后配有复习思考题，以及时巩固所学。

本教材充分体现了药用植物组织培养的现状和发展趋势，突出了药用植物的鲜明特色，使学生在学习过程中认识药用植物组织培养发展历史、现状及未来的趋势，理解药用植物组织培养原理，掌握药用植物组织培养的方法和技术，为培养具有现代化理念的中医药人才奠定基础。

本教材可供全国高等医药院校中药学、中药资源与开发、中草药栽培与鉴定等专业使用，也可供农林院校相关专业使用。同时，还可供中药资源领域研究机构、中药材生产企业的相关技术人员参阅。

本教材在编写过程中得到了各参编单位的大力支持，再次深表谢意。药用植物组织培养学是一门现代化强、发展迅速的学科，书中内容难免有遗漏或滞后之处，也存在诸多不当之处，敬请同行专家、使用本教材的师生和广大读者提出宝贵意见，以便再版时修订。

《药用植物组织培养》编委会

2022 年 6 月

目 录

绪　论 ▷▷▷▷

 学习目标

1. 掌握　药用植物组织培养的定义及特点。
2. 熟悉　药用植物组织培养的发展简史。
3. 了解　药用植物组织培养与其他学科的关系。

一、药用植物组织培养的定义及特点

（一）药用植物组织培养的定义

药用植物组织培养是指在无菌和人工控制条件下，利用适当的培养基，培养药用植物的离体器官、组织或细胞等，使其生长、发育并形成完整植株的过程。培养的材料包括根、茎、叶、花、未成熟的果实、种子和愈伤组织等。广义的药用植物组织培养还包括细胞悬浮培养、原生质体培养、毛状根培养等。近年来，药用植物组织培养技术在中药产业中得到广泛应用。

（二）药用植物组织培养的类型

植物组织培养最原始的意义是指根据细胞全能性，诱导植物体的一部分脱分化形成愈伤组织，而后通过愈伤组织细胞再分化形成完整植株。但发展至今，其范围已经扩展至药用植物的离体器官、组织、细胞和原生质体的无菌培养。

根据培养材料和培养过程的不同，药用植物组织培养可以分为以下几种类型。

1. 根据培养材料划分

（1）体细胞组织培养：体细胞培养是指对二倍体体细胞，或含有二倍体细胞的组织、器官（如根、茎、叶、芽等）、植株进行培养的方法。体细胞组织培养的途径可归纳为两条：①原始培养材料为芽或潜伏芽，在培养基中可萌发为丛生芽，而后诱导生根，发育成完整植株；②其他培养材料经过诱导后多先形成愈伤组织，而后经过愈伤组织或胚状体成苗。愈伤组织培养、器官培养、种子培养、植株培养等均属于体细胞组织培养。

（2）胚性细胞培养：药用植物胚性细胞培养主要是指花药培养，以及胚、胚珠、胚乳、子房等的胚胎培养。

（3）细胞悬浮培养：指从离体组织或愈伤组织分离获得的单个游离细胞（如用果胶酶酶解法从组织中分离的体细胞）或小细胞团，在培养液中以悬浮状态生长和增殖的无菌培养技术，也称为细胞发酵技术。细胞悬浮培养的主要目的是进行次级代谢物生产。

（4）原生质体培养：指对离体植物的原生质体进行无菌培养，形成完整植株的培养技术。

（5）毛状根培养：利用发根农杆菌感染植物的离体材料，诱导其产生分枝多、非向地性的毛状根，并对其进行无菌培养的技术。

2. 根据培养过程划分

（1）初代培养：将植物的离体材料接种到培养基后进行的最初几代培养称为初代培养，也称为启动培养。初代培养旨在获得无菌材料和无性繁殖系。初代培养建立的无性繁殖系包括愈伤组织、芽丛、胚状体和原球茎等。初代培养时，常使用诱导培养基或分化培养基，即培养基中含有较多细胞分裂素和少量生长素。

（2）继代培养：将初代培养建立的无性繁殖系，通过更换新鲜培养基及不断切割或分离，进行连续多代的培养，称为继代培养。继代培养可以使培养物得到扩大繁殖，从而发挥快速繁殖的优势，也称为增殖培养。

（3）生根培养：诱导无根组培苗生根，形成完整植株的过程，称为生根培养。在已获得再生植株为目的的组织培养中，生根培养是形成完整植株的必经阶段。当材料增殖到一定数量后，就要使部分培养物分流到生根培养阶段，避免久不转移的试管苗发黄老化，或因过分拥挤而使无效苗增多造成浪费。

（三）植物组织培养的特点

植物组织培养是在人工控制的环境条件下，通过纯培养离体材料获得完整植株，与自然生长的植物相比，具有以下特点。

1. 培养材料来源广，需要材料少 在快速繁殖中，多以茎尖、茎段、腋芽、根、叶、子叶、花瓣、下胚轴等器官和组织作为培养材料。繁殖的初始材料往往只需要几毫米，甚至不到1mm，可以节省常规营养繁殖所需要的大量母体植株，对于珍贵稀有的材料还可以做到不损坏原有植株而进行离体培养，以保护野生资源，对于新品种的推广和良种复壮均有重大的实践意义。

2. 繁殖速度快，繁殖效率高 植物组织培养可为来自不同器官、不同组织、不同部位的离体材料提供适宜的生长条件，满足其快速生长的营养、环境需求，缩短培养周期。一般20~30天可完成一个繁殖周期，每个繁殖周期可增殖几倍到几十倍，甚至以几何级数增加。此特点对于一些繁殖系数低或者种子繁殖难的植物更具有重要意义。如具有极高药用价值和保健作用的石斛，对生长条件要求极为苛刻，自然产量很低，加上长期的过度采挖，野生资源已濒临灭绝，而利用组织培养技术可以有效扩大石斛的生产量，在1~2年内可生产上百万株整齐一致的优质种苗。植物组织培养也可加快繁殖不能用种子繁殖的植物或育种材料，如有些杂交一代、自交系、三倍体、多倍体等。

3. 不受季节和气候的影响　无性快速繁殖是在人为提供的培养基中进行植物繁殖，培养条件可以人为控制，不受外界环境的影响进行全年生产。

4. 节约成本　快速繁殖技术在生产过程中利用多层集约化培养架，可以在有限的空间内生产大量植物，节省土地和人力资源，也便于管理和自动化控制，实现繁殖苗的工厂化生产。

5. 生产脱毒苗　利用茎尖分生组织培养技术可以有效脱除植物体内的病毒，生产无病毒植株，对提高药材质量和产量具有重要意义。

二、植物组织培养的发展历程和趋势

（一）植物组织培养的发展历程

植物组织培养技术的蓬勃发展只是近 60 年的事，但它的研究可追溯到 20 世纪初期。总体来讲，植物组织培养的发展可以分为三个阶段。

1. 基础理论发展、基本方法建立阶段（20 世纪初至 20 世纪 30 年代中期）　植物组织培养的基础理论主要有两点：一是细胞学说，二是植物细胞的全能性理论。

根据 Schleiden 和 Schwann 创立的细胞学说，1902 年，德国著名植物学家 Haberland 提出了植物细胞全能性概念，认为在适当的条件下，高等植物的离体细胞具有不断分裂和繁殖，并再生成完整植株的潜在全能性，首次提出分离植物单细胞并将其培养成为植株的设想。为了证实这一设想，他在 knop 培养液中离体培养野芝麻、凤眼兰的栅栏组织和虎眼万年青属植物的表皮细胞，但没能观察到细胞分裂。其他人在此后多年进行过类似的实验尝试，均未有较大的进展。但这一理论对植物组织培养的发展起了先导作用，激励后人继续探索。

1904 年 Hänbning 用无机盐和蔗糖溶液对萝卜和辣根菜的胚进行培养，发现离体胚均能发育，并可提早萌发形成小苗。1922 年，Haberland 的学生 Kotte 和美国的 Robins，采用含无机盐、葡萄糖、多种氨基酸和琼脂的培养基，培养豌豆、玉米和棉花的茎尖和根尖，得到了根和缺绿的叶，说明离体培养的组织可进行有限生长，但未发现培养的细胞具有形态发生能力。直到 1934 年 White 正式提出了植物细胞全能性理论，并由番茄根建立了第一个活跃生长的无性繁殖系，有关离体根的培养试验才获得真正成功。Laibach 在 1925 年通过亚麻种间杂交幼胚培养，成功获得杂种。我国李继侗等在 20 世纪 30 年代也曾进行离体胚的培养，发现 3mm 以上的银杏胚即可正常生长，并且银杏胚乳提取物能够促进银杏离体胚的生长，这一发现对于使用植物胚乳液汁或幼小种子及果实的提取液促进培养组织的生长具有启迪意义。

2. 奠基阶段（20 世纪 30 年代中期至 20 世纪 50 年代末期）　1934 年，Went 发现了第一种植物生长素——吲哚乙酸（3-Indolacetic acid，IAA），其后一系列植物生长素，如吲哚丁酸（indole-3-butyric acid，IBA）、萘乙酸（1-Naphthge acetic acid，NAA）等相继被发现。1937 年，White 证明了 B 族维生素对离体根的生长促进作用。Gautheret

在 1937 年、1938 年对山毛柳、黑杨形成层进行培养，发现在 knop 培养液中加入这些生长因子时，生长显著。与此同时，Nobercourt 培养了胡萝卜根的外植体并使细胞增殖获得了成功。不久，White 报道用烟草种间幼茎切段的原形成层组织建立了类似的组织培养，成功地进行了继代培养。1941 年，J. Vanoverbeek 发现椰乳有多方面良好的培养效果，如使心形期曼陀罗杂种幼胚培养成功。Gautheret 和 White 建立起来的植物组织培养基本方法成为日后各种植物进行组织培养的基础技术。

1954 年，Muir 首次进行了植物细胞悬浮培养，成功地在经过无菌处理的冠瘿组织的悬浮培养物中分离得到单细胞，并通过看护培养使细胞生长分裂，从而创立了单细胞培养的看护培养技术。

1956 年，Miller 等发现了能强力促进植物细胞分裂和出芽的激动素。其后，其他的细胞分裂素（玉米素、6-BA 等）被发现，从此生长素和分裂素在植物组织培养中被广泛使用，对植物组织培养的发展起着极大的推动作用。同年，Nichell 和 Routin 提出了植物细胞培养生产化合物的第一个专利，表明植物细胞培养有可能用于次级代谢物的生产。

1958 年，Steward 从胡萝卜韧皮部诱导得到愈伤组织，再分离获得单细胞，经过分化培养，形成了再生植株，通过完整的实验证实了植物细胞具有全能性。

经过 50 多年的研究，在原来细胞学说的基础上，众多科学家提出并通过完整的实验证明了植物细胞具有全能性。从植物外植体中分离出植物细胞，植物细胞具有母体植株的全套遗传信息，可以在一定的条件下分化发育形成新的植株。发现并阐明了植物生长激素对细胞生长、分裂的作用，分裂素和生长素两种激素的比例对细胞的生长、分裂、分化和发育起着重要的调节作用。这些研究成果为植物组织培养的发展打下了坚实的基础，创造了有利的条件。

3. 迅速发展阶段（20 世纪 60 年代至今）　20 世纪 60 年代以来，植物组织培养技术及其应用迅速发展。

1960 年，Morel 发明了一种兰花的茎尖培养，实现了快速繁殖和脱毒两个目的，推动并发展了兰花工业。

20 世纪 60 年代，Guha 和 Maheshwari、Bourgin 和 Nitsch 先后利用毛曼陀罗和胡萝卜的小孢子培养获得单倍体植株，并成功地实现了染色体的加倍，使这种同源二倍体植株在 5 个月内收获到种子。Cocking 等用纯化的纤维素酶和果胶酶处理烟草细胞，获得原生质体，通过调节渗透压的方法控制原生质体膨胀，使培养获得成功，得到了再生植株，从而创立了花药培养和原生质体培养技术。

1962 年，Murashige 和 Skoog 为培养烟草细胞设计了 MS 培养基。其主要特点是无机盐和离子浓度较高，为较稳定的离子平衡溶液，其养分的数量和比例较合适，可满足植物的营养和生理需要，其中硝酸盐含量较其他培养基高，广泛地用于植物的器官、花药、细胞和原生质体培养，效果良好，是目前植物组织培养中常用的一种培养基。LS 和 RM 培养基是在其基础上演变而来的。

1968 年，Gamborg 等为大豆细胞培养设计了 B_5 培养基。其主要特点是铵的浓度较低，适用于双子叶植物特别是木本植物的组织、细胞培养。

1970 年，设计出了适合烟草等原生质体培养的 NT 培养基。

1974 年，设计出了适用于原生质体培养的 KM-8P 培养基。其特点是有机成分的种类较全面，包括多种单糖、维生素和有机酸，在原生质体培养中广泛应用。

1974 年，朱至清为水稻等谷类作物的花药培养设计了 N_6 培养基。其特点是成分较为简单，氮源的含量较高。

1983 年，日本三井石油化学工业公司在世界上首次成功地采用紫草细胞培养，工业化生产紫草宁，标志着药用植物组织培养的工业化生产研究与应用进入了一个新的阶段。此后，人参细胞培养生产人参皂苷，黄连细胞培养生产小檗碱，长春花细胞培养生产长春碱，黄花蒿细胞培养生产青蒿素，红豆杉细胞培养生产紫杉醇，玫瑰茄细胞培养生产花青素，银杏叶细胞培养生产银杏黄酮和银杏内酯等相继获得成功。迄今为止，已从 400 多种植物中分离出细胞，并通过细胞培养，获得 600 多种人们所需要的各种化合物。

药用植物快速繁殖方面，自 1960 年通过茎尖分生组织获得再生植物以来，目前已有 100 多种药用植物经过离体培养获得试管植株。这对于生长周期长、繁殖系数低的药用植物（如黄连、石斛、浙贝母等）而言具有重要的意义。

20 世纪 80 年代毛状根培养技术的建立也为次级代谢物的生产提供了基础，目前已从人参、甘草、丹参、黄芪等数十种药用植物体中诱导出毛状根，进行了药用植物次生代谢产物的研究。

（二）植物组织培养发展趋势

1. 国外植物组织培养产业化发展迅速　药用植物组织培养是发展比较成熟的技术，所需设备简单，技术要求不高，而经济效益可观，是发展药用植物生产的重要技术手段。当前，植物组织培养技术正在飞速发展，有的已向规模化、产业化迈进。据有关资料统计，现通过植物组织培养能再生的植物种类已有 130 科、1500 种以上，其中许多为药用植物。

从全球看，植物组织培养的产业化商业应用始于 20 世纪 70 年代英国的兰花产业。80 年代组培试管苗工业被认为是能够带来全球利益的产业。如组培试管苗全球年产量从 1985 年的 1.3 亿株，1991 年猛增至 5.13 亿株（其中，北美洲的 100 家组培商业企业中，有 5 家年产 0.15 亿~0.2 亿株，8~10 家 100 万~1000 万株；西欧年产共达 2.12 亿株，荷兰年产达 0.62 亿株）。由于组培试管苗越来越受商界接受，据统计，现全球生物技术产业的交易额每年约为 1500 亿美元，其中组培植物约占总额的 10%，并以每年 15% 的速率在递增。特别是在发展中国家，如 1994 年，印度 21 家植物组织培养企业的组培试管苗年产量为 0.8 亿株；1996 年年产量增至 1.9 亿株（其中 4 家年产量 0.15 亿~0.25 亿株，3 家 0.1 亿株，12 家 500 万~625 万株，11 家超过 100 万株），已成为印度经济发展的重要产业之一。

又如在植物组织培养生产药效成分上，紫草细胞工业化培养生产紫草素的成功在药用植物发酵培养的历史上具有里程碑的意义。目前，工业上用的紫草素主要来自发酵培养。人参细胞的工业化发酵培养，现反应器的规模已发展到 20 吨。目前，韩国已经在高丽参不定根和毛状根的发酵培养方面取得了突破性进展，成功进行了产业化生产，其高丽参的器官培养反应器的规模高达 10 吨。同时，还以培养的高丽参不定根和毛状根开发了系列保健品和化妆品。人参胚的研究和柴胡毛状根培养的工业化，也在不断成熟。美国在青蒿的毛状根培养方面也取得了很大进展，发现供气中加入 CO_2 可以防止培养毛状根的枯死。德国科学家利用培养印度獐牙菜（Swertia chirata）的毛状根，成功生产了普杏苷（amarogentin），研究表明用吐温 20 对培养的根进行渗透性处理，可使普杏苷的含量增加 15 倍。

2. 国内中药组织培养已成为研究开发"热点"　　随着全球性"中医药热"的兴起，世界医学模式的转变，中医药科技的蓬勃发展，中医药越来越为世界人民欢迎，中药现代化与中药产业面临难得的发展机遇。我国中药组织培养与细胞培养正在蓬勃发展，并已成为中药研究与开发的"热点"。特别是疗效独特、应用广泛、生长年限较长或有效成分含量很低，珍稀名贵濒危的人参、红豆杉、三尖杉、长春花、石斛、半夏、川贝母等传统中药的组织培养、快繁育苗、品质改良、种质保存和细胞培养等研究与开发方兴未艾。如人参自然条件下生长极为缓慢，生长周期长，栽培 4~6 年才能形成可以药用的肉质根，而且在栽培过程中不可避免地使用大量农药，致使药材中重金属和农药残留物含量较高，品质严重下降，再者由于"老参地"问题以及农田栽参产量较低等原因导致人参人工种植产量较低。因此人参的组织培养和细胞培养的研究开发与应用得到高度重视，并取得显著成效，目前人参细胞的悬浮培养已取得成功，而且利用快速繁殖方法获得再生植株，缩短了人参的生长周期。红豆杉和长春花所含的药效成分紫杉醇和长春新碱，是抗癌和治疗白血病的有效药物，但其含量极低，仅有十万或百万分之一。以红豆杉为例，治疗一个癌症患者所需紫杉醇的量要提取自 3 株生长 60 年的红豆杉树。因此，野生的红豆杉资源远不能满足社会需求。而紫杉醇和长春新碱的化学合成步骤复杂，用现行化学合成法难以解决。所以大批科学家从事红豆杉和长春花发酵培养研究，内容涉及细胞培养、生物转化、毛状根培养及紫杉醇和长春新碱代谢机制的探讨等，其中细胞培养生产前体物质并与化学合成相结合的方法有望实现最终的工业化。

3. 药用植物细胞发酵培养研究与工业化日趋深化　　目前，药用植物发酵培养的研究与工业化日趋深化，已不再局限于培养基的筛选、植物生长调节剂的配比、碳源和氮源的考察，以及培养温度、光照等对培养物生长和次生代谢物合成影响的研究。大量的研究工作用于药用植物组织培养和细胞培养的外源激素对形态发生的调节、植物激素的作用机制、形态发生的内源激素动态；细胞薄层培养在植物激素诱导与调节形态发生的研究与应用，并对其在植物信号转导、玻璃化现象的发生机制、离体再生障碍的克服等问题进行研究；细胞在摇瓶和反应器中生长规律的探讨，细胞在反应器中的生长动力学的考察，最佳供气条件及渗透压，前体物质的饲喂和生物转化、诱导物的使用以及针对不同个体材料的反应器的研制，并从外植体的选择、高产细胞系的选育、培养条件的优化、培养技术的选择、前体物的添加、诱导剂和抑制剂的使用以及如何合理进行植物组织培养的简化等多方面多层次进行研究。

同时，对药用植物次生代谢机制的研究亦逐渐深入，特别是对人参皂苷、紫杉醇、长春新碱代谢机制的研究进展很快，诱导物的研究报道也很多，使用诱导物可大大增加药效成分的合成。而且，对次生代谢机制的研究已深入到活性成分代谢相关酶或关键酶的分子克隆和基因表达调控水平。其目的在如何提高中药组织培养技术水平，提高药用植物试管苗质量与提高植物细胞发酵培养生产药效成分的产量和质量，降低成本，提高效益。相信经过药用植物培养、代谢机制的"微观"研究与大田栽培、反应器培养的"宏观"研究有机结合，将有力促进中药组织培养与植物细胞发酵培养的产业化、商品化步伐。

4. 不同领域不同学科不同部门及国内国外的密切合作　随着"回归自然"与"中医药热"，中药现代化与中药产业化得到快速发展，人们认识到中药的现代化与中药产业必须从源头抓起，大力开展 GAP 研究，国家也加大了这一领域的投入，药用植物的栽培与中药组织培养等重新成为研究热点。不同领域不同学科不同部门，乃至国内国外的许多科技人员密切合作，共同致力于药用植物栽培、药用植物快速繁殖、药用植物发酵培养的研究开发与应用，推进了中药产业的发展。

目前，我国药用植物组织培养存在的主要问题如下。

（1）组织培养技术不完善：从植物组织培养技术看，纵观其发展进程，确实存在一定局限。如有些植物还很难培养成功，比传统栽培成本高；有的组织培养技术操作难，重复性较差；有的材料难保存，长期保存易失去正常分化能力等。而且组织培养要求无菌条件，一旦被污染就前功尽弃，所有宝贵材料和心血则全都报废，对于大规模的工厂化生产无菌操作更有难度，要求较高的投入等。

（2）应用研究少：我国目前从事植物组织培养的人数和实验室面积均居世界第一，也取得了不少成绩，但经济效益却不高。如目前，虽然研究离体再生植株已逾千种，能进行快速繁殖的也有上百种，但真正能进行规模化和商业化生产的品种（特别是传统药材品种）却为数不多。究其原因，主要是我们仅将其作为一种科研手段，工业化生产研究与应用较少未重视或未考虑其经济效益，或者对其经济管理和成本管理不了解，普遍存在成本高而难推广应用等问题。

（3）"培养药材"的药理毒理研究欠缺：经过人工培养（不是野生或栽培）获得的中药材整体、部分药材或药效成分，均称为"培养药材"。由于"培养药材"在组织培养或细胞发酵培养过程中往往会发生多种变异，因而除了进行化学分析以外，还应与传统药材进行药理和毒理对比研究，这是植物组织培养技术应用的重要前提，同时也是进入市场成为商品必不可少的研究内容。过去，在药用植物组织培养中，往往只是进行到获得"培养药材"为止，而对其药理毒理试验研究较少，因而结果很难具有说服力。今后必须加强"培养药材"药理毒理对比研究，特别要加强和药理与临床部门相结合的合作研究，这是中药组织培养技术中的一个极其重要而关键的环节。

三、药用植物组织培养的应用

当今世界，研究开发与应用中药组织培养技术，为中药产业化的发展开辟了一条别具特色之路。随着科学技术的不断进步，我国药用植物组织培养与细胞培养已取得长足发展。药用植物组织培养技术能克服大田生产的多种不足，快速培育试管苗和生产药效成分与有效部位，对我国中药资源和生物多样性的保护与可持续利用有着重要意义。我国许多珍稀名贵传统中药如人参、雪莲、石斛、藏红花、冬虫夏草、甘草、麻黄、肉苁蓉等，都值得应用组织培养技术去培养、研究。切实发展中药组织培养技术生产药物这一新兴产业，将有力推进中药现代化与医药卫生事业的发展，获取更佳社会效益、经济效益与生态效益，其发展潜力极大，应用前景广阔。

作为一项实验技术，植物组织培养是生物技术的重要组成部分，有着十分广阔美好的应用前景。有关药用植物组织培养的应用主要体现在以下几个方面。

1. 药用植物的脱毒和快速繁殖　药用植物栽培过程中，植物病毒是引起药用植物品种退化的主要原因，病毒防治除了抗病育种外，脱除材料所携带的病毒是目前最有效的途径。病毒在植物体内具有分布不均匀的特点，越靠近生长点的位置，病毒含量越低，因而利用茎尖分生进行组织培养，可以有效脱除植物体内的病毒，生产无病毒植株。此外，利用植物组织培养技术进行药用植物的快速繁殖，不受自然环境条件的限制，通过继代培养亦可扩大繁殖系数，提高繁殖效率，对珍稀药用植物的生产具有重要意义。

2. 药用植物育种　将常规的药用植物育种技术与植物组织培养技术相结合，可以获得常规技术难以获得的种质材料，缩短育种周期，提高育种效率。

（1）快速获得特殊倍性的材料：采用花药培养和花粉培养可以获得单倍体植株，单倍体植株经过加倍即可获得纯合可育的二倍体材料，从而大大缩短育种周期；利用胚乳培养技术还可以获得三倍体植株。

（2）克服远缘杂交的不亲和：利用原生质体融合技术可以获得亲缘关系相差很远的两亲本间的细胞杂种，不仅可以克服远缘杂交不亲和，而且有可能创造新物种。

（3）突变体的筛选：在植物组织培养过程中，细胞时常会发生各种自发的遗传变异，为突变体的筛选提供了机会；或者培养过程中采用人工诱变，可以大大提高变异频率。

3. 药用植物种质资源保存　药用植物种质资源是物种进化和植物遗传育种研究的物质基础，也是人类赖以生存和持续发展的基本条件之一，由于自然和人为因素的干扰，许多药用植物栽培品种和野生资源正受到严重影响，一些珍稀植物已经灭绝或濒临灭绝，如地黄和太子参在栽培过程中，由于病毒影响，许多优质的种质资源已经退化；红豆杉也由于破坏现象严重，野生资源蕴藏量急剧下降，目前已被列为国家一级保护植物。所以，药用植物种质资源的保存至关重要。

传统的种质资源保存以种子方式为主，但是随着种子贮存时间的延长，生活力逐渐下降，而且容易受到病虫害的侵袭，造成资源丢失；再者，种子保存不适用于部分无性繁殖的植物。采用组织培养的方法可以对药用植物种质资源进行长期保存，使一部分濒危、珍贵的植物种类得到延续和保存，如愈伤组织的继代培养就是种质资源离体保存的一种常见方法；如果再结合超低温保存技术，就可以使这些植物的种质资源得到较为永久性的保存。

4. 有效药用成分的生产　植物几乎能生产人类所需要的一切天然有机化合物，如蛋白质、脂肪、糖类、生物碱等。这些化合物的生物合成均是在细胞内进行的，因此，利用植物细胞的大规模培养，就有可能生产这些化合物。利用细胞培养生产次生代谢物能够节省大量耕地，还可以保护野生药用植物资源，具有重要意义。

目前，通过细胞培养生产次级代谢物的植物种类已达100多种，这些有用次生代谢产物主要集中在一些价格高、栽培困难、产量低、需求量大的药品上。例如，红豆杉细胞培养即是解决其资源短缺问题的有效途径。红豆杉茎皮中含有抗癌物质紫杉醇，但紫杉醇在该植物的树皮中含量极低，为0.01%～0.06%。每提取1kg紫杉醇需砍伐1000～2000棵树。而且红豆杉生长缓慢，野生资源蕴藏量极少，自从1992年美国FDA批准用于癌症治疗以来，红豆杉资源破坏现象更为严重。所以，研究紫杉醇的组织培养技术，既具有生态效益，又具有社会效益与经济效益。现有研究证明，可以利用在生物反应器中红豆杉细胞大规模培养紫杉醇，并且通过控制培养条件可诱导生产大量紫杉醇。所得的紫杉醇产物不但不受病虫害与季节等因素影响，可以确证质量，且大大简化了分离纯化步骤，所得细胞培养产物除紫杉醇外，还可以生产紫杉醇半合成的前体物及具有其他抗癌活性的、原植物内不含有的化合物等。据报道，有美国公司已拥有4t规模的紫杉醇培养生产技术，现正在进行20t规模的工业生产放大研究。

此外，毛状根培养技术也是生产有效药用成分的一种重要方法，尤其适用于只在根内合成的有效物质。

5. 次生物质代谢途径研究　大部分中药材中含有的次生代谢产物是其药理作用的物质基础，因此利用植物组织培养进行次生物质代谢途径研究非常重要。与初生代谢比较，次生代谢途径复杂，产物数量少、不稳定且只存在于特定部位，所以次生代谢途径研究的困难大。研究次生物质复杂的代谢途径后，在人工培养过程中加入有效的代谢中间产物、促进剂或抑制剂，增加有效成分的含量，是提高目的产物生产率的主要手段。另外，也可以通过纯化的关键酶对代谢途径进行遗传操作，从而加强需要的代谢途径获得更多、更高的有效成分。

6. 用于遗传学、分子生物学、细胞生物学、组织学、胚胎学、基因工程、生物工程等的研究　要揭开生命活动的秘密，需要多学科、多技术的相互配合，其中药用植物组织培养是不可缺少的技术，它为遗传学、分子生物学、细胞生物学、生物工程等提供了一种有效、快速的方法。如组织培养中的花药培养和原生质体培养获得的再生植株，为遗传学研究提供了很好的试验材料。基因工程中转基因的受体细胞要产生再生植株，也要通过组织培养的方法才能实现。

四、药用植物组织培养与其他学科的关系

药用植物组织培养包括组织培养、细胞培养和转化、器官发生以及工厂化育苗、人工种子、种质保存、次生代谢产物生产、人工培养条件等内容，涉及多门学科。

与药用植物组织培养学最密切相关的是药用植物学。药用植物是中药的主要来源，

药用植物学的主要任务是鉴定中药的原植物种类，确保药材的基原准确，寻找以及开发新的药物资源，利用和保护资源等。

药用植物栽培学是一门综合性很强的直接服务于中药材生产的应用学科，是探索实现药用植物安全、优质、高效、生态栽培技术措施及理论依据的一门学科。药用植物栽培是以规范化生产和产业化经营为主要特征的现代中药农业。药用植物组织培养是药用植物栽培学的一个分支学科。

生物工程技术是采用先进的工程技术，包括基因工程、细胞工程、酶工程、发酵工程和蛋白质工程，按照预先的设计改造生物体或加工生物原料，为人类生产出所需产品或达到某种目的的一门新兴学科。因此，生物工程技术与中药材的良种选育、种质资源保存、有效成分生产方法和技术等密切相关。特别是植物细胞工程、基因工程的成果推广，完善了药用植物组织培养的内容。

生物技术作为一种综合生命科学与多种现代科学理论和研究手段的高新技术，在现代中药材生产领域广泛应用成为发展趋势，如用于药用植物种质保存与鉴定、良种选育、种苗或种子工厂化生产以及活性成分生产领域的应用等。中药资源学研究的主要目的是谋取更多更好的中药材原料，解决中药材的数量和质量问题。

 案例

白及工厂化育苗组培快繁技术体系的构建

白及的野生资源濒临匮乏，其种子自然萌发比较困难，传统的白及种植方法已不适于市场需求。以白及种子为材料，探究白及种子萌发、生根及组培苗移栽驯化的最佳方法。白及种子萌发最佳培养基为 MS+30g/L 蔗糖+8g/L 琼脂+10g/L 马铃薯；增殖培养基为 MS+30g/L 蔗糖+9g/L 琼脂+1.0mg/L KT+0.2mg/L NAA；最佳生根培养基为 MS+0.2mg/L NAA+1.0mg/L IAA+30g/L+9g/L 琼脂+25g/L 马铃薯。马铃薯可促进白及组培苗根的生长，组培苗驯化的最佳处理为预先将培养瓶开瓶进行适应性锻炼，2~3 天后把组培苗移至炼苗基质中，这样可提高白及组培苗的成活率。白及工厂化育苗体系的建立可有效地扩大白及的种植规模，缩短育苗时间，从而更好地利用和保护白及野生资源。

复习思考题

1. 名词解释：细胞全能性、继代培养。
2. 药用植物组织培养的基础理论是什么？
3. 药用植物组织培养的发展可分为几个阶段？
4. 简要回答药用植物组织培养的应用。
5. 药用植物组织培养可分为几种类型？

第一章 药用植物组织培养的基本原理 ▷▷▷▷

🔍 **学习目标**

1. 掌握 植物细胞全能性的实现原理。
2. 熟悉 离体培养中植株再生的主要途径。
3. 了解 影响植物离体形态发生的因素。

第一节 植物细胞的全能性

植物是由细胞构成的，细胞是生物结构和生命活动的基本单位。细胞能够分裂、繁殖和分化出不同形态、执行不同功能的组织和器官，从而使种族不断繁衍。高等植物是由无数不同形态、不同生理生化特点及执行不同功能的细胞构成的。其中一部分细胞可继续保持分生能力，称为分生组织；而另一部分细胞则失去分生能力而执行其他功能，处于不分裂状态，称为永久组织。那么植物组织培养不仅能使处于分生状态的细胞继续保持分裂能力，同时也可使永久组织的细胞恢复分裂能力，如同生殖细胞和合子胚一样，这主要在于植物细胞具有全能性特点。

一、植物细胞全能性的提出

植物细胞全能性的概念是 1902 年由德国著名植物学家 Haberlandt 首先提出的。Haberlandt 认为，植物的体细胞含有本物种的全部遗传信息，具有发育成完整植株的潜能。因此，每个植物细胞都与胚胎一样，经过离体培养都能再生出完整的植株。

1934 年，White 切取 0.5~1.5cm 根尖用无菌液体培养基进行培养，发现根段会迅速生长；10 天以后再从新培养的部分切取根段进行培养，发现还可生长。如此不断切取培养，发现可以无限繁殖，即从一个根段可以获得许多完全相同的离体根，这是世界上第一个植物无性繁殖系。由此，White 也提出细胞全能性假说。他认为，植物体的每个细胞都含有这种植物所具有的全套基因。在适宜的条件下，他们都能发育成一株完整的植株。

二、植物细胞全能性的实现

植物细胞全能性（cell totipotency）是指任何具有完整细胞核的植物细胞（不管是

性细胞还是体细胞），都拥有形成一个完整植株所必需的全部遗传信息，在特定的环境下能进行表达，产生一个独立完整的个体。换句话说，植物细胞只要有一个完整的膜系统和一个有生命力的核，即使已经高度成熟和分化，仍具有恢复到分生状态的潜能。其恢复过程取决于该细胞原来所处的自然部位及生理状态。

实际上，全能性只是一种可能性，要把这种可能性变为现实须满足两个条件：一是要使这些细胞不受植株其余部分的影响，即必须使这部分细胞处于离体的条件。这是因为在整体植物中，某些细胞的发育取决于其周围组织发出的信号。如果终止这些信号，而给予其他某种信号，有可能转变其发育方向，乃至表达全能性；而许多信号的接收与位于膜上的受体有关。因此，全能性的表达与膜结构有着非常重要的关系，这点有待于更多膜研究结果的揭示。二是要给予它们适当的刺激，即给予一定的激素刺激，并提供适当的营养物质。一个已分化的细胞要表现它的全能性，必须经历脱分化和再分化两个过程。多数情况下，脱分化是细胞全能性表达的前提，再分化是细胞全能性表达的最终体现。植物组织和细胞培养的目的就是通过设计培养基和创造培养条件促使植物组织和细胞完成脱分化和再分化，进而实现全能性的表达。

三、细胞全能性的绝对性与相对性

不是所有基因型的所有细胞在任何条件下都具有良好的全能性反应；即使对于植物细胞而言，细胞全能性也并不意味着任何细胞均可以直接产生植物个体；动、植物细胞全能性的表现程度存在明显的差异。

尽管理论上每个生活的植物细胞都具有全能性，但其实际表达的难易程度却随植物种类、组织和细胞的不同而异，通常受精卵或合子、分生组织细胞和雌雄配子体细胞较易表达其全能性。

四、植物细胞全能性表现

根据细胞类型不同，其全能性的表现从强到弱依次为营养生长中心>形成层>薄壁细胞>厚壁细胞（木质化细胞）>特化细胞（筛管、导管细胞）；根据细胞所处的组织不同，其全能性的表现从强到弱依次为顶端分生组织>居间分生组织>侧生分生组织>薄壁组织（基本组织）>厚角组织>输导组织>厚壁组织。

第二节　植物细胞的脱分化与再分化

细胞分化与脱分化是关系植物组织培养和细胞工程发展的根本问题。细胞分化是通过分裂产生结构和功能上的稳定性差异的过程。细胞脱分化被认为是"已有特定结构和功能的植物组织，在一定的条件下，其细胞被诱导改变原有的发育途径，逐步失去原有的分化状态，转变为具有分生能力的胚性细胞的过程"。细胞全能性的表达是通过细胞脱分化与再分化实现的。植物细胞的脱分化与再分化是大量基因差异表达、协同作用的结果，也是基因与培养条件互作的结果。

一、植物细胞的分化

细胞分化是指导致细胞形成不同结构、引起功能改变或潜在发育方式改变的过程（图 1-1）。一个细胞在不同的发育阶段上可以有不同的形态和功能，这是在时间上的分化；同一种细胞，由于所处的环境（如部位）不同而可以有相异的形态和功能，这是在空间上的分化。单细胞生物仅有时间上的分化，如噬菌体的溶菌型和溶原型。多细胞生物的细胞不但有时间上的分化，而且由于在同一个体上的各个细胞所处的位置不同，因而发生功能上的分工，于是又有空间上的分化，如一个植物个体在其顶端、根、茎、叶等不同部位具有不同的细胞。细胞分化是组织分化和器官分化的基础，是离体培养再分化和植株再生得以实现的基础。

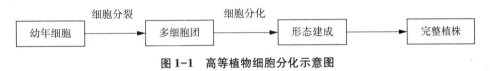

图 1-1 高等植物细胞分化示意图

从遗传控制角度讲，细胞分化是各个处于不同时空条件下的细胞基因表达与修饰差异的反映。所以，细胞分化是相同基因型的细胞由于基因选择性表达而产生各种不同表现型，是基因型表达的结果。一个成熟已分化的细胞中，通常仅有 5%～10% 的基因处于活化状态，所以，细胞分化的基本问题就是一个具有全能性的细胞是通过何种方式使大部分遗传信息不再表达，而仅有小部分待定基因活化，最终使细胞表现出所执行的特定功能。目前，这个问题还没有得到清楚地阐明，但利用离体培养技术已揭示了细胞分化的某些规律和机理制，主要表现在以下方面。

（1）细胞分化基本上分为形态结构分化及生理生化分化两类。形态结构分化之前往往先出现生理生化分化，因为不同基因活化的结果往往表现为合成不同的酶或蛋白质分子。

（2）发育中的植物不存在部分基因组永久关闭的情况，即不同组织的细胞保持潜在的全能性，只要条件适合，这种全能性即可表现出来。

（3）细胞分化可分为两个阶段。①决定（determination）：通常是指胚胎细胞在发育过程中发生的不可逆的特化现象。决定就是细胞发育途径的确定，它是细胞分化的早期过程。②分化细胞特征逐渐表现：在大多数情况下，细胞从"决定"到表现特定细胞特征通常需要经过几代细胞的传递（细胞分裂）。在完整植株中，细胞的发育途径一旦被"决定"，通常不易改变，但离体培养可通过脱分化而使其丧失这种"决定"。

（4）极性（polarity）与分化关系密切。极性是植物分化的一个基本现象，通常是指植物的器官、组织甚至单个细胞在不同轴向上存在的某种形态结构和生理生化上的梯度差异。极性一旦建立，在一般情况下难以逆转。如茎切段再生芽，往往只能在形态学上端（远基端）分化形成；根切段形成芽，则发生在近基端。在很多情况下，细胞的不均等分裂是细胞极性建立的标志。极性的建立和维管成分的产生，是植物细胞分化的基本特征。

（5）生理隔离或机械隔离在细胞分化中的促进作用。低等植物中表现明显并已证实，高等植物中证据尚不足，有待研究。

（6）细胞分裂对细胞分化具有重要作用，特定环境下进行的细胞分裂可导致特定的细胞分化，由不等分裂形成的分化细胞说明了细胞质在细胞分化中的作用。

（7）植物生长物质在细胞分化中具有明显的调节作用。它与细胞分化的一些过程如细胞生长和分裂等密切相关，可能是通过在转录或翻译水平上的调节作用而影响相关基因的表达从而调控细胞分化。在对根和芽分化的研究中发现，根或芽分化取决于生长素与细胞分裂素量的比值，即比值高时促进生根，比值低时促进茎芽分化，二者相等时倾向于无结构方式生长，这就是著名的控制器官分化的激素模式。此外，赤霉素（GA）、脱落酸（ABA）、乙烯等也在细胞分化中起到一定的调节作用。

（8）细胞核染色体和DNA的变化对细胞分化起作用。在细胞分化中，最常见的是染色体多次复制而细胞不分裂所形成的核内多倍性（endopolyploid）和多线染色体（polyteny）。

二、植物细胞的脱分化

脱分化也称去分化，是指离体培养条件下生长的细胞、组织或器官经过细胞分裂或不分裂逐渐失去原来的结构和功能而恢复分生状态，形成无组织结构的细胞团或愈伤组织，或成为未分化细胞特性细胞的过程（图1-2）。大多数离体培养物的细胞脱分化需经过细胞分裂形成细胞团或愈伤组织；但也有一些离体培养物的细胞不需经细胞分裂，而只是本身细胞恢复分生状态，即可再分化。

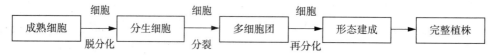

图1-2　高等植物细胞脱分化和再分化示意图

离体培养的外植体细胞要实现其全能性，首先要经历脱分化过程使其恢复分生状态，然后进行再分化。脱分化是分化的逆过程。与细胞分化一样，脱分化的机制尚未得到清楚阐明，但人们已经积累了诱导脱分化期间的细胞学、生理生化方面的经验，如膜透性的改变、细胞核的增大、内质网范围扩大、多核糖体形成、气体交换率增加、不同基因活化引起的生长激素的分解或合成、过氧化物酶增加、蛋白质和酚类物质合成活跃、乙烯产物增加等。这些变化改变了细胞原有的生理状态，引起细胞分裂。

根据细胞脱分化过程中细胞结构发生变化的时空顺序，细胞脱分化过程可分为三个阶段：第一阶段为启动阶段，表现为细胞质增生，并开始向细胞中央伸出细胞质丝，液泡蛋白体出现；第二阶段为演变阶段，此时细胞核开始向中央移动，质体演变成原生质体；第三阶段为脱分化终结期，恢复到分生细胞状态，细胞分裂即将开始。在细胞脱分化的初期，细胞内首先出现新的mRNA增多的现象，即相关基因已经转录表达。植物离体培养中，细胞脱分化与外植体本身及环境条件有关，影响的因素主要有：①损伤。外植体由于切割损伤的刺激，导致细胞内一系列生理生化的变化，促使细胞增殖，这可能是生命的一种自我调节机制。②生长调节剂。主要是生长素类起作用，因而在诱导愈伤组织时常加入生长素类，但同时配合使用细胞分裂素，则效果可能更好。③光照。弱光或黑暗条件常有利于脱分化中的细胞分裂。④细胞位置。外植体本身的各类细胞可能对培养条件的刺激有不同的敏感性。⑤外植体的生理状态。不同生理年龄和不同季节都会有不同的培养反应。⑥植物种类差异。不同种类的材料脱分化难易程度有所区别。一般双子叶植物比单子叶植物及裸子植物更容易脱分化，与人类生活关系密切的禾本科植物脱分化则较难。

三、植物细胞的再分化

离体培养的植物细胞和组织可以由脱分化状态重新进行分化，形成另一种或几种类型的细胞、组织、器官，甚至形成完整植株，这个过程（现象）称为再分化（图1-2）。

从理论上讲，各种植物体的活细胞都具有全能性，在离体培养条件下均可经过再分化形成各种类型的细胞、组织、器官及再生植株。但实际上，目前还不能使所有植物的所有活细胞都再生植株。主要原因是：①不同植物种类再分化的能力差异很大；②对某些植物的植株再生条件还没有完全掌握。影响细胞再分化的因素与影响脱分化的因素基本一样。

第三节 愈伤组织的形态构建

植物细胞脱分化、再分化和形成完整植株是植物细胞全能性理论实现的基础。在组织培养过程中，由于与外植体形态、结构相关的基因按特定时空顺序进行表达，从而导致其外部形态和内部结构均发生显著变化，如细胞的分裂、分化及形态建成等。形态特征的变化是生理生化变化的外部反映，决定着分化和形态建成的方向。分生细胞的分化是愈伤组织再生的细胞学基础，而细胞内生理生化变化是分生细胞分化的前提。植物的形态建成包括愈伤组织诱导与器官分化及植物体细胞胚胎发生两条途径。

一、愈伤组织诱导与器官分化

（一）愈伤组织诱导

愈伤组织的诱导形成是一个内、外环境因素相互作用的复杂过程，可分为诱导期、分裂期和分化期。

1. 诱导期 又称启动期，是指细胞准备进行分裂的时期。它是愈伤组织形成的起点。当外植体上已分化的活细胞在外源激素和其他刺激因素的作用下，内部发生复杂的生理生化变化，如合成代谢加强、迅速进行蛋白质和核酸的合成等。诱导期的长短因植物种类、外植体的生理状况和外部因素而异，如菊芋（*Helianthus tuberosus*）的诱导仅需1天，胡萝卜则要几天。

2. 分裂期 外植体的外层细胞出现了分裂，中间细胞常不分裂，故形成一个小芯。由于外层细胞迅速分裂使得这些细胞的体积缩小并逐渐恢复到分生组织状态，细胞进行脱分化。处于分裂期的愈伤组织的共同特征是：细胞分裂快，结构疏松，缺少有组织的结构，颜色浅而透明。如果在原培养基上培养，细胞将不可避免地发生分化，产生新的结构，而将其及时转移到新鲜培养基上，愈伤组织可无限制地进行细胞分裂，维持其不分化的状态。

3. 分化期 在细胞分裂末期，细胞内开始发生一系列形态和生理变化，导致细胞在形态和生理功能上的分化，出现形态和功能各异的细胞。

需要指出的是，虽然根据形态变化把愈伤组织的形成分为三个时期，但实际上它们并不是严格区分的，特别是分裂期和分化期，往往可以在同一组织块上几乎同时出现。

（二）器官分化

植物离体器官发生是指培养条件下的组织或细胞团（愈伤组织）分化形成不定根、不定芽等器官的过程。

离体培养中器官发生的方式：通过器官发生形成再生植株大体上有四种方式：①先形成芽，后在芽基部长根，如小麦、芦荟等；②先形成根，再形成芽，如枸杞、苜蓿等；③在愈伤组织不同部位分别形成芽和根，然后根、芽的维管束接通形成完整植株，如胡萝卜、石刁柏等；④仅形成芽或根，如茶树的花粉愈伤组织诱导器官分化时，往往只形成根，而芽的发生却十分困难。愈伤组织也可通过体细胞胚胎发生方式再生植株。

器官分化的过程：离体条件下，经过愈伤组织再分化器官一般要经过三个阶段：①外植体经过诱导形成愈伤组织。②"生长中心"形成。当把愈伤组织转移到有利于有序生长的条件后，首先在若干部位成丛出现类似形成层的细胞群，称之为"生长中心"或拟分生组织，它们是愈伤组织形成器官的部位。③器官原基及器官形成。生长中心形成后，按照其已确立的极性，某些细胞开始分化形成管状细胞，进而形成微管组织；某些细胞开始形成不同的器官原基，进而分化出相应的组织和器官。

在有些情况下，外植体不经过典型的愈伤组织即可形成器官原基，这一途径有两种情况：一是外植体中已存在器官原基，进一步培养即形成相应的组织器官进而再生植株，如茎尖、根尖分生组织培养；二是外植体形成分生细胞团后在分生细胞团上直接形成器官原基。一般认为，芽和茎原基通常起源于培养组织中比较表层的细胞，即外起源；而根原基发生在组织较深处，是内起源。

二、植物体细胞胚胎发生

在植物组织培养中，没有经过受精过程，起源于一个非合子细胞，但经过了胚胎发生和发育过程形成具有双极性的胚状结构，统称为胚状体（embryoid）或体细胞胚（somatic embryo）。这表明：①它不同于合子胚，因为它不是两性细胞融合的产物；②它不同于孤雌胚或孤雄胚，因为它不是无融合生殖的产物；③它不同于组织培养中通过器官发生途径形成的茎、芽和根，因为它的形成需经历与合子胚相似的发育过程，而且成熟的胚状体是一个双极性的结构。

植物组织培养细胞产生胚状体的过程称为体细胞胚胎发生，植物体细胞胚胎发生具有普遍性，已从200多种植物上观察到胚状体的发生，包括被子植物几乎所有重要的科和一些裸子植物。在被子植物上，不仅能够从根、茎、叶、花、果实等器官的组织培养物中诱导产生二倍性胚状体，还能从花粉、助细胞和反足细胞中诱导产生单倍性胚状体，从胚乳细胞中诱导产生三倍性胚状体。

（一）植物体细胞胚胎发生的方式

离体培养的胚胎发生方式可分为直接途径和间接途径，前者就是从外植体某些部位直接诱导分化出体细胞胚，这种"胚性细胞"是在胚胎发生之前就已"决定"了的，可以直接诱导出体细胞胚。后者有两种情况：一是在固体培养中，外植体先脱分化形成愈伤组织，再从愈伤组织的某些细胞，即重新"决定"为胚性细胞的细胞，分化出体细胞胚；二是细胞悬浮培养中先产生胚性细胞团再形成体细胞胚。多数体细胞胚胎的形成是通过间接途径产生的。

1. 直接途径　体细胞胚从外植体上直接发生大多是在以叶片为外植体的培养中。体细胞胚的直接形成可分为两个阶段：第一阶段为诱导期。在此阶段中，叶片表皮细胞或亚表皮细胞感受培养刺激，进入分裂状态。第二阶段是胚胎发育期。在这一阶段，形成的瘤状物继续发育，经过球形胚、心形胚、鱼雷形胚等发育过程，最后形成体细胞胚。

2. 间接途径

（1）经过愈伤组织的体细胞胚胎发生。需要三个培养阶段：第一阶段是诱导外植体形成愈伤组织；第二阶段是诱导愈伤组织胚性化；第三阶段是体细胞胚的形成。但在以幼胚、胚及子叶为外植体时，通常可以直接诱导胚性愈伤组织产生，进而发生体细胞胚。因此，经过愈伤组织的体细胞胚胎发生，胚性愈伤组织的诱导形成是培养的关键。

（2）细胞悬浮培养的体细胞胚胎发生；在胡萝卜细胞悬浮培养中，其培养物中存在两种类型的细胞：一是自由分散在培养基中的大而高度液泡化的细胞，这类细胞一般不具备胚胎发生潜力；二是成簇成团的体积小而细胞质致密的细胞，这类细胞具有成胚能力，称为胚性细胞团。胚性细胞团转移到适宜的胚胎发生培养基上以后，其外围的许多细胞开始第一次不均等分裂，靠近细胞团方向的一个细胞较大，以后发育成类似胚柄的结构。另一个细胞则继续分裂形成类似原胚的结构，以后经过类似体内的发育过程，经球形期、心形期等发育阶段形成完整的体细胞胚。通过悬浮细胞系再生体细胞胚，由于胚性细胞可以继代增殖，因此可提高胚胎的生产效率。

（二）植物体细胞胚胎的结构与发育特点

合子胚在发育初期具有明显的胚柄，而体细胞胚一般没有真正的胚柄，只有类似胚柄的结构。特别是那些发育初期类似于动物胚胎发育途径的体细胞胚，这一点更为明显。合子胚的子叶是相当规范的，可以作为分类的依据，而体细胞胚的子叶常不规范，有时具有 2 片以上的子叶。同一植物的体细胞胚的体积明显小于合子胚。体细胞胚没有休眠，可直接形成植株。合子胚在胚胎发育完全进入子叶期以后，经过一系列的物质积累和脱水就进入休眠。

与器官发生形成个体的途径相比，体细胞胚发育再生植株有两个明显特点：一是双极性；二是与母体细胞或外植体的维管束系统联系较少，处于较为孤立的状态，即存在生理隔离。

1. 体细胞胚胎发生的极性　单个胚性细胞与合子胚一样，具有明显的极性，第一次分裂多为不均等分裂，顶细胞继续分裂形成多细胞原胚，基细胞进行少数几次分裂形成胚柄。体细胞胚发生获得的诱导因子是植物激素和外界刺激。

2. 体细胞胚胎发生的生理隔离　细胞学观察显示，胚性细胞在发育过程中，出现细胞壁加厚、胞间连丝消失等变化。胚性细胞分裂形成的多细胞原胚始终被厚壁所包围，与周围细胞形成明显的界限，只是通过胚柄类似物与外植体或愈伤组织连接。随着体细胞胚的发育，周围细胞似乎处于解体状态，其生理隔离更加明显，因而很容易与原组织分离。

三、离体器官诱导

根和茎（包括其变态器官）器官的发生可使植株重建。在离体根培养中，多数植物根的诱导只需要一次培养，但有少部分植物的根必须经过多次培养才能达到目的。一般认为矿物元素浓度较高时有利于茎叶生长，而浓度较低时有利于生根，所以多采用 1/2 或 1/4 量的 MS 培养基，全部去掉或仅用很低的细胞分裂素，并加入适当的生长素，用得最普遍的生长素类化合物是 NAA。诱导生根时间因植物不同而有差异，一般 2~4 周即可生根。

一般来说，一些具有变态根或茎器官的植物，离体培养时易形成相应的变态器官，如百合和水仙鳞茎切块培养中常见由分化的芽形成的小鳞茎；山药离体培养时易获得微块茎。

花器官的分化和发育是高等植物从营养生长转向生殖生长，实现世代交替的关键环节。由于植物的离体培养较易进行环境和生理方面的调控，因而近几年来，离体成花的研究报道逐渐增多，应用也日趋广泛。离体培养条件下成花有三种方式：①外植体直接分化形成花芽；②外植体形成明显的愈伤组织后，再由愈伤组织直接分化形成花芽；③外植体再生营养枝（苗）后，再生枝在试管内再形成花芽。植物在试管条件下开花的研究不但有助于揭示植物开花机制的奥秘，而且可应用于试管育种及试管花卉的生产。

四、影响植物离体形态发生的因素

植物离体培养中，外植体的基因型和生理状态、培养基、培养条件等是影响离体形态发生的主要因素，离体形态发生过程中的不同生长发育阶段，要求的培养基和培养条件往往是不同的。

（一）植物种类和基因型

不同物种和同一物种的不同基因型，其形态发生能力往往有巨大差异。如柑橘类中，甜橙的离体胚胎发生能力强，宽皮橘（或橘）次之，柚类则较难。植物离体培养的基因型依赖性是一个非常突出的问题，对于再生能力差的基因型，应根据其具体代谢上的特点来确定相应的培养条件。但有一点值得注意，遗传上或亲缘上越相近的培养材料，其形态发生的条件要求也越类似。

（二）培养材料的生理状态

1. 植株的发育年龄　一般情况下，幼态组织比老态组织具有较高的形态发生能力，特别是生根能力。如欧洲云杉只有用小于 2 年生实生苗上的芽为外植体时，才能在适宜培养基上生长并再生植株（生根）；某些植物越靠近植株下部的器官，越易形成营养芽；许多热带、亚热带木本果树植物，幼年外植体再生能力很强，越过童期的成年接穗品种，再生能力极差。但在有些情况下，取休眠芽作为外植体可能比嫩叶更好。

2. 培养器官或组织类型　同一植物的不同器官、组织或细胞，其形态发生的能力和方向常有所不同。如种子、幼胚和下胚轴较容易形成胚状体，而茎段、叶片则比较困难。一般来说，双子叶植物常用的外植体依次为叶、茎、胚轴、子叶等；单子叶植物特别是禾本科植物，细胞分裂旺盛的分生组织或器官，如叶基部、茎尖、幼胚、胚珠、幼花序轴等是极好的外植体；而裸子植物则大部分以子叶为外植体。另外，同器官不同部位的组织，其再生器官能力也不同，如百合鳞茎片基部再生能力强，中部较弱，顶部则几乎无再生能力。

3. 培养时间和细胞倍性　愈伤组织培养时间过长或继代次数太多，往往会推迟或降低形态发生的能力，所以一般取处于旺盛生长期的愈伤组织材料来诱导器官的形成。但是，对于某些植物的胚状体，往往需要愈伤组织培养较长时间或多次继代培养，如咖啡叶的愈伤组织要培养 70 天才能出现胚状体，檀香经过 5 次继代培养才能诱导出胚状体，香蕉的胚状体诱导也存在类似现象。

细胞倍性也影响形态发生能力。在花药培养中，单倍体花粉细胞和二倍体花药壁细胞对渗透压要求不同。在高渗透压条件下，容易启动花粉粒单倍性细胞生长和分化，较易得到单倍体花粉胚状体，而花药壁来源的二倍体细胞的生长和分化都受到明显抑制。

（三）培养基

1. 植物营养　一般培养基中的铵态氮和 K^+ 有利于胚状体形成，提高无机磷的含量可促进器官发生，不加还原氮有利于根的形成。用于茎尖培养和芽诱导的培养基主要是 MS 及其改良配方和 B_5 培养基。MS 培养基对农作物的茎尖培养效果很好，但木本植物茎尖培养时如果在诱导芽之后反复使用 MS 培养基，可引起芽生长的退化。茎尖培养的起始培养基和芽增殖的培养基往往是不同的，特别是无机盐成分常需进行调整。用于体细胞胚发生常见的培养基有 MS、B_5、SH 等，它们都是含盐量高的培养基（MS 含盐量比 White 高 10 倍）。MS 培养基中较高水平的 NH_4NO_3 和螯合铁对体细胞胚发生有一定的作用，如在胡萝卜球形胚培养中，如果缺少螯合铁将不能发育到心形胚阶段。

2. 植物生长调节剂　植物生长调节剂是影响植物离体形态发生的最关键因素。

（1）生长素类化合物：植物离体形态发生过程中，生长素促进外植体生长、生根，并与细胞分裂素共同作用诱导不定芽分化及侧芽的萌发与生长。由于植物外植体中原有的内源激素种类和浓度不同，需添加的激素种类及浓度也就不尽相同。有些外植体诱导芽或无根苗形成时，培养基需补加一定量的生长素或细胞分裂素，或生长素与细胞分裂素按一定比例一起补加才显现作用。不同的生长素不但对生根的数量有影响，而且对根的形态也有影响，生长素可能主要在根的诱导和发端时起作用。

2,4-D 是被广泛用于诱导体细胞胚胎发生的生长素类物质。较高浓度的 2,4-D 可诱导体细胞胚的发生，但抑制体细胞胚的继续发育。所以，体细胞胚诱导后需转入含较低浓度生长素的培养基中，使之进一步发育。

（2）细胞分裂素类化合物：植物离体形态发生过程中，细胞分裂素促进分化和芽形成，抑制根发育及衰老。6-BA 在不定芽诱导过程中起重要作用。但也有相当一部分植物，特别是单子叶和双子叶植物，其无根苗的形成需要细胞分裂素和生长素相互配合使用，甚至有的只需生长素，不需外加任何激素。

（3）赤霉素类化合物：赤霉素类（GA 类）在整株植物水平上控制着植物细胞伸长，并与植物开花反应密切相关。组织培养时 GA 类化合物对芽的诱导和形成有促进作用。如药用植物三分三、坚龙胆、石椒草、黄连等种子使用 GA 处理后，可以显著提高其发芽率。另外，经研究发现，使用赤霉素处理人参根茎，可以打破人参的休眠。地黄幼苗经赤霉素处理后，叶片数目明显增多，由簇生型变成高生型。

（4）乙烯：乙烯对组织培养物芽的诱导和形成有促进或抑制作用，这与组培的植物种类及处理时间有关。愈伤组织黑暗生长比光下生长形成乙烯多，外加乙烯和利用 NaOH 溶液除去 CO_2 的实验表明，乙烯在芽形成的不同阶段所起的作用不同，在培养的早期（0~5 天）内源或外源乙烯抑制芽器官发生，而在后期（5~10 天）外源乙烯或增加内源乙烯可提早芽原基的发生，使芽的发育更快，更同步。乙烯对组织培养物根的发生有抑制作用，CO_2 常对乙烯的形态建成有促进作用。

🔲 知识链接

药用植物组织培养与其他学科交叉

姜花（*Hedychium coronarium* Koen.）是一种很有价值的药用植物，在化妆品和香水行业中也有广泛的应用。Shashikanta Behera 等对再生体进行遗传和生化保真度分析，建立了一种改进的、高效的姜花植物的再生方案。通过对不同类型、不同浓度和不同植物生长调节剂组合的 MS 培养基进行研究，发现初步培养时根状茎在添加 0.8mg/L TDZ（苯基噻二唑基脲）的 MS 培养基上培养 21 天，对芽的诱导效果最好。后期培养为在含

1.0mg/L GA$_3$ 的 MS 培养基上培养 28 天，此外还利用原生离体嫩茎节段进行植株的扩繁。通过这一方法，在 98 天内从单个外植体获得 540 株植株，且其中约 95% 的苗已成功驯化。

利用简单序列、重复序列（ISSR）和单形显带技术，对已建立的微繁植株和母株进行了遗传逼真度分析，证实再生体的遗传一致性。通过植物化学定量分析和高效薄层色谱法（HPTLC）验证了组织培养物的生化保真度。

（四）培养条件

光照和温度对离体材料的形态建成有重要的调控作用，且两因素往往互相作用。

1. 光照 光照对培养物的增殖、器官分化、胚状体形成都有重要影响。不同植物及同一植物的不同材料对光照强度的要求不同。一般情况下，植物所需的光照强度为 1000~5000Lx。

2. 温度 不同植物要求的最适温度不同，大多数植物适宜生长的温度是（25±2）℃。

 案例

丹参组织培养及快速繁殖

丹参（*Salvia miltiorrhiza* Bge.），又名紫丹参、血参、大红袍等，为双子叶唇形科鼠尾草属多年生草本植物，主要以干燥根及根茎入药，具有活血祛瘀、通经止痛、清心除烦等功效。目前，从丹参中分离到的化合物有 100 多种，分为水溶性和脂溶性两类。近几年，随着我国心脑血管类疾病发病率的上升，丹参的需求量逐年增加。有研究者以丹参叶片为外植体，通过设置培养基的激素种类和浓度梯度，探索有效获得丹参叶片愈伤组织高诱导率、较佳生长速度的激素配比，从而得到一套实用的丹参快速繁殖技术，旨在为改良丹参质量、提高丹参有效成分产量，以及为丹参种植提供技术支持。

1. 丹参叶片消毒 采集大田生长的丹参叶片，用自来水冲洗掉表面的泥沙，放在超净工作台进行进一步消毒。将外植体放在无菌培养皿中，用 75% 的乙醇浸泡 10 秒左右，用无菌水漂洗 3~4 次，每次 1~2 分钟；向培养皿中加入 0.1% 的氯化汞溶液，振荡浸泡 10 分钟，倒去浸泡过材料的氯化汞，用无菌水漂洗 3~4 次，每次 1~2 分钟，并用无菌镊子不停搅拌。

2. 丹参叶片愈伤组织的诱导 将丹参叶片剪成 0.5cm×0.5cm 的小块，用无菌滤纸吸掉叶片表面水分并放入无菌培养皿中，使用无菌镊子接种于附加不同浓度 6-BA 和 2,4-D 的 MS 固体培养基上，记录愈伤的增殖效应及后期长势情况。在黑暗条件下诱导形成愈伤组织，培养温度为（25±1）℃。每隔 5 天观察一次外植体的生长状况，统计初始愈伤时间、染菌个数，计算愈伤组织诱导率。

3. 不同激素配比对诱导芽的影响 将愈伤组织继代培养后，挑选长势良好的愈伤组织，接种于附加不同激素浓度的 MS 固体培养基，记录愈伤的增殖效应及后期长势。

培养温度为（25±1℃），光照培养，记录不同浓度梯度培养基上最早的出芽时间及后期芽的长势情况。30天后，计算愈伤组织的萌芽数和萌芽率。

本试验结果表明，丹参愈伤组织诱导的最佳培养基为 MS+1.0mg/L 6-BA+2.0mg/L 2,4-D，其中，2,4-D 对愈伤组织诱导的影响较大，浓度太低不利于诱导愈伤，浓度太高会影响后期愈伤质量，导致愈伤褐化；增加 6-BA 浓度可以提高出愈率，但愈伤质量较低。诱导愈伤分化芽的最适培养基为 MS+2.0mg/L 6-BA+0.25mg/L NAA，试验中发现，单独使用 6-BA 不利于诱导芽，与一定浓度的 NAA 配比使用能较高效率地诱导芽。

复习思考题

1. 细胞全能性学说的基本内容是什么？
2. 离体培养条件下的器官发生有哪些方式？影响其发生的因素有哪些？
3. 简述离体条件下生长素与细胞分裂素在细胞分化中的作用。
4. 分析完整植株再生的方式。
5. 愈伤组织诱导分哪三个阶段？每个阶段各有什么特点？

第二章 药用植物组织培养实验室的设备与培养条件

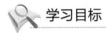 学习目标

1. 掌握 药用植物组织培养所需的培养条件。
2. 熟悉 药用植物组织培养工作中常用的仪器设备及其使用方法。
3. 了解 药用植物组织培养实验室的整体布局。

药用植物组织培养主要是指人们在无菌条件下对药用植物的细胞、组织或器官进行培养，使其生长分化出完整植株，操作要求较细致，技术性较高。而基本的实验仪器和设备是药用植物组织培养成功进行的基本保障。组织培养实验室的规模及条件虽有差异，但一般应包括四个部分：准备室、无菌操作室、培养室及温室；必需配备的设备包括药品存放柜、试剂配制设备、无菌操作设备、培养设备及观测分析设备等。

药用植物组织培养需要在严格的无菌条件下进行。影响药用植物组织培养的环境条件包括物理环境条件，如温度、光照、湿度等；化学环境条件，如培养基组成、pH 值及渗透压等；生物环境条件，如外植体的种类及大小、接种密度等。因此，摸索出药用植物组织培养的最优培养条件也是药用植物组织培养成功的关键。

第一节 实验室布局

药用植物组织培养所需实验室一般应包括准备室、无菌操作室、培养室及温室等。

一、准备室

药用植物组织培养的准备室是用于放置常规化学试剂、器皿和进行常规实验操作的场所。准备室需要配备的基本实验设备包括各种实验器皿、实验工作台、洗刷池、药品柜、冰箱、天平、酸度计、微波炉、电磁炉、水浴锅、蒸馏水制取装置、高压蒸汽灭菌锅、干燥箱等，用于化学试剂的存放，实验器具的清洗、干燥和保存，试剂及培养基的配制和灭菌，蒸馏水的制备及常规生理生化检测和分析。因此，准备室需要有足够的空间和较大的实验工作台用于配制培养基、处理材料和实验观测等工作，但其房间具体大

小要根据实际情况来定，一般要求面积不应低于 $20m^2$，并且整个房间应通风、明亮。

二、无菌操作室

无菌操作室是进行药用植物材料消毒、接种及组织培养物传代转移操作的场所，是药用植物组织培养中最关键的部分，关系到组培苗的污染率等重要指标。无菌操作室要求干爽安静，清洁明亮，墙壁光滑平整不易积污灰尘，地面平坦无缝便于清洗和灭菌。无菌操作室应安装紫外光灯，用于接种前的灭菌，接种前需要至少提前30分钟打开紫外灯灭菌；另外，无菌室还需定期用高锰酸钾和甲醛反应产生的蒸气进行熏蒸灭菌（每立方米空间约需2ml甲醛与过量的高锰酸钾反应）。无菌室内应保持无尘、清洁状态，无菌室内一般应配有缓冲间，进入无菌操作室前需在缓冲间内更换实验服、鞋和帽等，避免将杂菌带入无菌室。无菌操作是在超净工作台上进行的，无菌操作前需要将超净工作台提前进行紫外光照杀菌，一般每次杀菌时间20～30分钟，超净工作台可将空气过滤后形成无菌风，从而保持操作时的无菌状态。超净工作台内一般应配有酒精灯，相关操作一般应在酒精灯周围进行。另外，显微镜和体式镜等仪器也可放在无菌操作室内，用于观察记录培养材料的生长状况。

三、培养室

药用植物组织培养的培养室是用于接种后的材料培养，使其生长分化的场所。培养室要求温度、湿度及光照必须可控，并配备培养架、恒温振荡器等设备。温度设定根据培养物的种类而异，温度范围为20～30℃，最常用温度为25℃，由空调进行温度控制，并放置温度计用于室内温度实时监测。培养室的相对湿度（relative humidity，RH）一般保持在70%～80%为宜，培养室的湿度受季节影响较大，雨季相对湿度增加，会增加污染率，可使用除湿机进行除湿；相对湿度较低时可放置水盆或采用加湿器来增加湿度，并放置湿度计用于室内湿度实时监测。培养室现在一般采用 LED 灯来提供光照源，采用自动定时器控制光照周期（photoperiod），每天光照时间为 10～16 小时，光照强度（illumination intensity）一般控制在 1000～6000Lx。如需暗培养时，应增设暗培养室或在暗培养箱内进行。

🔲 知识链接

LED 光源在组培中的应用

光是植物生长过程中的重要环境因子之一。在植物组织培养实验中光照的调控可以显著调节组培苗的生长、分化过程，组培中的光照是由人工光提供，因此对于人工光部分的光照条件控制在整个组织培养过程中显得尤为重要，光照调控具体表现在光质、光强、光周期等方面的调控。

研究发现，660nm 附近的红光和 460nm 附近的蓝光是植物最需要的光波，其对植物的生长发育起着关键性的作用。在早期的组培实验中采用的人工光照主要由荧光灯提供，但荧光灯有发热量大、功率高、发光强度较低等缺点，导致室温升高，室内温度不易控制，组培瓶结露阻碍光线、降低光利用率。发光二极管（LED）是一种可以有效地把电能转变成电磁辐射的装置，其体积小、重量轻、寿命长、驱动电压较低，因而更加安全、可靠耐用；与传统荧光灯相比能耗小、光效率高；由于LED是冷光源，发热量低，更方便控温，也可防止组培瓶中结露而影响光照效率；另外，LED波长类型丰富且不容易色衰，可调控的范围较大，波段配比更自由，可以自由调控白光、红光及蓝光的配比，可根据实验要求自由调节出适合植物生长性状、生长周期阶段的光谱。

日本三菱公司最先将LED应用于植物栽培，早在1982年就有试验报道了波长为650nm的红光LED光源应用于温室中番茄的补光。随着LED技术的日渐成熟，其也被广泛应用于植物组织培养中的光照环境调控。目前，有不少研究专门探讨了LED作为光源因素在光质、光强及光周期等方面的调控对组培物的生长影响。日本和美国对于LED在植物组织培养中的应用研究较多，也较为领先，日本还开发了专门应用于植物组织培养的LED发光系统，并将其与其他环境调控因子相结合，取得了一些重要的基础数据。我国的一些科研机构之后也展开了这方面的研究，自主开发了一些用于植物组织培养研究的LED光源系统。

四、温室

药用植物组织培养的温室是用于组培苗炼苗的场所。药用植物组培苗在培养室生长一定的时间后，需进行移栽时，温室可为药用植物组培苗的生长提供良好的环境，保障药用植物组培苗正常生长发育，完成植物的生命周期。

第二节 基本仪器设备

一、培养器皿和器械

（一）培养器皿

组织培养器皿主要包括试管、锥形瓶、培养皿、培养瓶（组培瓶）等，用于不同的培养目的。试管根据长度和直径不同可分为不同规格，用试管架固定和摆放。试管主要用于重要材料的保存，通常每支试管只栽植一种植物材料，在进行茎间材料培养保存、初代培养或培养基配方研究时被选用。锥形瓶根据容量不同可分为不同规格，常用规格有50mL、100mL、150mL、250mL和500mL等，锥形瓶的受光面积和培养面积较大，更有利于培养物的生长，是最常用的培养容器。培养皿根据直径不同可分为不同规格，常见规格有40mm、60mm、90mm和120mm，用于细胞、原生质体、胚和花药的培养，无菌发芽及遗传转化操作等。培养瓶（组培瓶）根据容积不同可分为不同规格，常见规格为200~500mL，用于组培苗的大量繁殖。用于对培养容器进行封口的材料有硅胶塞、塑料封口膜、纱布包被的棉花塞加牛皮纸、铝箔或锡箔纸、塑料瓶盖等，可根据容器、培养时间、成本及是否方便操作等进行选择。

（二）定量及分装器皿或器械

定量及分装器皿或器械用于试剂及培养基的配制、定量及分装，包括各种规格的烧杯、量筒、量杯、容量瓶、试剂瓶、移液管、移液枪等。

（三）金属器械

药用植物组织培养工作常用的金属器械有镊子、剪刀、解剖刀、解剖针等。镊子用于接种和转移组织材料，根据材料种类及大小选用不同规格的镊子。剪刀用于植物材料分离，根据需求选用不同规格的剪刀，如弯头剪刀、小剪刀、大剪刀等。解剖刀也是用于药用植物组织分离的器械，可分为固定式和活动式两种，其中活动式可以更换刀片。解剖针是用于茎尖分离及转移细胞等材料的器械。

二、仪器设备

药用植物组织培养中常用到的仪器设备主要有以下几种。

（一）药品储存和配制设备

1. 药品柜　用于存放药品或试剂。根据存放试剂的种类，药品柜可分为常规药品存放柜、易燃易爆试剂专用存放柜、腐蚀性试剂专用存放柜。

2. 冰箱　用于存放低温保存的药品、培养基母液、植物材料、植物切片材料等。

3. 天平　普通天平，用于常规试剂或药品称量；分析天平（1/10000g），用于试剂或药品的微量称量。

4. 磁力搅拌器　用于配制溶液或培养基时自动搅拌混匀、溶解试剂或培养基。

5. 酸度计　用于精确检测、调节溶液或培养基的 pH 值，当对 pH 值要求不严格时也可采用 pH 试纸进行酸碱检测调节。酸度计使用前应进行校正，使用后要采用蒸馏水对电极进行冲洗，冲洗后需将电极保存在电极保护液中。

6. 加热设备　对固体培养基加热融化或对某些溶液加热助溶时一般会用到微波炉、电磁炉、水浴锅或电炉等。

（二）无菌操作设备

1. 高压蒸汽灭菌锅　用于培养基、无菌水及各种器械如剪刀、镊子等消毒灭菌。常用的高压蒸汽灭菌锅分为小型便携式高压灭菌锅、立式高压灭菌锅及卧式高压灭菌锅。实验室中一般常用的为便携式高压灭菌锅和立式高压灭菌锅，而大型工业化的植物组织培养工作一般配备大型卧式高压灭菌锅。

2. 烘箱　洗净后的玻璃器皿或高压蒸汽灭菌后的实验器皿或器械根据实际需求会用烘箱进行烘干，通常设定温度为 65℃ 左右，或某些玻璃器皿进行干热灭菌时（150℃）需要采用烘箱。

3. 超净工作台 无菌接种时需要在超净工作台上操作。超净工作台主要有鼓风机、过滤板、紫外灯、日光灯、操作台等部分构成。超净工作台根据气流方向分为垂直式超净工作台和水平式超净工作台；从操作人员数上分为单人工作台和双人工作台；根据操作结构分为单边操作和双边操作两种。

4. 细菌过滤器 一些培养基中含有的某些成分经过高温灭菌会被破坏，这些成分通常采用细菌过滤器单独进行除菌，即采用注射器吸取液体，加压通过细菌过滤头进行过滤除菌，该种方式适合溶液量较少的除菌。当所需除菌的液体量较多时则采用砂芯漏斗加滤膜的方式进行真空抽滤除菌，可大大提高除菌速率。有些植物生长调节剂、抗生素等试剂需要通过过滤的方式进行除菌。

（三）培养设备

培养设备是为培养物提供适宜的温度、湿度、光照、气体等条件的设备。培养设备一般包括以下几种。

1. 空调 用于控制培养室内的温度。

2. 加湿器和除湿机 用于控制培养室内的湿度。

3. 定时器 可控制光照时间。

4. 培养架 用于放置培养瓶，培养架分多层，一般以4~5层为宜。

5. 恒温恒湿光照培养箱 可精确控制温度、湿度和光照条件，当培养材料对培养条件有精确要求时使用。

6. 摇床和旋转床 对液体培养物进行培养时，一般采用摇床或旋转床，可改善培养物的氧气供应状况。摇床可进行水平往复式震荡，并可根据需求对震荡速度进行调节。旋转床则可进行360度旋转培养。

（四）观测分析仪器

在药用植物组织培养过程中，往往需要观察和记录培养物的生长状态和解剖学变化，确定其生长情况、器官分化和形态建成的过程。因此，需要进行拍照记录、显微观察、显微摄影及组织切片等观察分析工作。常用的观测分析仪器有以下几种。

1. 照相机或摄像机 用于实时记录培养物的生长状况。

2. 普通光学显微镜 用于观察植物组织切片，以确定药用植物发育进程。

3. 体式显微镜 用于植物组织形态分化的实体观察，识别分化早期的不定芽、不定胚及切去植物茎尖等操作。

4. 倒置显微镜 用于观察细胞和原生质体，确定细胞分裂与细胞团形成过程。

5. 荧光显微镜 用于测定花粉发芽和原生质体的活力。

6. 电子显微镜 用于观察植物组织结构的变化及细胞中细胞器的变化，以及检查脱毒苗中的病毒情况。电子显微镜使用时往往需要对植物组织进行切片、染色、烘干、固定等操作，因此需要配备切片机、染色缸等设备。

第三节   组织培养所需环境条件

培养条件是调控外植体生长和分化的重要外界条件。药用植物组织培养中，需要对温度、光照、湿度、气体、渗透压、pH 值等培养条件进行严格控制。

一、温度

温度对外植体的生长和分化影响较大，不同药用植物对环境温度的要求各不相同，一般培养室内的温度不高于 35℃，不低于 15℃，一般为（25±2）℃。

二、光照

药用植物组织培养中，对光照强度和光照周期也有严格要求。大多数植物在有光照的条件下生长和分化较好，一般需要的光照强度范围为 1000~6000Lx，光照周期为每天光照 10~16 小时；有些植物在组织培养中，器官的发育形成不需要光照，因而需要进行暗培养。

三、湿度

组织培养瓶内的湿度在培养初期接近 100%，随着培养时间的推移，水分会逐渐流失，导致相对湿度下降。如果培养瓶内水分流失过多，还会导致培养基渗透压升高，进而阻碍培养物的生长和分化。因此，在选择培养容器封口材料时应要求所选的封口材料至少保证培养瓶 1 个月内有足够的水分满足外植体生长需求。另外，封口材料也不能过密，如果过于密闭，会影响气体交换，从而导致有害气体难以散去而对培养物的生长和分化造成影响。药用植物组织培养室内的湿度则保持在 70%~80% 为宜。

四、渗透压

培养基的渗透压对药用植物细胞脱分化、再分化及器官的形成等一系列过程都会有影响。这是因为药用植物细胞主要是通过培养基的渗透压来吸取营养的，只有当培养物的渗透压等于或低于培养基的渗透压时，培养物才能从培养基中吸收水分及养分。培养基渗透压一般可通过向培养基中添加盐类、糖类等物质进行调节，而药用植物组织培养时，渗透压往往通过糖的浓度进行调节，因为糖类物质不仅能很好地调节培养基的渗透压，还可以作为植物生长的碳源和能源，达到一举两得作用。

五、培养基 pH 值

培养基 pH 值会直接影响药用植物组培材料对营养的吸收，进而影响药用植物组培材料的生长、繁殖。药用植物在自养条件下可以自行调节体内酸碱度，但在离体条件下会失去其在自养条件下的自行调节能力，因此药用植物组织培养时需要对所配置的培养基进行 pH 值调节。

所培养的药用植物不同，要求的培养基 pH 值也不同，药用植物组织培养的培养基 pH 值大多数在 5.0~6.5，当 pH 值大于 6.5 时，培养基会变硬，当 pH 值小于 5.0 时，琼脂凝固效果不好。原因是经过高压灭菌后，培养基的 pH 值会稍有下降（0.2~0.3 单位），因此在配制时常提高 pH 值 0.2~0.3 单位。5.6~5.8 的 pH 值基本适合大多数药用植物的培养要求。pH 值的变化方向和幅度取决于多种因素，以铵态氮作氮源和以硝态氮作氮源就不一样，前者较高一些。培养基中成分单一和培养基中含有较高浓度物质时，高压灭菌后的 pH 值变化幅度较大，有时可高达 2 个 pH 值单位，环境 pH 值的变化大于 0.5 单位时就可能产生明显的生理影响。

药用植物组织培养中，培养基一般应使用氢氧化钾（或氢氧化钠）及盐酸以调整 pH 值，一般用 1mol/L 盐酸调低 pH 值，用 1mol/L 氢氧化钠调高 pH 值，1mL 的 HCl 可使 pH 值降低约 0.2 单位，1mL 的 NaOH 可使 pH 值升高约 0.2 单位。调节 pH 值时一定要充分搅拌均匀。采用磷酸二氢钙或碳酸钙作缓冲剂，可以使 pH 值稳定，这对组织培养是很有用的。

六、培养物的气体环境

氧气是药用植物组织呼吸活动必需的气体，保持空气正常流通，既可以保持足够的氧气，又可及时排出培养物产生的二氧化碳等气体。因此，培养物接种到固体培养基上时，不要插入过深，以免氧气不足。用液体培养基时，需采用振荡方法，保证供氧量。另外，新切割的外植体会产生乙烯，造成材料老化，从而影响生长和分化；培养物在培养过程中产生的二氧化碳浓度过高时也会阻碍培养物的生长和分化。

 案例

太子参组织培养

太子参 [*Pseudostellaria heterophylla*（Miq）Pax ex Pax et Hoffm.]，别名孩儿参、童参，为石竹科植物，以干燥块根入药，太子参具有补气益血、生津补脾胃的作用，是一种比较名贵的中药材。适用于小儿夏季久热不退、咳嗽、饮食不振、心悸等虚弱之症及小儿病后体弱无力、自汗口渴等症。太子参在栽培过程中存在严重的连作障碍问题，并伴随多种病害包括真菌病害、细菌病害、病毒病等。利用太子参的组织培养技术，可获得太子参脱毒苗，实现太子参无毒快繁，显著提高太子参的产量和品质。太子参组织培养所需实验室和其他药用植物一样，主要包括准备室、无菌操作室、培养室及温室等。一般培养条件为温度 25℃，光照时间为每天 12 小时，光照强度为 2800Lx。太子参组织培养常用培养基：一般以 MS 为基础培养基，附加 3% 的蔗糖、0.4% 的琼脂粉，pH 值调至 5.6~5.8，根据培养目的按需添加不同激素种类和含量，太子参组织培养常用操作及激素配比如下。

1. 太子参茎尖消毒　采集大田生长良好的太子参茎尖，用自来水冲洗掉表面的泥沙，用无菌室冲洗 3~4 次，放在超净工作台的无菌的培养皿中，切成大小适中的小段，用75%的乙醇浸泡30秒左右，用无菌水漂洗3~4次，每次约2分钟；然后用0.1%的氯化汞溶液振荡浸泡13分钟左右，倒去氯化汞，用无菌水漂洗5~6次，每次约2分钟。

2. 太子参茎尖不定芽的诱导　培养基为MS培养基，激素配比为2.5mg/L 6-BA+0.2mg/L IAA。

3. 太子参丛生芽的诱导　培养基为MS培养基，激素配比为1.2mg/L KT+0.4mg/L NAA。

4. 生根培养　培养基为MS培养基，激素配比为0.2mg/L KT+0.5mg/L DA-6（胺鲜脂）。

复习思考题

1. 为了避免药用植物组织培养材料污染，对实验室环境有何要求？

2. 药用植物组织培养的培养基在配制时如果含有高温灭菌易降解成分，应该如何解决？

3. 药用植物组织培养对环境条件有何要求？

4. 药用植物组织培养过程中如何保证氧气供应？

第三章　植物组织培养的基本技术 ▷▷▷▷

学习目标

1. 掌握　培养基的制作，培养基的选择，培养基的灭菌原理和方法。
2. 熟悉　外植体的选择和接种流程。
3. 了解　驯化移栽的流程。

思政元素

药用植物组织培养技术的应用

随着经济社会的发展，对药用植物的需求量增加，野生药用植物资源日益枯竭，人工栽培中药材质量不稳定。通过药用植物组织培养技术，已经完成 400 多种药用植物的细胞培养，利用 200 多种药用植物成功生产出药物。药用植物组织培养技术也为人参、川贝母、石斛和黄精等野生中药材的种质资源、物种多样性和生态环境保护提供了有力的技术支持，为中药材产业实现"绿水青山就是金山银山"绿色生态发展提供了路径。

植物组织培养工作一般包括六个步骤，主要有准备阶段、外植体选择与消毒、初代培养、继代培养、生根培养和炼苗移栽等。①准备阶段：查阅相关文献，根据已成功培养或亲缘关系较近物种的研究，结合目的制订试验方案；按照方案配制培养基，经高压灭菌或过滤除菌后备用。②外植体选择与消毒：选择合适的外植体，经预处理后进行消毒。将消毒后的样品在无菌条件下切割成小块，或剥离出茎尖、挑出花药等，接种到初代培养基上。③初代培养：接种后的材料置于培养室或光照培养箱中培养。④继代培养：用适当的继代培养基多次切割转接初代培养材料。⑤生根培养：调整培养基组分，促进继代培养材料生根。⑥炼苗移栽：选择生长健壮的生根苗进行室外炼苗，待苗适应外部环境后，再移栽到疏松透气的基质中，经环境适应性驯化后的组培苗即可移栽大田用于生产。

第一节 培养基

一、培养基的成分

培养基是人工配制的，组织培养中离体材料赖以生长的营养基质，决定植物组织培养能否成功的关键因子。在离体培养条件下，植物的种类、组织部位及各培养阶段对营养要求不完全相同。培养基分为固体培养基和液体培养基。固体培养基的主要成分包括水分、无机营养成分、有机营养成分、植物生长调节物质、天然物质、凝固剂等，液体培养基的主要成分与固体培养基相同，但不添加凝固剂。

（一）水分

水分是培养基的主要组成成分，它既是培养物生命活动必需的成分，也是各种营养物质溶解和代谢的介质。配制培养基母液时要用蒸馏水或纯水，以保持母液及培养基成分的精确性，防止贮藏过程中发霉变质。

（二）无机化合物

除了碳、氧、氢外，还有很多元素对植物的生长是必需的。根据植物生长需求量，分为大量元素和微量元素两类。

1. 大量元素 培养基中的大量元素由氮、磷、钙、钾、镁、硫构成。氮主要以硝态氮和铵态氮两种形式供应营养，常用的含氮化合物有硝酸钾、硝酸铵或硝酸钙。将硝态氮和铵态氮混合使用，调节培养基的离子平衡，有利于细胞生长发育。磷常由磷酸二氢钾或磷酸二氢钠来提供。培养基中常用的含钾化合物有氯化钾或硝酸钾。钙、镁、硫也是制备培养基所需的大量元素，浓度以 $1\sim3$ mmol/L 为宜，常以硫酸镁和钙盐的形式供给。

2. 微量元素 铁、硼、锰、锌、铜、钴和钼是培养基中的主要微量元素。植物生长对微量元素需要量很少，一般用量为 $10^{-7}\sim10^{-5}$ mol/L。微量元素是许多酶和辅酶的重要组成成分，生理作用主要体现在酶的催化功能和细胞分化、维持细胞的完整机能等方面。铁盐是用量较多的一种微量元素，铁元素不易被植物直接吸收和利用，通常以乙二胺四乙酸二钠铁的形式添加，以避免 Fe^{2+} 氧化产生氢氧化铁沉淀。

3. 有机化合物 由于培养物的光合作用能力较弱，为了维持其正常生长、发育与分化，除了为培养基提供无机营养成分以外，还必须添加糖类、维生素、氨基酸等有机化合物。

（1）糖类：糖类物质是植物生命活动中必不可少的碳源和能源。除此之外，糖类的添加还有调节培养基渗透压的作用。常用的糖类有蔗糖、葡萄糖、果糖和麦芽糖等，其中蔗糖使用最为普遍，浓度一般为 2%~5%。蔗糖在高温高压灭菌时会有一小部分分解成葡萄糖和果糖。一般来说，以蔗糖为碳源时，离体培养的双子叶植物的根生长得更好；而以葡萄糖为碳源时，单子叶植物的根生长得更好。在大规模生产中，蔗糖价格太贵，常用食用绵白糖、白砂糖代替蔗糖。

（2）维生素：维生素直接参与酶蛋白的形成，以及蛋白质、脂肪的合成代谢等。大多数植物细胞在培养过程中不能合成足够的维生素，在培养基中必须补充一种或几种维生素，以促进植物细胞的生长发育。常用的维生素浓度为 0.1~1.0mg/L，主要有盐酸硫胺素（维生素 B_1）、烟酸（维生素 B_5）、盐酸吡哆醇（维生素 B_6）、抗坏血酸（维生素 C），有的培养基还需添加生物素（维生素 H）、叶酸（维生素 M）、核黄素（维生素 B_2）等。其中，维生素 B_1 可全面促进植物的生长，维生素 C 可防止褐变，维生素 B_6 能促进根的生长。

（3）肌醇：又名环己六醇，通常可由磷酸葡萄糖转化而成，还可进一步生成果胶物质，参与构建细胞壁。肌醇能促进愈伤组织的生长以及胚状体和芽的形成，对组织和细胞的繁殖、分化有促进作用，在糖类的相互转化中起重要作用。一般使用浓度为 50~100mg/L。

（4）氨基酸及有机添加物：氨基酸作为一种重要的有机氮化合物，可直接被细胞吸收利用合成蛋白质，还对外植体的芽、根、胚状体的生长分化有良好的促进作用。培养基中常用的氨基酸是甘氨酸，其他有精氨酸、谷氨酸、谷氨酰胺、丝氨酸、酪氨酸、天冬酰胺及多种氨基酸的混合物等。在有些培养基中还加入一些天然的化合物，如椰乳（100~200g/L）、酵母浸出物（0.5%）、番茄汁（5%~10%）、马铃薯泥（100~200g/L）等，这些天然化合物的有效成分为氨基酸、酶、蛋白质等，对细胞和组织的增殖和分化有明显的促进作用。

4. 植物生长调节物质　植物生长调节物质是一些调节植物生长发育的物质。植物生长调节物质可分为两类：植物激素和植物生长调节剂。植物激素是自然状态下植物体内合成的天然物质，植物生长调节剂是有植物激素活性的人工合成物质。植物生长调节剂是培养基中的关键性物质，根据组织培养的目的、外植体的种类、器官的不同和生长表现来确定植物生长调节剂的种类、浓度和比例关系，调节植物组织的生长发育进程、分化方向和器官发生。植物生长调节剂包括生长素类、细胞分裂素类及赤霉素、脱落酸、多效唑等，它们在植物组织培养中具有不同的作用。

（1）生长素类：在植物组织培养中，生长素的主要作用有促进细胞分裂和伸长，诱导愈伤组织的产生，促进生根，还可诱导某些植物不定胚的形成。常用的生长素有吲哚乙酸（IAA）、萘乙酸（NAA）、吲哚丁酸（IBA）、2,4-二氯苯乙酸（2,4-D）等。生长素与细胞分裂素常配合使用，促进不定芽的分化、侧芽的萌发与生长。2,4-D 通常会抑制芽的形成，适宜的用量范围较窄，过量又有毒害，一般用于细胞启动脱分化阶段；而诱导分化和增殖阶段一般选用 IAA、NAA、IBA。它们作用的强弱依次为 2,4-D>NAA>IBA>IAA，常用的浓度为 0.1~10mg/L。生长素一般溶于 95% 乙醇或 0.1mol/L 的氢氧化钠溶液中，后者溶解效果较好。

（2）细胞分裂素类：细胞分裂素的主要作用有促进细胞分裂和扩大，诱导胚状体和不定芽的形成，延缓组织衰老，促进蛋白质合成。在植物组织培养时，细胞分裂素与生长素的比值控制器官发育模式。若增加生长素浓度，有利于根的形成；增加细胞分裂素浓度则促进芽的分化。

（3）赤霉素（GA）：天然的赤霉素有100多种，在培养基中添加的主要是GA_3。其作用有促进细胞生长和打破休眠等。一般情况下，赤霉素对组织培养中器官和胚状体的形成有抑制作用，在器官形成后，可促进器官或胚状体的生长。赤霉素易溶于水，但溶于水后不稳定，易分解，多用95%乙醇配制成母液在冰箱中保存。

（4）脱落酸（ABA）：脱落酸有抑制生长、促进休眠的作用。在植物组织培养中，适量的外源ABA可明显提高体细胞胚的数量和质量，抑制异常体细胞胚的发生。在植物种质资源超低温冷冻保存时，可以用ABA促使植物停止生长，提高抗寒能力，保证冷冻保存顺利进行。

（5）其他类：除上述生长调节物质外，在植物组织培养中应用的还有多胺（PA）、多效唑（PP_{333}）、油菜素内酯（BR）、茉莉酸及其甲酯（JA）、水杨酸（SA）等，由于多胺对植物的生长发育、形态建成及抗逆性有重要调节作用，常可用于调控部分植物外植体的不定根、不定芽、花芽、体细胞胚的发生发育，以及延缓衰老、促进原生质体分裂及细胞形成等。多效唑具有控制生长、促进分蘖和生根等生理效应，可促使试管苗的壮苗、生根，提高抗逆性及移栽成活率。茉莉酸及其甲酯、水杨酸对诱导试管鳞茎、球茎、块茎及根茎等变态器官的形成有促进作用。

5. 培养基中其他成分及其作用　除了以上培养基中所加的成分外，由于培养目的和培养材料不同，往往还加入一些其他成分，如培养基的凝固剂、活性炭、抗生素、抗氧化物质、诱变剂等。

（1）凝固剂：除上述营养成分外，为使培养材料在培养基上固定和生长，需要加入凝固剂，形成固体培养基；如果未加入凝固剂，称为液体培养基。琼脂是常用的凝固剂，它是一种由海藻得来的多糖类物质，本身不提供任何营养成分，仅溶于95℃的热水中，温度降到40℃以下时凝固。一般使用浓度是3～10g/L。若浓度过高，培养基就会变硬，使培养材料不容易吸收培养基中的营养物质。浓度过低，则培养基硬度不够，培养材料在培养基中不易固定，还易发生玻璃化现象。琼脂有琼脂条、琼脂粉、琼脂糖等。与琼脂条相比，琼脂粉虽价格较高，但杂质少、透明度好、使用方便。琼脂糖也是一种较好的凝固剂，其透明度好，用量少，在原生质体培养中应用较多。

固体培养基的优点是所需设备简单，只需一般化学实验室的玻璃器皿和可调控温度及光照的培养室。但固体培养基也存在缺点，因培养物固定在一个位置，培养物与培养基接触面积小，各种养分在培养基中扩散慢，影响养分的吸收利用，同时培养物生长过程中合成的有害物质积累，会产生自毒现象，必须及时转接。对于某些试验体系来说，液体培养基的效果可能比固体培养基更好。液体培养时需要转床、摇床等设备，通过振荡给培养物提供良好的通气条件，有利于外植体的生长。

（2）活性炭：培养基中添加活性炭的主要作用是利用其吸附能力，吸附培养物分泌的抑制物质及琼脂中所含的杂质，减少一些有害物质的影响，防止酚类物质引起组织褐变死亡。活性炭还可促进某些植物生根，降低玻璃化苗的产生频率。但活性炭对物质吸附无选择性，既吸附有害物质，也吸附必需的营养物质，因此使用时应慎重考虑，不能过量，一般用量为 0.5%~3%。

（3）抗生素：培养基中添加抗生素可防止菌类污染，减少培养材料损失。使用抗生素时应注意以下四个问题：①抗生素抑制的菌种具有差异性，必须有针对性地选择；②有时，几种抗生素配合使用才能取得较好的效果；③抗生素在消除内生菌时，有些植物的生长发育也会受到抑制；④抗生素停用后，污染率会显著上升，这可能是原来受抑制的菌类又滋生起来造成的。

常用的抗生素有青霉素、链霉素、土霉素、四环素、氯霉素、卡那霉素、庆大霉素等，用量一般为 5~20mg/L，且大部分抗生素需要过滤除菌。

（4）硝酸银：离体培养中植物组织会产生和散发乙烯，而乙烯在培养容器中的积累会影响培养物的生长和分化，严重时甚至导致培养物的衰老和落叶。硝酸银通过竞争性结合细胞膜上的乙烯受体蛋白，起到抑制乙烯活性的作用。因此，在许多植物进行组织培养时，在培养基中加入适量硝酸银，能起到促进愈伤组织器官发生或体细胞胚胎发生的作用，并使某些原来再生困难的物种分化出再生植株。此外，硝酸银对克服试管苗玻璃化、早衰和落叶也有明显效果。但也有研究指出，硝酸银并非总能抑制乙烯的积累。由于低浓度的硝酸银能引起细胞坏死，从而产生的乙烯大于同一组织内非坏死细胞所产生的数量。因此，不要把培养物长期保存在含有硝酸银的培养基上，否则会导致再生植株畸形。硝酸银的使用浓度一般为 1~10mg/L。

（5）中药提取物：中药材在组织培养中也有其应用价值。徐是雄等（1980）的研究发现，人参等补益类药对培养植物的生理功能和细胞新陈代谢有促进作用；跌打损伤类药有加速受伤机体恢复的功能，可以利用，尤其是和适量激素配合时，效果更好。

6. 培养基 pH 值 培养基的 pH 值在高压灭菌前一般调至 5.0~6.0，最常用的 pH 值为 5.8~6.0。当 pH 值高于 6.0 时，培养基会变硬；低于 5.0 时，琼脂凝固效果不好。高压灭菌后，培养基的 pH 值稍有下降。因此，分装前最好进行 pH 值的调整，一般用 1mol/L 的盐酸或氢氧化钠进行 pH 值调整。

二、培养基的分类与选择

（一）培养基的分类

根据营养水平不同，把培养基分为基础培养基和完全培养基。基础培养基只含有大量元素、微量元素和有机营养物。完全培养基是在基本培养基的基础上，根据不同需要附加一些物质，如植物生长调节物质和其他复杂有机添加物等。

基础培养基的配方种类很多，根据培养基的成分及其浓度特点，可将其分为四类。

1. 高盐成分培养基 包括 MS、LS、BL、BM、ER 培养基，这类培养基的无机盐浓度高，尤其是钾盐、铵盐和硝酸盐含量均较高；微量元素种类较全，浓度较高，元素间的比例适合；缓冲性能好，营养丰富，不需再加入水解蛋白等有机成分；其中 MS 培养基应用最广泛，其营养成分和比例均比较适宜，广泛用于植物的器官、细胞、组织和原生质体培养，也常用在植物脱毒和快繁等方面。

2. 硝酸盐含量较高的培养基 包括 B_5、N_6、LH 和 GS 培养基等。其特点是除含有较高的钾盐外，还含有较低的铵态氮和较高的盐酸硫胺素，B_5 较适合东北红豆杉、毛瑞香、桃儿七、凹叶厚朴、颠茄、杜仲及翼首草等中药材的培养；N_6 培养基适用于单子叶植物的花药培养，也适宜柑橘类的花药培养。

3. 中等无机盐含量的培养基 大量元素含量约为 MS 培养基的一半；微量元素种类减少而含量增加，维生素种类比 MS 培养基多，增加了生物素、叶酸等。适用于花药培养和藻类植物的培养，主要有 H、Nitsch 和 Miller 培养基等。

4. 低无机盐类培养基 此类培养基大多数情况下用于生根培养，无机盐含量很低，一般为 MS 培养基的 1/4 左右，有机成分含量也很低。如改良 White、WS、克诺普液和 HB 培养基等。

（二）培养基的选择

常用的基本培养基有 MS、B_5、White 等。

1. MS 培养基 MS 培养基是目前应用最广泛的一种培养基。无机盐浓度高，含有较高的氮、钾、铵盐和硝酸盐，能够满足快速增长的组织对营养元素的需求，有加速愈伤组织和培养物生长的作用，当培养物长久不转接时仍可维持其生存。但它不适合生长缓慢、对无机盐浓度要求比较低的植物，尤其不适合铵盐过高易发生毒害的植物。在使用中，可以将 MS 培养基的大量元素减少到原来的 1/2、1/3 甚至 1/4，以降低无机盐的含量。与 MS 培养基基本成分较为接近的还有 LS、RM 培养基，LS 培养基去掉了甘氨酸、盐酸吡哆醇和烟酸；RM 培养基把硝酸铵的含量提高到 4950mg/L，磷酸二氢钾提高到 510mg/L。

2. White 培养基 这是一个低盐浓度培养基，对生根培养、胚胎培养或一般组织培养都有很好的效果。

3. N_6 培养基 此培养基为水稻等禾谷类作物花药培养而设计，硝酸钾和硫酸铵含量高，不含钼，成分简单。在铁皮石斛种子萌发、白及原球茎诱导和臭椿愈伤组织诱导中应用。

4. B_5 培养基 B_5 培养基含有较低的铵盐，较高的硝酸盐和盐酸硫胺素。目前在亚麻花药培养、曼陀罗毛状根中广泛应用。铵盐对有些培养物的生长可能有抑制作用，但它适合于某些双子叶植物特别是木本植物的生长，如凹叶厚朴再生体系中的种子初代诱导培养、文冠果悬浮体系培养等。

三、培养基的制备

根据配方要求，每种培养基往往需要十多种化合物，浓度不同，性质各异，特别是微量元素和植物生长调节物质的用量极少，称量不易准确且容易出现误差。为减少工作量，经常使用的培养基，可先将各种药品配成浓缩一定倍数的母液，放入冰箱内低温（2~4℃）保存，用时再按比例稀释，这样比较方便，且精确度高。

（一）母液的配制与保存

母液的配制通常有两种方法，一种是将培养基的每个组分配成单一化合物母液，这种方法便于配制不同种类的培养基；另一种是配成几种不同的混合液，主要用于大量配制同种培养基。用纯度较高的蒸馏水或去离子水配制母液。配制好后，在容器上贴上标签。在配制母液时应注意防止沉淀产生，一旦出现沉淀或有可见微生物的污染，应立即停止使用，重新配制。母液一般配成大量元素、微量元素、铁盐、植物生长调节剂、有机物质等几种；其中，维生素、氨基酸类可以分别配制，也可以混合配制。

1. 大量元素母液　指含有氮、磷、钾、钙、镁、硫 6 种元素的混合溶液，一般配成 10 倍或 20 倍的母液。配制时，各种药品必须在充分溶解后再混合，以免产生沉淀。在混合时要注意加入的先后次序，把钙离子与硫酸根、磷酸根错开，以免产生硫酸钙、磷酸钙沉淀。另外，在混合各种无机盐时，其稀释度要大，慢慢地混合，同时边混合边搅拌。

2. 微量元素母液　除铁以外的硼、锰、铜、锌、钼、钴等盐类的混合溶液一般配成 100 倍或 200 倍的母液。配制时分别称量、分别溶解，充分溶解后再混合，以免产生沉淀。

3. 铁盐母液　铁盐容易发生沉淀，需要单独配制。铁盐以螯合物的形式容易被吸收，一般用七水硫酸亚铁和乙二胺四乙酸二钠配成 100 倍或 200 倍的铁盐螯合剂母液。配制时分别定量称取，各自充分溶解，然后再将溶液混合在一起，调整 pH 值至 5.5，定容后放在棕色瓶中保存。

4. 有机物母液　主要是维生素、氨基酸类物质，按配方分别称量、溶解，混合后加水定容，一般配成 100 倍或 200 倍的母液。琼脂、蔗糖用量大的有机物质不需要配制母液，配制培养基时按量称取，随取随用。

5. 植物生长调节剂母液　每一种植物生长调节剂必须单独配制母液，母液浓度一般为 1mg/mL 或 0.1mg/mL，用时稀释，一次可配成 50mL 或 100mL。

各类植物生长调节物质的用量极小，绝大多数生长调节物质不溶于水，通过加热并不断搅拌促使溶解，必要时加入稀酸或稀碱等物质促溶。常用的生长调节物质的溶解方法如下：①NAA、IBA 和 IAA，一般多用少量 95% 乙醇溶解，然后用加热的蒸馏水定容。2,4-D 溶解于 95% 的乙醇或 0.1mol/L 的氢氧化钠中，用去离子水或蒸馏水定容，贮于棕色瓶中，低温保存。②细胞分裂素类，如激动素（KT）、6-苄基氨基嘌呤（6-BA）可先用少量 1mol/L 盐酸溶解，然后用加热的蒸馏水定容；苯基噻二唑基脲（TDZ）溶于少量低浓度的 NaOH 中，然后用蒸馏水定容。玉米素（zeatin，ZT）先溶于少量 95% 乙醇中，然后用蒸馏水定容，贮于棕色贮液瓶中，贴好标签后放入冰箱低温保存。③赤霉素，最好用 95% 的乙醇配制成母液存于冰箱，使用时用去离子水或蒸馏水稀释到所需的浓度。④脱落酸，难溶于水，易溶于甲醇、乙醇，可用 95% 乙醇或甲醇溶解，由于光照易造成脱落酸生理活性降低，因此，配制时最好在弱光下进行。⑤其他，如三十烷醇，取 0.1g 三十烷醇溶于 5mL 二氯甲烷中，再加入 10mL 吐温 80，搅拌至溶解后加蒸馏水至 100mL，继续高速搅拌至乳白色，即成 0.1% 乳液，存于冰箱中备用。若贮存时间过长发生乳析现象，应先猛烈振荡再使用。叶酸需先用少量氨水溶解，用去离子水或蒸馏水定容。多胺常以盐的形式存在，易溶于水，用水直接配制。多效唑和油菜素内酯可用甲醇或乙醇溶解。

母液配制前应根据培养基配方及所需母液量制成母液配制表。按表逐项配制，表 3-1 为常见的 MS 基础培养基的四种母液成分配制表。

表 3-1 MS 基础培养基母液配制表

母液名称	化合物成分	相对分子量	使用浓度（mg·L）	配置母液用量浓缩 20 倍（g/500mL 水）	配置 1L 培养基吸取母液的量（mL）
大量元素	硝酸钾	101.11	1900	19	50
	硝酸铵	80.04	1650	16.5	
	磷酸二氢钾	136.09	170	1.7	
	硫酸镁	246.47	370	3.7	
	二水氯化钙	147.02	440	4.4	
	无水氯化钙	110.99	332.2	3.32	
				浓缩 200 倍（g/500mL 水）	
微量元素	碘化钾	166.01	0.83	0.083	5
	硼酸	61.83	6.2	0.62	
	四水硫酸锰	223.01	22.3	2.23	
	硫酸锌	287.54	8.6	0.86	
	钼酸钠	241.95	0.25	0.025	
	硫酸铜	249.68	0.025	0.025	
	氯化钴	237.93	0.025	0.0025	
铁盐	乙二胺四乙酸二钠	372.25	37.3	3.73	
	硫酸亚铁	278.03	27.8	2.78	
有机成分	肌醇		100	10	
	甘氨酸		2	0.2	
	盐酸硫胺素、维生素 B$_1$		0.1	0.01	
	盐酸吡哆醇、维生素 B$_6$		0.5	0.05	
	烟酸维生素 B$_5$ 或维生素 PP		0.5	0.05	
	茎尖分生组织培养基再加入以下三种			浓缩 200 倍（g/500mL 水）	
	NAA（萘乙酸）		0.1	0.002	
	6-BA（细胞分裂素）		0.1	0.002	5
	GA33（赤霉素）		0.1	0.002	

所有的贮备母液都应贮存于适当的塑料瓶或玻璃瓶中，分别贴上标签，标注母液名称、配制倍数、日期及配制 1L 培养基时应取的量（mL），置于冰箱中低温（2~4℃）保存，母液最好在 1 个月内用完。特别注意生长调节物质与有机类物质，贮存时间不能

太长。应注意某些生长调节物质，如吲哚乙酸、玉米素、脱落酸、赤霉素，以及某些维生素等遇热不稳定的物质不能与其他营养物质一起高温灭菌，而要进行过滤灭菌。

（二）培养基的配制

准备好不同型号的烧杯、容量瓶、三角瓶等玻璃器皿及酸度计、高压灭菌锅等仪器设备。所有盛装培养基的试管、玻璃瓶都应做好标记，以免高压灭菌和长期贮存后混淆。根据母液配制表配制培养基，配制时吸取母液的体积（V_0）＝配制培养基体积（V_1）/母液浓缩倍数（T），培养基配制的具体步骤如下。

1. 准备工作　根据培养基配方及配制体积计算所需成分的数量，按计算好的量称取凝固剂、蔗糖。将配制好的各种母液按顺序排列，并逐一检查是否有沉淀或变色，避免使用已失效的母液。准备好配制过程中所用的称量器具和溶解器具。

2. 吸取母液　先取适量的蒸馏水放入容器内，然后根据母液倍数或浓度计算和吸取相应量的大量元素、微量元素、铁盐、有机物、生长调节剂等各种母液及其他添加物，再将溶解好的琼脂和糖加入其中，加热溶解混匀。吸取母液应用专用的移液器，加蒸馏水定容至所需体积。为了避免因加热引起水分蒸发导致培养基体积变化，可先做好标记，在培养基煮好后按标记进行定容。不能高温高压灭菌的植物生长调节剂和某些维生素可过滤灭菌后加入。

3. 调节培养基 pH 值　培养基配制好后，可用酸度计测试调整培养基 pH 值。也可直接用精密 pH 值试纸进行测试。根据不同药用植物的要求调节培养基的 pH 值，一般用 1mol/L HCl 或 1mol/L NaOH 调节 pH 值至所需值。

4. 培养基的分装　将调节好的培养基趁热分装到经洗涤并晾干的培养容器中，固体培养基中的琼脂在大约 40℃ 时凝固。分装时要掌握好分装量，一般分装到培养容器中的培养基应占该容器 1/4～1/3 为宜。根据不同的培养目的确定培养基的多少，操作过程应尽量避免将培养基粘到容器内壁及容器口，否则容易引起污染。对不同配方的培养基要做好标记，以免混淆。

5. 封口　分装后立即用封口材料封口，以免引起培养基水分蒸发和污染。

第二节　灭菌技术

灭菌操作是植物组织培养中的关键技术，培养基由于含有丰富的营养物质，如高浓度蔗糖，因此培养基不但能为培养材料提供营养，同时也能供养很多微生物如细菌和真菌的生长。这些微生物一旦接触培养基，其生长速度一般比培养的组织快得多，最终把组织全部杀死。这些污染微生物不但消耗了大量的营养物质，而且在其生长代谢过程中也会产生很多有毒有害物质，直接影响培养植物组织的生长发育，有些微生物甚至直接利用植物组织作为代谢原料，使所培养组织坏死直至其失去培养价值。

培养基、外植体、培养容器、接种过程中使用的器械、接种室的环境、培养室的环境等都会导致培养基污染。因此，无菌的培养环境以及培养过程中的无菌操作都会影响植物组织培养的成败。

一、环境灭菌

为确保植物组织培养环境的无菌，应对环境进行定期或不定期灭菌。无菌操作室（接种室）主要用于外植体的消毒、接种、继代培养物的转移等，是植物组织培养的关键部分。无菌操作室的清洁会直接影响培养物的污染率、接种工作的效率，因此应经常灭菌。培养室提供适宜的温度、光照、湿度、气体等条件来满足培养物的生长繁殖，要保持干净，并定期灭菌。准备室主要用于常规实验操作，其不清洁也会导致植物组织培养物的污染，也要对其进行定期灭菌。

环境灭菌的目的是消灭或明显减少环境中微生物基数，防止污染的发生，常用的灭菌方法有物理方法和化学方法。物理方法主要采用空气过滤和紫外线照射。对要求严格的工厂化组织培养育苗可采用空气过滤系统对整个车间进行空气过滤灭菌。

对无菌操作的微环境进行过滤灭菌是目前常采用的一种方法，其中最常用的操作装置是超净工作台。最简单的灭菌方法是利用紫外灯照射杀死微生物，从而消灭污染源。准备室、无菌操作室、培养室等均可用紫外灯进行灭菌。超净工作台除采用空气过滤灭菌的方法外也可配合使用紫外灯照射灭菌，一般照射 20~30 分钟即可。但紫外光对生物细胞有较强的杀伤作用，亦是物理致癌因子之一。使用时应注意防护。紫外线的穿透能力差，一般的普通玻璃就可以阻挡。

利用化学杀菌剂进行环境灭菌，主要是利用 70%~75%乙醇或 0.1%新洁尔灭进行喷洒，其中 70%~75%乙醇具有较强的杀菌力、穿透力和湿润作用，一方面可直接杀死环境中的微生物，另一方面也可使飘浮在空中的尘埃下落，防止尘埃上面附着的微生物污染培养基和培养材料。对于超净工作台，在紫外灯灭菌后，还需用 75%乙醇对操作平台表面进行擦拭。如果污染严重，可对环境进行熏蒸灭菌，方法是用福尔马林或福尔马林配合高锰酸钾进行熏蒸。一般每立方米空间用福尔马林 2mL+高锰酸钾 0.2g 混合，密闭熏蒸 24 小时，然后开窗放走甲醛气体。

二、培养基灭菌

因培养基原料和盛装容器均带菌，而且在分装和封口过程中也会引起污染，故分装封口后的培养基一定要立即灭菌，否则会造成培养基的污染。培养基灭菌一般采用高温湿热灭菌，特殊情况下也可采用过滤灭菌。

（一）湿热灭菌法

湿热灭菌法是指用饱和水蒸气、沸水或流通蒸汽进行灭菌的方法，其原理是在密闭的高压锅内产生蒸汽，由于蒸汽潜热大，穿透力强，容易使蛋白质变性或凝固，在0.105MPa 压力下，锅内温度可达 121℃。在此温度下，可以很快地杀死各种真菌、细菌及高度耐高温的芽孢，所以湿热灭菌法的灭菌效率比干热灭菌法高。

先将装好的培养基放入高压灭菌锅的消毒桶内，灭菌锅内添加适量水，盖好灭菌锅盖。拧紧锅盖控制阀，检查排气阀有无故障，然后关闭排气阀，打开电源加热。当压力指针达 0.05MPa 时，打开排气阀，排除锅内的冷空气。再关闭气阀，此时锅内的水蒸气变热。

当高压锅的温度达 121℃，压力为 0.105MPa 时，保持此压力 15~25 分钟进行灭菌。然后切断电源慢慢冷却，当压力降到 0.05MPa 时，缓慢打开排气阀放气。待压力指针恢复到零后，开取压力锅并取出培养基，在室温下冷却。如果用的是自动灭菌锅，则只需设定好灭菌的时间和温度就会自动按设定程序进行灭菌，待温度降到指定温度时就可开取灭菌锅取出培养基。多数情况下要求培养基表面保持水平，因此应平放。固体培养基如需做成斜面，冷却前斜放即可。

培养基要求比较严格，既要保证灭菌彻底，又要防止培养基中的成分变质或效力降低，影响培养基的有效成分，同时也易使培养基的 pH 值发生较大幅度的变化；压力过低或时间过短则灭菌不彻底，达不到灭菌的最佳效果。不同体积的培养基对灭菌时间要求可参考 Biondi 等（1981）的研究结果（表 3-2）。

表 3-2　不同体积培养基高压蒸汽灭菌所需最短时间

实际体积（mL）	121℃下所需最短时间（分钟）
20~50	15
75	20
250~500	25
1000	30
1500	35
2000	40

除了培养基外，外植体消毒处理用的无菌水、玻璃器皿和接种器械也可采用高压蒸汽灭菌，但灭菌时间要比培养基长。

（二）过滤灭菌法

有些物质在高温条件下不稳定或容易分解，如某些植物生长调节物质、抗生素等，其溶液应采用过滤灭菌，而后加入经高压灭菌的培养基中，混合均匀，分装。

过滤灭菌的原理是空气或液体通过滤膜时，杂菌的细胞和芽孢等因大于滤膜口径而被阻。通过滤膜的液体是无菌的，但不能除去病毒小分子。对于不耐热的物质（如生长素、赤霉素等）常用细菌过滤灭菌器进行过滤灭菌，此法也可用于液体培养基和蒸馏水的灭菌。过滤灭菌使用的滤膜孔径通常为 0.2μm 或 0.45μm。如果过滤溶液量较大，常常使用抽滤装置；过滤液量小时，可用注射器。使用前将过滤器（或注射器）、滤膜（预先灭菌）、接液瓶等包装好后先用高压灭菌锅灭菌，然后在超净工作台上按无菌操作要求安装过滤器、滤膜，将需要过滤的溶液装入滤器（或注射器）中进行真空抽滤（或推压注射器活塞杆过滤）灭菌。

一般灭菌后的培养基在使用前应先验证灭菌效果，确定彻底灭菌再使用，以免实验材料被污染。方法是将培养基置于培养室中放置 3 天，如没有出现污染，说明灭菌可靠，可以使用。常温保存的培养基最好在 7 天内用完，暂时不用的培养基应妥善保存，防止培养基中某些成分如生长素和赤霉素等被分解。培养基应避免光线的照射，以保证培养基的质地和成分不受影响。如果培养基容器上积累了灰尘等，应使用 75% 的乙醇把表面擦拭干净，否则可能会造成培养基污染。

三、外植体灭菌

外植体的带菌情况与植物种类、取材的季节、部位和预处理方法及消毒方法等有关。不同材料对消毒剂种类、浓度、消毒时间的耐受力不同，选择合适的消毒剂才能达到预期的效果。在对材料进行表面消毒之前，应依照材料种类选择不同的消毒剂，选择的原则是以不损害或轻微影响植物材料生命力且完全杀死植物材料表面的全部细菌为宜。

灭菌药剂有化学药剂和抗生素两种。常用的化学药剂主要对外植体进行表面灭菌，特殊情况下可采用抗生素灭菌。灭菌药剂要求本身灭菌效果好，容易被蒸馏水冲洗掉或本身具有分解能力，对人体无害，对环境无污染。常用的灭菌药剂见表 3-3。

表 3-3　常用消毒剂的使用和效果

消毒剂	使用浓度（%）	消除难易程度	消毒时间（分钟）	灭菌效果
次氯酸钠	2	易	5~30	很好
次氯酸钙	9~10	易	5~30	很好
漂白粉	饱和溶液	易	5~30	很好
升汞	0.1~1	较难	2~10	最好
乙醇	70~75	易	0.2~2	好
过氧化氢	10~12	最易	5~15	好
溴水	1~2	易	2~10	很好
硝酸银	1	较难	5~30	很好
抗生素	4~50mg/L	中	30~60	较好

（一）乙醇

乙醇是最常用的表面灭菌药剂。70%~75% 的乙醇杀菌能力强、穿透力强，并且具有一定的湿润作用，可排除材料上的空气，利于其他消毒剂的渗入，与其他灭菌药剂配合使用时间常为 10~30 秒，配合使用效果极佳。但应严格掌握处理时间，否则乙醇的穿透力会危及植物自身组织细胞。乙醇对人体无害，亦可用于接种者的皮肤消毒及环境灭菌。

（二）升汞

升汞即氯化汞，是剧毒的重金属杀菌剂，汞离子与带负电荷的蛋白质结合，使菌体蛋白质变性，酶失活而达到消毒灭菌效果。升汞的使用浓度一般为 0.1%~0.2%，处理 6~12 分钟，灭菌效果较好。由于升汞具有强烈的毒性，易在植物上残留，处理不当还会对环境造成污染，故不优先选择其作为杀菌剂。

（三）次氯酸钠

次氯酸钠利用有效氯离子来杀死细菌，是一种较好的表面灭菌剂。常用浓度是有效氯离子为 1%，灭菌时间 5~30 分钟。市售商品名称为安替福尼，可用其配制 2%~10% 的次氯酸钠溶液，处理后再用无菌水冲洗 4~5 次即可。其分解后产生的氯气对人体无伤害，在灭菌之后易于除去，不残留，对环境也无污染，使用范围较广泛。但次氯酸钠具有强碱性，长期处理植物材料会对植物组织造成一定破坏，故应严格注意消毒时间。

（四）漂白粉

漂白粉是一种常用的低毒高效消毒剂，有效成分为 $Ca(ClO)_2$，能分解产生氯气，对植物组织无毒害作用。一般将植物组织浸泡到 5%~10% 或其饱和溶液[$Ca(ClO)_2$的含量为 10%~20%] 中 20~30 分钟即可达到消毒的目的。处理后的植物组织用无菌水冲洗 3~4 次。漂白粉易吸潮失效，应密封储存，以现配现用为宜。

（五）双氧水

双氧水即过氧化氢溶液，其氧化性强，灭菌效果好，且在外植体表面易除去，普遍应用于叶片灭菌，使用浓度一般为 6%~12%。使用过程中影响人体呼吸道系统，应注意防护。

（六）新洁尔灭

新洁尔灭是一种广谱型表面活性灭菌剂。它对绝大多数植物外植体伤害很小，灭菌效果很好，性质稳定，可贮存较长时间。使用时一般稀释 200 倍，将外植体浸入 30 分钟左右。

植物的基因型、栽培条件、外植体的来源、取材季节、取材大小和操作者的技术水平等均会影响外植体带菌情况。因此，在植物组织培养中选择合适的灭菌剂及合适的灭菌方法对获得无菌外植体极为重要。在灭菌时，一般应首先设计灭菌实验，以选择最适灭菌剂、最适浓度和灭菌时间。有时，为使植物材料充分浸润，达到更好的灭菌效果还需在消毒剂中加入一定量的黏着剂或润湿剂，如吐温 20 或吐温 80。有时还可配合使用磁力搅拌、超声振动、抽气减压等方法使消毒剂更好地发挥消毒作用。

消毒前材料先要用自来水冲洗 10 分钟左右，有的材料较脏，要用洗衣粉等洗涤，把泥土等清洗干净。带须根多的地下组织，还要用小刀削光滑，以利于彻底灭菌。表面着生较多茸毛的材料，应先用流水冲洗 1~2 小时，并用洗衣粉或洗洁精洗涤，必要时用毛刷充分刷洗，可大大提高消毒剂的消毒效果，若不经处理易因消毒不彻底而造成污染。

洗涤后的材料用滤纸吸干水分，然后浸入灭菌药剂中，灭菌时间、灭菌剂使用浓度依材料而定。一般选择两种灭菌剂配合使用。例如，先用 75% 的乙醇浸 10~20 秒，再浸入 10% 的次氯酸钠溶液 5~15 分钟，随后用无菌水冲洗 3~5 次。

四、用具灭菌

（一）金属器械的灭菌

常用的方法有紫外辐射、表面杀菌、干热灭菌、高压蒸汽灭菌等。

干热灭菌法即将拭净或烘干的金属器械用锡箔纸包好，盛在金属盒内，放于烘箱中，在 120℃ 温度下灭菌 2 小时，取出来后冷却并置于无菌处备用。

高压蒸汽灭菌比干热灭菌耗能少、节约时间，灭菌效果也比干热灭菌好。一般灭菌温度为 121℃，压力 0.1MPa，维持 20~30 分钟。也可采用火焰灭菌法，把金属器械放在火焰上燃烧灭菌，待冷却后再使用。这一步骤应当在无菌操作过程中反复进行，以避免交叉污染。

（二）玻璃器皿、塑料器皿灭菌

玻璃培养容器常常与培养基一起灭菌。单独进行玻璃容器灭菌时，可采用湿热灭菌法，即将玻璃器皿包扎好后，置入蒸汽灭菌器中进行高温高压灭菌。也可采用干热灭菌法，灭菌时间为 150℃/40 分钟或 120℃/120 分钟。若发现有芽孢杆菌，则应为 160℃/90~120 分钟。灭菌后冷却速度不能太快，待烘箱冷却后，方能打开烘箱门取出玻璃容器；否则，玻璃器皿易受到污染，甚至有炸裂的危险。

有些塑料器皿也可采用高温灭菌的方法，如聚丙烯、聚甲基戊烯、同质异晶聚合物等，可在 121℃ 下反复进行高压蒸汽灭菌。而以聚碳酸酯为原料的塑料器皿经过反复的高压灭菌之后机械强度会有所下降，因此每一次灭菌时间不应超过 20 分钟。

（三）实验服、帽子、口罩、手套的灭菌

工作服、口罩、帽子等布质品均用湿热灭菌法，即将洗净晾干的布质品用牛皮纸包好，放入高压灭菌锅中进行高温湿热灭菌。也可用紫外线照射灭菌。

五、污染的类型及克服方法

污染是组织培养中经常遇到的问题，连同褐变、玻璃化被称为植物组织培养的三大难题。在初培养中外植体污染的问题解决不好，后续的工作就无法开展。在培养的过程中出现污染，特别是出现大规模的污染会导致组织培养的失败。

（一）污染的原因和危害

污染主要是由外植体材料和各技术环节操作不规范造成的。一是外植体材料消毒不彻底，带有病菌；二是组织培养过程中各技术环节操作不规范，如培养基、培养容器和接种器具消毒不彻底，接种室和培养室不合要求、操作时不遵守操作规程等，上述原因都可能导致污染。

污染带来的危害有很多，比如初代培养失败，继代培养增殖系数低，试管苗死亡或者生长速度慢，玻璃化加剧，移栽困难，成活率低，甚至失败。

（二）污染的类型

按病原污染可分为两大类，即细菌污染和真菌污染。

1. 细菌污染　细菌污染一般接种 2~3 天即可发现。其特点是在培养材料附近出现黏液状物体，或出现浑浊的水渍状痕，或发酵泡沫，或在材料附近的培养基中出现浑浊和云雾状痕迹等。

细菌污染除外植体带菌、培养基灭菌不彻底外，操作不规范也是造成细菌污染的主要原因。如使用了没有充分灭菌的工具、工作时呼出的细菌、超净工作台灭菌不彻底，以及手接触材料、器皿边缘等。

2. 真菌污染　真菌污染的特点是培养瓶内培养基上长霉，往往会出现白、黑、黄和绿等不同颜色菌丝块，一般在培养 3~10 天就会出现。真菌性污染一般多由接种室内的空气不清洁、超净工作台的过滤装置失效、操作不慎等原因引起。在接种时，由于培养瓶的口径过大，使瓶口边缘的真菌孢子落入瓶内或去掉封口膜时扬起了真菌的孢子，导致接种室的空气污染。

（三）污染的控制方法

组织培养中防止污染是关键，着重要注意以下环节。

1. 植物材料的选择　用于植物组培的外植体，通常应选择生长健壮、无杂菌感染、无病虫害的植株。杂菌感染与外植体的大小、植物种类、栽培状况、分离的季节及操作技术有关。一般是田间生长的材料比室内的材料带菌多；带泥土的材料比干净的材料带菌多；多年生木本材料比 1~2 年生草本植物带菌多；一年中雨季期间植物带菌多；一天中阳光最强时的材料带菌少。

因此，在选择材料时尽可能选择室内培养的材料。田间取得的材料先在培养室内培养长出新芽时，取其新长出的部分；对于木本植物材料，可将取回的枝条插入清水中使其萌动；对于一些较易污染的材料，可在取材前用杀菌剂、抗生素等处理。由于有些污染在短时间内不会被发现或是表现不出来，所以还要对培养物做更进一步的检测和处理。

2. 彻底消毒灭菌　培养基灭菌时，要检查高压蒸汽灭菌锅的温度、压力、时间等，保证灭菌彻底。过滤灭菌要检查过滤膜的膜孔径、过滤灭菌器的灭菌处理操作是否正确。采用微波灭菌要检查微波频率是否稳定。

对于灭菌较困难的材料在不伤害外植体活性的前提下可以进行多次灭菌，将切好的外植体先后 2 次放入不同种灭菌液中灭菌。一般这种方法既可以达到彻底灭菌的目的，又可以减轻对外植体表面的伤害。对于一些经过 2 次灭菌效果还不太理想的材料可进行 3 次或以上灭菌，以达到灭菌效果。

一般的化学药剂只能杀灭外植体表面的菌，对外植体内部所带菌的杀灭通常较难。为了达到内部灭菌的目的，可在培养基中添加抗生素，参考浓度为链霉素（10～15mg/L）、青霉素（20mg/L）、土霉素（5mg/L）、夹竹桃霉素（20mg/L）、杆菌肽（50mg/L）、新霉素（1～2mg/L）。

3. 控制培养环境和规范操作　培养室和接种室应保持清洁、干燥、密闭，要定期进行灭菌。可采用紫外灯照射、甲醛熏蒸，75% 乙醇或 5% 次氯酸钠喷雾等方法灭菌，操作人员要注意手部消毒和操作规范。进行大规模的组织培养最好安装空气过滤装置。

使用超净工作台前，先用 75% 乙醇擦拭台面，放入接种要用到的东西，开启换气开关和紫外灯 25～30 分钟。接种前操作人员必须洗净手，再用 75% 乙醇棉球擦拭双手。接种用的镊子和解剖刀或接种针也要经常在酒精灯的火焰上灼烧灭菌，或是在灭菌器里灭菌 15 秒，再放入 75% 的冷却乙醇中冷却。接种的时候一定要戴口罩，避免口中的微生物吹入。接种后，将瓶口置于酒精灯火焰上转动，以固定或杀死留在瓶口上的病菌和微生物，再封口。

第三节　外植体种类及接种技术

外植体是由活体生物上切取下来的用于离体培养的器官、组织或细胞，能否选择合适的外植体在很大程度上影响着组织培养的成败。

一、外植体的种类

不同的植物种类、同一植物的不同器官甚至同一器官的不同生理状态，对外界的诱导反应能力和其本身的再分化能力不同，应依据培养目的有针对性地选取外植体。

（一）带芽外植体

利用茎尖、侧芽、原球茎、鳞芽等外植体进行培养有两个目的，一是诱导茎轴伸长，需要在培养基中添加植物生长素和赤霉素；另一个是抑制主轴的发育，促进腋芽最大限度生长，以产生丛生芽，则应在培养基中加入细胞分裂素。这类外植体产生植株成功率高，而且很少发生变异，容易保持材料的优良特性。

（二）离体胚

离体胚是指对在自然状态和在试管中受精形成的各个时期的胚进行离体培养。胚由大量分生组织细胞构成，生长旺盛，易于成活，是重要的组织培养材料。胚培养主要分为成熟胚培养和幼胚培养。

（三）分化的器官和组织

茎段、叶、根、花茎、花瓣、花萼、胚珠和果实等外植体大多由已分化的细胞组成。由这类外植体接种的材料，通常要经过愈伤组织阶段再分化出芽或胚状体而形成植株，有些器官还可以不经愈伤组织直接形成不定芽或体细胞胚胎。由这类外植体形成的后代可能有变异，在植物遗传育种中应用普遍。

（四）花粉及雌配子体中的单倍体细胞

这些细胞中只有体细胞一半的染色体，可以作为外植体进行组织培养。小孢子培养在植物细胞组织培养中应用普遍，并收到了很好的效果。

二、外植体的选择

外植体的选择是植物组织培养中的关键因素之一，选择外植体应注意以下原则。

（一）再生能力强

从健壮植株上选取的生长发育正常的组织或器官，生长代谢旺盛，再生能力强。生长良好的细胞或组织，分化程度越高其再生能力越弱，越不易进行脱分化。一般情况下，年幼组织的再生能力优于年老组织。在时间上，应尽量在植株生长旺盛的季节取材，这样有利于再分化。

（二）材料易得且遗传稳定

确定取材部位时，要注意材料的来源和遗传稳定性。一方面要考虑培养材料的来源是否丰富，另一方面也要考虑外植体材料经过脱分化产生愈伤组织是否会引起不良变异，丧失了原品种的优良性状。

（三）灭菌容易

为减少来自外植体的污染，选用的外植体材料要尽量少带菌。通常，植物地上组织比地下组织灭菌容易，一年生组织比多年生组织灭菌容易，幼嫩组织比老龄组织灭菌容易。温室材料比田间材料带菌少，在人工光照培养箱里萌发的材料灭菌效果更好。

（四）大小适宜

在许多植物材料的组培中发现，外植体材料大，灭菌工作很难彻底，容易产生污染，而且浪费植物材料；外植体材料太小，成活率较低。除非难于去除病毒，否则外植体不宜过小。一般茎尖培养存活的临界大小应为一个茎尖分生组织带 1~2 个叶原基，大小 0.1~0.5mm；叶片、花瓣等 0.5~1.0cm^2；茎段长 0.5~1.0cm。

三、外植体的接种

在无菌条件下，将消毒后的外植体切割成所需大小并将其转移到适宜培养基上的过程，叫作外植体接种。

（一）接种前的准备

每次接种前要对接种室进行全面消毒，可使用75%的乙醇对空气中的细菌和真菌孢子进行沉降，超净工作台应先使用75%的乙醇擦拭，之后用紫外灯照射20分钟以上。有条件的还可使用臭氧发生器对接种室进行消毒，接种过程中所使用的所有器械都要事先进行高压灭菌处理，使用灭菌器时应提前打开，使接种时温度易上升到设定值。

操作人员使用的接种服、帽子、口罩等要保持干净清洁并定期进行消毒处理。

（二）外植体的接种

在无菌条件下切取已消毒的植物材料，切取材料通常在无菌培养皿或载玻片上进行。将试管或三角瓶等培养容器的瓶口靠近酒精灯火焰旋转灼烧，用灼烧后冷却的镊子将适宜大小的外植体均匀接种在培养容器内的培养基上。再次灼烧接种容器口并封口，在接种容器上注明接种物名称、接种日期、处理方法、接种人等，便于日后的区分和观察。操作中，使用过的器械应经常灼烧灭菌并注意冷却以免灼伤外植体。在接种时，操作人员也应时刻注意对手和双臂用75%的乙醇进行消毒。接种时应戴口罩，不与他人交谈，动作要轻，以免带入杂菌导致污染的发生。

四、培养条件及其调控技术

外植体接种后，需在适宜的条件下对其进行培养。对外植体进行的培养条件也称微环境条件，一般包括温度、光照、湿度、气体、培养基渗透压及 pH 值等。

（一）温度

温度对植物组织培养有重要影响。一个培养室内要培养多种不同植物，但不同植物所需最适温度不同，通常控制在 25℃ 左右的恒温条件下培养，以最高不超过 35℃，最低不低于 15℃ 为宜。植物种类繁多，其起源和生存的生态环境不同，培养温度也应依照培养材料种类进行调整。例如，白及在 20~32℃、铁皮石斛在 21~25℃、倒挂金钟在 22~24℃、人参在 25~27℃ 最宜。如果利用智能型光照培养箱，还可依照植物生态习性采用变温培养。

（二）光照

光照对植物细胞、组织、器官的生长和分化有着极其重要的作用，主要表现在光照强度、光质、光周期等方面。

一般情况下，培养室的光照要求在 1000~6000Lx，常用的光照强度在 3000~

4000Lx。不同植物或同一植物的不同生长时期对光照强度的要求不同，但大多数植物在有光的情况下均生长分化良好。杜仲腋芽的诱导与生长在 2500Lx 光照条件下优于黑暗条件。金钗石斛试管苗在 1000~2000Lx 生长良好。而有些植物的组织培养中，其器官的形成并不需要光，如烟草。另外，在有些植物组织培养中，为了消除光对根形成的抑制作用，需要在培养基中加入活性炭，提高根的形成率。

光质影响细胞分裂和器官的分化，对愈伤组织的诱导、增殖及器官分化也有显著影响。不同的光质对植物器官分化影响不同，如蓝光促进怀山药愈伤组织分化；红光、黄光和白光促进玛咖愈伤组织分化率达 78%~82%，而在绿光和蓝光下几乎不分化。蓝光条件下番木瓜组培苗的根较短。

光周期是影响外植体分化的条件之一。植物组织培养中常使用的光周期是光照 16 小时，黑暗 8 小时。长日照和短日照植物对不同光周期的反应差异较大，大多数植物对光周期敏感。在葡萄茎段组织培养中，对短日照敏感的品种，仅在短日照培养条件下即可形成根，而对日照不敏感的品种则在不同光周期下均可形成根。

光周期在一定程度上影响培养物的形态建成，罗汉果试管苗随着光照时间的延长，苗节间变短，干重与鲜重的比值增加。光周期为 16 小时的试管苗生长、繁殖及光合能力最好。始兴石斛试管苗随着光照时间的增加，花芽的诱导率呈现出先上升后下降的趋势。在 12 小时时花芽的诱导率达到最大。光周期对大蒜鳞茎、马铃薯块茎等变态器官的形成也有显著作用。

（三）气体

无论采用固体培养或者液体培养，培养物均不宜完全陷入培养基，这样会导致培养物缺氧致死。继代培养中烘烤培养容器口时间过长、培养基中的激素含量过高等均会诱导乙烯的合成。高浓度的乙烯会抑制培养物的生长和分化，培养细胞会呈现无组织和结构的增殖现象，导致培养物不能进行正常的形态发生。除此之外，植物生长代谢过程中产生的二氧化碳、乙醇、乙醛等物质，浓度过高也对培养物的生长发育造成抑制和毒害作用。

（四）湿度

湿度对组织培养的影响主要表现在培养容器内湿度和培养环境湿度两个方面。在组织培养初期，培养容器内的湿度几乎达到100%，而培养环境湿度却变化很大，会影响培养基的水分蒸发，从而影响培养容器的湿度。因此，环境湿度一般要求 70%~80%。湿度过低，会导致培养基失水干枯，致使其组分浓度发生变化，不能满足植物生长要求；湿度过高，培养基容易滋生霉菌等，造成污染。

（五）培养基的渗透压

培养基的渗透压主要影响植物细胞对养分的吸收，当培养基中组分的浓度低于植物细胞内浓度时，植物细胞才能从培养基中吸取养分和水分。糖有调节培养基渗透压的作用，常用的是蔗糖，有时也用葡萄糖和果糖代替。培养基中糖的浓度应依照培养要求确定，多数植物对糖浓度的要求在 2%~6%，根分化只需 2%~3% 即可满足要求。体细胞胚胎的发生需要大量的糖，一般最高可达 15%。高浓度蔗糖对百合、大蒜等试管鳞茎诱导有一定促进作用。

（六）培养基 pH 值

培养基 pH 值的调节对植物组织培养有着重要意义，不同植物材料对 pH 值的耐受性不同，范围也有很大差距。pH 值不但影响培养基的硬度，还影响着植物对培养基组分的吸收。大多数植物对微酸性环境适应性较好，配制培养基的 pH 值一般在 5.6~5.8。生长在酸性土壤上的植物可适当降低培养基 pH 值，但不可过低。随着植物对培养基中营养物质尤其是金属离子的吸收，pH 值会随之降低。因此，在植物培养一段时间后应更换培养基，也可在条件允许的情况下增加培养基数量，并尽量选用营养吸收较均匀的培养基类型。

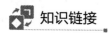 知识链接

植物组织培养诱导子

诱导子是一种能促进植物细胞产生目标代谢物以及能引起某一组织生理变化的化学物质或生物因子。根据来源，诱导子可分为生物诱导子和非生物诱导子。生物诱导子主要包括真菌、细菌、病毒的灭活菌体，细胞粗提物以及某种成分、菌体分泌物和当病原体或害虫侵染植物时植物的分泌物等。非生物诱导子主要包括金属离子、植物内源激素（茉莉酸、水杨酸、茉莉酸甲酯、脱落酸等）、化合物、理化因素（紫外光、温度、超声、水分、pH 值、盐碱等）、气体（臭氧、一氧化氮、过氧化氢、二氧化碳、乙烯等）等。利用诱导子来提高次级代谢产物含量是目前在药用植物组织培养上常用的方法。

第四节　继代培养技术

一、继代培养的作用

继代培养是继初代培养之后的连续数代的扩繁培养过程，即增殖过程。目的在于繁殖出相当数量的无根苗，达到边繁边生根的需求，实现工厂化育苗。继代培养是后代按几何级数增加的过程。植物材料经过长期培养，培养基营养丧失，对植物生长发育产生不利影响，造成生长衰退现象；培养容器体积充满，也不利于植物呼吸，导致植物生长受限；培养过程中积累大量代谢产物，对植物组织产生毒害作用，进一步阻止其生长。因此，当培养基使用一段时间后，必须对培养物进行转接，进行继代培养。

二、继代培养的方法

继代培养的方法包括切割茎段、分离芽丛、分离胚状体、分离原球茎等。切割茎段常用于有伸长的茎梢、茎节较明显的培养物。这种方法简便易行，能保持母种特性，培养基常是 MS 基本培养基。分离芽丛适于由愈伤组织生出的芽丛，培养基常是分化培养基。若芽丛的芽较小，可先切成芽丛小块，放入 MS 培养基中，待到稍大时，再分离继续培养。对于一种植物来说，增殖使用的培养基每次几乎相同。

（一）继代增殖方式

根据外植体分化和生长的方式不同，继代培养中培养物的增殖方式也各不相同，主要的增殖方式有以下几种。

1. 多节茎段增殖　将顶芽或腋芽萌发伸长形成的多节茎段嫩枝，剪成带 1~2 枚叶片的单芽或多芽茎段，接种到继代培养基进行培养的方法。该方法培养过程简单，适用范围广，移栽容易成活，遗传性状稳定，如苦参、穿心莲、三叶青等可采用此种方式增殖。

2. 丛生芽增殖　将顶芽或腋芽萌发形成的丛生芽分割成单芽，接种到继代培养基进行培养的方法。该方法不经过愈伤组织的再生，是最能使无性系后代保持原品种特性的一种增殖方式，而且成苗速度快，繁殖量大，适合于大规模的商业化生产。

3. 不定芽增殖　将能再生不定芽的器官或愈伤组织分割，接种到继代培养基进行培养的方法。不定芽形成的数量与腋芽无关，其增殖率高于丛生芽方式。但这种方式再生的植株在遗传上稳定性较差，且随着继代次数的增加，愈伤组织再生植株的能力会下降，甚至完全消失。

4. 原球茎增殖　将原球茎切割成小块，也可以给予针刺等损伤，或在液体培养基中振荡培养，来加快其增殖进程。

5. 胚状体增殖　通过体细胞胚的发生来进行无性系的大量繁殖，是增殖系数最大的一种继代方式，其特点是成苗数量多、速度快、结构完整。但胚状体发生和发育情况复杂，通过胚状体途径繁殖的植物种类远没有丛生芽和不定芽涉及的广泛。

一种植物的增殖方式不是固定不变的，有的植物可以通过多种方式进行无性扩繁。如铁皮石斛可以通过多节茎段、丛生芽和原球茎等方式进行增殖。生产中，具体采用哪种方式进行，主要依增殖系数、增殖周期、增殖后芽的稳定性及适宜生产操作等因素而定。

（二）影响继代增殖的因素

1. 植物材料　不同种类的植物，同种植物不同品种，同一植物不同器官和不同部位，继代繁殖能力也各不相同。一般是草本>木本，被子植物>裸子植物，年幼材料>年老材料，刚分离组织>已继代的组织，胚>营养组织，芽>胚状体>愈伤组织。在以腋芽或不定芽增殖继代的植物中，在培养许多代之后仍然保持着旺盛的增殖能力，一般较少出现再生能力丧失。

2. 培养基　在规模化生产中，培养的植物品种一般比较多，而且来源也比较复杂，品种间的差异表现非常明显。在培养基的配制和使用上，一定要多样化，否则会造成一些品种因为生长调节剂过高或过低而严重影响繁殖和生长。另外，在同一品种上，适当调整培养基中生长调节剂的浓度也是非常重要的，这样既可以保证种苗的质量，又可以维持一定的繁殖基数。

3. 培养条件　培养温度应大致与该植物原产地生长所需的最适温度相似。喜冷凉的植物，以 20℃左右较好，热带作物需在 30℃左右的条件下才能获得较好的生长。如黄芪短枝继代培养过程中，以 20℃培养效果较好，在 27℃的条件下，整个植株表面会出现吐水现象。

有些植物材料能否继代与季节有关。百合鳞片分化能力的高低，表现为春季>秋季>夏季>冬季。球根类植物组织培养和胚培养时，要注意培养材料是否处于休眠状态，并可通过加入赤霉素和低温处理来打破休眠。

4. 继代周期　生长速度快或者繁殖系数高的材料，继代时间比较短，一般不超过15 天，如牛膝悬浮细胞。生长速度比较慢的材料，如狗枣猕猴桃等，继代时间要长一些，30~40 天继代 1 次。继代时间也不是一成不变的，要根据培养目的、环境条件及所使用的培养基配方综合考虑。在前期扩繁阶段，为了加快繁殖速度，当苗刚分化时就可切割继代，而无需待苗长到很大时再进行继代。后期在保持一定繁殖基数的前提下，进行定量生产时，为了有更多的大苗用来生根，可以间隔较长的时间继代，达到既可以维持一定的繁殖量，又可以提高组培苗质量的目的。

5. 继代次数　继代次数对增殖率的影响因培养材料而异。有些植物如月季和倒挂金钟等，长期继代可保持原来的再生能力和增殖率。有些植物则随继代次数增加而变异频率增大，如马尾松芽继代 15~20 次，继代芽生根能力最强，达 98.7%，平均根条数为 6.9；继代 40 次后，生根率仅为 65.7%，平均根条数为 0.5。

在快繁中初代培养只是一个必经的过程，而继代培养则是经常性不停进行的过程。但在达到相当的数量之后，则应考虑使其中一部分转入生根阶段。从某种意义上讲，增殖只是储备母株，而生根才是增殖材料的分流，生产出成品。

（三）继代培养时材料的玻璃化

当植物材料不断地进行离体繁殖时，有些培养物的嫩茎、叶片往往会呈半透明状或水渍状，这种现象通常称为玻璃化。它的出现会使试管苗生长缓慢、繁殖系数有所下降。玻璃化为试管苗的生理失调症。

出现玻璃化的嫩茎不宜诱导生根，使繁殖系数大为降低。在不同的种类、品种间，试管苗的玻璃化程度也有所差异，当培养基上细胞分裂素水平较高时，容易出现玻璃化现象。在培养基中添加少量聚乙烯醇、脱落酸等物质，能够在一定程度上减轻玻璃化现象的发生。

呈现玻璃化的试管苗，其茎、叶表面无蜡质，体内的极性化合物水平较高，细胞持水力差，植株蒸腾作用强，无法进行正常移栽。这种情况主要是由于培养容器中空气湿度过高，透气性较差造成的，解决的方法有：①增加培养基的溶质水平，以降低培养基的水势；②减少培养基中含氮化合物的用量；③增加光照；④增加容器通风；⑤降低培养温度，进行变温培养；⑥降低培养基中细胞分裂素含量，可以考虑加入适量脱落酸。

三、继代培养中的驯化现象和衰退现象

在植物组织培养的早期研究中，发现一些植物的组织经长期继代培养会发生一些变化，在开始的继代培养中需要生长调节物质的植物材料，其后加入少量或不加入生长调节物质就可以生长，这就是组织培养中的驯化现象。如在核桃试管芽苗继代培养过程中，6-BA 的使用量需要降低，才能使苗正常生长。

驯化现象可能是由于在继代培养中细胞积累了较多的生长物质，可供自身的生长发育，时间越长，对外源激素的依赖越小。因此，在继代培养中应注意继代培养代数，并根据继代培养代数的增加适当减少外源生长调节物质的加入。但长期的"驯化"也会影响继代苗的发育。

培养材料经多次继代培养，发生形态能力丧失、生长发育不良、再生能力降低和增殖率下降等现象，称为衰退现象。发生衰退现象的原因目前并不明确，一种解释是由于长期的愈伤组织分化使得"成器官中心"（拟分生组织）丧失；另一种是形态发生能力的减弱和丧失，与内源生长调节物质的减少或产生调节物质的能力丧失有关。此外，也可能是细胞染色体出现畸变，染色体数目增加或丢失，导致分化能力和分化方向的变异。

第五节　试管苗驯化移栽技术

在试管苗的组织培养生产和实验中，往往容易出现组培苗移栽不成功的情况，或移栽的成活率过低，或者移栽后试管苗生长差，甚至移栽后的试管苗全部死亡。为了提高移栽试管苗的成活率，在移栽前对其进行驯化是很有必要和很奏效的措施。

一、试管苗的特点

试管苗生长培养的环境条件与外界的自然环境不同，试管苗与田间苗的形态和生理特征存在着差异。主要是试管苗生长在高湿、低透气性、弱光照、恒温、充足养分的条件下，在这样的生长环境条件下形成了试管苗根、茎、叶特有的形态结构和生物学特性。脱离这样的环境，如果直接移栽到田间或是与田间相近的环境中，极易因失水发生萎蔫，或是染病等导致死亡。

（一）根

最先表现为试管苗的根与运输系统连接不畅。有些试管苗的根是通过愈伤组织形成的，与茎叶维管束系统不相通，需将芽切下转移到生根培养基上再生根，与茎的维管束

相同,移栽才能成活;此外,经过愈伤组织形成的次生根容易在愈伤组织的连接处折断。其次根系没有根毛或是根毛很少,这样就造成了根系的吸收能力和效率极低,根系的水分难以满足试管苗的蒸腾作用的消耗,养分也不能充分地输送到各个器官,小苗体内的水分和养分都难以达到平衡。

(二) 叶

在高湿、弱光和低透气条件下分化和生长的叶,导致保卫组织细胞数量少等现象,使叶面保护组织不发达甚至完全缺失,容易失水萎蔫。在这种条件下长成的叶片嫩而且比较薄,叶绿素含量不高,光合能力极低,容易被自然光灼伤。

(三) 组织

试管苗的组织幼嫩、结构不紧密,细胞的含水量很高,内含物比较少,机械组织很不发达,移栽过程中容易受机械损伤而成活率降低。试管苗生长在无菌的培养瓶内,抗病虫害能力特别低,容易染病,导致出现烂根、烂茎等症状。

二、试管苗的驯化

植物组织培养中获得的小植株,长期生长在试管或三角瓶内,体表几乎没有什么保护组织,生长势弱,适应性差,要露地移栽成活,完成由"异养"到"自养"的转变,需要一个逐渐适应的驯化过程。在移栽前要对试管苗进行适当的锻炼,使植株生长健壮、叶片浓绿、抗性和对外界环境的适应能力增强,以提高移栽成活率。

试管苗驯化主要有三个阶段:首先在试管苗出瓶之前,逐渐加强光照,打开封口增加通气性,逐步适应外界环境,这个驯化过程在驯化室或组织培养室进行,注意试管苗不能离开培养瓶,在此期间驯化室或组织培养室需 5~7 天灭菌 1 次,这个过程称为"瓶内驯化",一般需要 10~20 天;第二阶段是从培养室移出后,用 25℃左右的清水洗去培养基,再用低浓度生根粉溶液浸泡根部 5 分钟左右;第三阶段是将试管苗移栽至营养钵或苗床,要经过一段保湿和遮光阶段,这个阶段称为"瓶外驯化"。

不同植物组培苗,是经过不同程序、不同培养基、不同继代次数及不同发生方式而来的。健壮苗要求根与茎的维管束相连通,不是从愈伤组织中间发生,而是从茎木质部上发生的。同时不仅要求植株根系粗壮,还要求有较多的不定根,以扩大根系的吸收面积,增强根系的吸收功能,提高移栽成活率,试管苗驯化的时间、时机和方式因不同植物而异,通常情况是经过继代培养的芽或茎段接种至生根培养基或是 MS 培养基以后,就可以将长出根的试管苗从培养室移出,放置于较强的光下进行光照锻炼。试管苗的驯化应注意以下事项。

(一) 培养时间

培养时间因植物种类而异,如地黄在 MS 培养基中一般需要培养 22~28 天,大花飞燕草需要 10~15 天。

（二）生根

并不是根系越长越多驯化时机越好。如金铁锁在 MS 培养基的组培苗根长度为 8~9cm，且根系发达时炼苗较合适；而地黄根长到 4~5cm 时驯化效果最好。

（三）光照强度

通常情况，培养室的光照强度为 2000~4000Lx，而春夏中午室外的自然光照度可达 300000Lx。一些喜光的植物如红景天、蒲公英、甘草等可在全光下进行炼苗；细辛、黄连、天南星、半夏等耐荫植物则需要光照强度较弱的环境炼苗；桔梗、黄精等可在荫蔽度达 50%~70% 的遮阳网下炼苗。

（四）驯化时间

一般情况下驯化时间在 7 天左右。不同植物的驯化时间不同，鼓槌石斛驯化 7 天的效果最好，枇杷需要自然光锻炼 20 天左右。

（五）驯化温度

脱毒地黄组培苗的驯化温度在 25℃ 左右，草莓驯化时温度宜控制在 15~25℃。

（六）容器开口的控制

玫瑰移栽前将试管苗移至大棚遮阴，适应一段时间后再打开瓶盖，加入适量的水至瓶中，炼苗一段时间，可以更好地适应大棚的环境。而刺槐、霞草极易枯萎，所以应控制培养室的湿度，逐渐打开瓶口，并且揭盖最好选在空气湿度开始增加的傍晚，以便逐渐适应外界环境。

三、试管苗的移栽

组培试管苗经过一段时间的驯化后对自然环境已经有了一定的适应能力，即可进行移栽。移栽的方式有容器移栽和大田移栽。

驯化后的试管苗先移栽到带蛭石的穴盘、营养钵等育苗器中，称为容器移栽。根据幼苗的大小选择不同的穴盘，如 72 穴、128 穴等。穴盘移栽的优点在于每株幼苗处于一个相对独立的空间，如果发生病害，则不会快速蔓延至临近植株，引起其他植株的死亡。在育苗器中当苗长到商品苗时，就可以进行出售或定植。对有些试管苗，如树木试管苗容器移栽后经过一段时间的培育，幼苗长大后还要移到大田中，称为大田移栽。移栽基质的选择要有利于疏松透气，同时有适宜的保水性，容易灭菌处理，不利于杂菌滋生等。常用的基质有粗粒状的蛭石、珍珠岩、粗沙、炉灰渣、谷壳、锯末、腐殖土或营养土，根据植物种类特性，常将它们以一定的比例混合使用。而兰科植物试管苗最好用草苔。具体方法是：移栽时，首先将试管苗从所培养的瓶中取出，取时要用镊子小心地操作，切勿把根系损坏，然后在 20℃ 左右的清水中浸泡 10 分钟并换水 2~3 次，直到把根部黏附的琼脂全部除去，而且动作要轻，以减少伤根伤苗。

试管苗的移栽应注意以下几个问题。

从瓶中取苗时，为了防止折断苗根，损伤植株，应注意用力不能太猛。如果培养基太干燥可以先用清水浸泡一段时间，等培养基变软了再取苗。

清洗试管苗时，用力要轻，将附于其上面的培养基和松散的愈伤组织清理干净，否则，可能会导致霉菌的污染而烂根；用剪刀剪掉试管苗根的过长部分，蘸上生长素（50~100mg/L 吲哚乙酸或萘乙酸）或生根粉后移入苗盘。

选择的育苗基质要疏松、排水性和透气性好，常用蛭石、珍珠岩、粗沙、炉灰渣、谷壳和锯末，最好使用理化性质好的复合型基质。使用基质时一定要彻底消毒，特别是重复使用过的基质更应注意，可以用 0.3%~0.5% 高锰酸钾溶液，也可以通过 175℃ 高温消毒。基质的湿度也不能太大，基质水分过多会导致通气不良影响根的发育，进而可能导致烂根以及秧苗死亡。

移植试管苗，应在无风阴湿的天气，尤其是移栽成活率低的植物，空气湿度和光照条件是其能否成活的重要影响因子。刚移栽的小苗，应该进行短期遮阴。经过一段时间的生长后，才能逐步加强光照，使试管苗慢慢适应自然环境。

移栽时先在营养钵或穴盘中装入基质至 1/4 处，左手轻拿试管苗，右手将苗均匀置于营养钵中。

移栽后的管理：组培苗从无菌异养培养，转入到温度高、湿度小的自养环境中，由于组织幼嫩，易滋生杂菌，造成组培苗霉烂或根茎处腐烂而死亡。因此，必须保证较大的空气湿度（75%左右），如果光照强度过大应该进行适当遮阴，温度也不能太高，如有良好的设备或配合适宜的季节，使基质温度略高于空气温度 2~3℃，则更有利于生根和促进根系的发育，提高成活率。生长环境应保持清洁，并在整个生长期每间隔 7~10 天轮换喷 1 次杀菌剂，如多菌灵、百菌清、甲基托布津等预防病菌危害。组培苗移栽 1 周后，可施些稀薄的肥水，视苗大小，浓度逐渐由 0.1% 提高到 0.3% 左右，也可用 1/2MS 大量元素的水溶液作为追肥，以加快组培苗的生长成活。

📑 案例

1. 黄芪的生根培养及炼苗移栽　中药黄芪源于蒙古黄芪 [*Astragalus membranaceus* (Fish.) Bge. var. *mongholicus* (Bge.) Hsiao]、膜荚黄芪 [*Astragalus membranaceus* var. *membranaceus* (Bge.) Hsiao]。具有健脾补中、升阳举陷、益卫固表、利水消肿、脱毒生肌的功效。主治气虚乏力，食少便溏，中气下陷，久泻脱肛，便血崩漏，表虚自汗，气虚水肿，痈疽不敛，血虚萎黄，内热消渴等。

将长得健壮的组培苗分成单株，去除基部愈伤组织，接种于生根培养基 1/2 MS+0.5mg/L NAA 中，15 天后开始生根。待根达 1~2cm 时，打开瓶盖，置于室温下，炼苗 2~3 天后，取出小苗，洗去根部培养基，移栽于腐土中，移入温室，保持湿度。温度可控制在 24~28℃，7~10 天后移栽。

2. 雷公藤再生体系及炼苗移栽　雷公藤（*Tripterygium wilfordii* Hook. F.）为卫矛科

雷公藤属植物，以根入药，具有祛风除湿、活血通络、消肿止痛、杀虫解毒的功效。用于类风湿性关节炎、风湿性关节炎、肾小球肾炎、肾病综合征、红斑狼疮、口眼干燥综合征等。

芽诱导21天完成（芽诱导培养基）：MS+1.5mg/L 6-BA+0.1mg/L IBA。

芽体继代增殖：MS+1.0mg/L 6-BA+0.1mg/L NAA+0.5mg/L KT。

壮苗培养：MS+0.5mg/L 6-BA+0.5mg/L VB_1+0.5g/L 蛋白胨。

生根培养：1/2MS+2.0mg/L NAA+0.1mg/L KT，生根率100%。

不定根增殖：1/2MS+1.5g/L IBA+11.0mg/L ABT+0.5mg/L KT。

炼苗移栽：闭瓶炼苗4天，开瓶炼苗3天后，移栽至1:1混合并消毒过的蛭石、泥炭土中，浇透水，在移栽后及每隔1周进行杀菌剂喷洒。30天后观察雷公藤组培苗的移栽成活率。

复习思考题

1. 培养基的主要成分有哪些？各有什么作用？
2. 常用的植物生长调节物质有哪几种？主要作用是什么？
3. 常用培养基的类型有哪些？如何对培养基进行选择？
4. 简述培养基配制的方法。
5. 主要灭菌方法和特点及应用有哪些？
6. 常用于外植体灭菌的杀菌剂有哪些？灭菌原理都是什么？
7. 组织培养中的污染主要有哪几类？如何控制组织培养中的污染问题？
8. 如何选择合适的外植体？
9. 继代培养中植物材料会出现哪两种常见的现象？产生此情况的原因可能是什么？
10. 试管苗移栽的时候应注意哪些问题？

第四章　器官培养 ▷▷▷

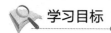 学习目标

1. 掌握　器官培养的基本程序。
2. 熟悉　茎段培养和叶片培养的方法。
3. 了解　根段培养和繁殖器官培养的方法。

在药用植物组织培养的研究中，以器官作为外植体应用最为广泛，并经常能够取得较好的效果。

植物器官培养（plant organ culture），是指在离体条件下，利用植物的器官作为外植体所进行的无菌培养。狭义的器官培养仅指根、茎、叶、花、果实、种子的培养。但在实际应用中，广义的器官培养也包括了诸如叶柄、茎尖、幼嫩花序、花瓣、花药等的培养。

器官培养的优点在于能够保持原有器官的遗传组成。通过器官培养，不仅可以研究药用植物组织培养中器官生长、植株再生等的机制和基本理论，而且在生产实践中具有重要的应用价值，可以对药用植物进行快繁、脱毒、复壮和保存。

本章将介绍药用植物器官培养的一般程序，并分别以离体根段培养、茎段培养、叶培养、花器官培养和幼果培养为例具体说明。

第一节　器官培养的程序

一、外植体的选择和消毒

（一）外植体的选择

1. 取材部位　选择相对幼嫩的部分。如在叶片培养中，通常选择嫩叶作为外植体。在枸杞的组织培养中，选择当年木质化不严重的幼嫩枝条作为外植体时，消毒相对容易，培养也易成功；反之，选取木质化程度较大或往年生的枸杞枝条，消毒和培养均相对困难。以百合未开放的花器官为外植体，用75%乙醇一步消毒，最大限度地保持花器官各部位原有的活性，为其工厂化生产提供了重要保障。在对具匍匐茎的药用植物进行

微繁时，外植体通常使用的是匍匐枝的茎尖；在茎培养中，茎尖、腋芽或小茎段应作为快速繁殖的首选外植体。

2. 外植体的生理状态 切取外植体时，母体植株的生理状态对于器官的分化有明显的影响。一般地，在生长季开始时（如春天），由活跃生长的枝条上切取茎尖等外植体，其成功的可能性较高；而对于多年生落叶木本药用植物，在春季生长旺盛的时候，不同的时间剪取的茎端外植体，其扩繁能力会有所不同，快速生长期间或末期的茎端具有较弱的增殖潜能。其他生长时期所取的外植体均有较强的离体增殖能力；使用温室或培养室中栽培的或驯化半年以上的植株材料作为外植体时，培养效果可能比野外新鲜取回或露地取材的效果好。

3. 药用植物种类和品种（基因型） 不同药用植物种类和品种（基因型）的器官培养效果不同。一般地，木本植物的培养较草本植物要困难。对于某种植物来说，可能某一种外植体较易成功，而其他外植体则效果差，因此要进行外植体种类筛选。菊属（*Chrysanthemum*）不同观赏品种的器官培养实验表明，不同的品种之间，培养结果有明显的差异。

（二）材料的消毒

1. 消毒剂 在前面的章节中已介绍过药用植物组织培养中消毒剂的种类、性质、消毒原理和使用方法。对于器官培养中外植体的消毒，可以根据所查阅的文献及实验方案设计，综合考虑消毒剂的可得性、毒性和使用效果，选用适宜的种类、使用浓度和时间。例如，可以应用 $10\% \sim 12\%$ H_2O_2 消毒 $5 \sim 10$ 分钟，或 $0.1\% \sim 1\%$ $HgCl_2$ 消毒 $2 \sim 10$ 分钟，或饱和漂白粉溶液消毒 $10 \sim 30$ 分钟，或 1% 硝酸银消毒 $5 \sim 30$ 分钟，或 $1\% \sim 2\%$ 次氯酸钠消毒 $10 \sim 20$ 分钟等。猕猴桃的叶片消毒，在 75% 乙醇中漂一下再放入 0.1% $HgCl_2$ 中消毒 5 分钟，效果很好。

2. 影响消毒效果的因素

（1）消毒剂种类和消毒时间：要针对不同的外植体，选择合适的消毒剂。消毒时间是影响消毒效果的重要因素，要通过试验确定合适的消毒时间，时间过长容易造成外植体死亡或分化能力下降，过短容易造成外植体污染。

（2）消毒方法：可采用一次消毒法（仅使用一种消毒剂）或组合消毒法（2 种及以上消毒剂配合使用）对外植体进行消毒。对于包在很多成熟叶片中的茎尖或鳞茎中央的鳞片消毒，只要把芽或鳞茎用 75% 乙醇消毒，并小心地剥掉外层结构，解剖出来的即是无菌的；对于易操作且有果实包裹种子的消毒，可以采取直接对果实进行消毒，无菌操作剥出种子的方式进行；对于微小种子的消毒，可用细纱布、柔软尼龙布或茶包袋包装后进行；如果叶片过大，应该切割后消毒；茎段（$2 \sim 5cm$ 的小段）、茎尖或带有鳞片的芽消毒，应切割后进行；花序应该在未展开之前消毒。

（3）接种室：接种室应保持无菌状态，定期定时用 75% 乙醇喷洒、臭氧发生器制造臭氧或紫外灯照射等方法进行消毒，避免不必要的人员流动等。

（4）材料所处地点及取材时间：温室、大棚或人工气候箱中的植株比室外或野生植株易消毒；春季取材比秋季取材易消毒。

（5）外植体处理：提前对材料进行修剪或切枝水培后发出的嫩枝、茎段、新叶比未经处理的材料易消毒，其污染频率也会大大降低。

3. 外植体的接种 经过消毒的外植体，在无菌条件下接种到培养基中进行离体培养。

二、形态发生

外植体可以通过各种不同的途径形成完整植株。归纳起来有以下几种：不定芽、胚状体、原球茎、小鳞茎等其他特殊器官。

（一）通过不定芽途径形成再生植株

凡是在叶腋和茎尖以外任何其他地方所形成的芽统称为不定芽。在组织培养产生再生植株的过程中，所形成的大量的芽，位置既不在叶腋，也不在苗端，称为不定芽。不定芽途径是比较常见的一种器官分化方式。直接在外植体上分化出来不定芽的，称为直接分化；而先分化出愈伤组织，再分化出不定芽的，称为间接分化。后者的形成过程包括以下两个步骤。

1. 愈伤组织形成 在细胞全能性理论的指导下，任何有完整细胞核的成熟植物细胞，在理想的条件下，均能脱分化（dedifferentiation）形成愈伤组织。其形成过程大致可以分为以下三个时期：①诱导期。成熟细胞改变原有的发育途径，失去原有的生理功能，发生了一系列的变化，如RNA含量急剧增加，细胞质逐渐稠密，液泡变小，细胞核和核仁变大，并移动至细胞中央，细胞的形状趋于圆形，细胞重新恢复到具有胚性的分生状态。此时细胞被启动脱分化，细胞体积变小。②分裂期。脱分化的细胞全面地进行活跃的细胞分裂，形成大量薄壁细胞，核仁和核更大，RNA含量继续上升，进而形成肉眼可见的愈伤组织球体。③愈伤组织形成期。愈伤组织进一步发展，细胞分裂较多地出现在愈伤组织的周缘，近表面部分形成愈伤组织形成层，其内部的细胞显著长大，液泡变大，细胞质减少，核和核仁变小，移动至细胞周缘，RNA含量急剧下降，此时愈伤组织已经长得很大，在外植体切口处可明显看到一团愈伤组织。

上面的形成过程中各个时期的划分并不具有严格的意义。实际上，特别是分裂期和形成期往往可以出现在同一块组织上，细胞脱分化的结果虽然大多数情况下是形成愈伤组织，但这绝不意味着所有的细胞脱分化的结果都必然形成愈伤组织。一些外植体的细胞脱分化后，也可分化为胚性细胞而形成体细胞胚，继而直接发育为完整植株。

2. 不定芽形成 将愈伤组织接种到分化培养基上，就可以诱导组织和器官的分化。在器官发生过程中，愈伤组织内部进行活跃分裂的细胞，形成分生细胞团，叫分生组织结节。分生组织结节分化的结果是形成一堆维管组织结节。外围细胞进行平周分裂形成类似形成层的层状细胞，内部分化为管胞或导管。而起源于愈伤组织表面散生分生细胞团产生单向极性，分生细胞数量逐渐增加，并向外扩展到愈伤组织的表面，形成苗端分生组织。苗端分生组织细胞原生质稠密，细胞核显著增大，从而进一步分化为叶原基而形成芽。

（二）通过"胚状体"途径形成再生植株

1. 胚状体发生的特点　胚状体也称体细胞胚，其形成过程是从离体培养的外植体，经细胞启动脱分化开始的。但是整个发育过程与不定芽的形成方式不同，而与合子胚的形成过程类似，经历原胚、球形胚、心形胚、鱼雷胚和成熟胚五个发育时期。

胚状体发生的特点：①两极性。即在发育的早期阶段从方向相反的两端分化出茎端和根端，成苗率高。这与器官上发生的不定芽或不定根有本质的区别，后者都是单极性的。②生理隔离。胚状体在发育早期会因其外表角质化而与母体组织区别开来，而且会在发育的不同阶段（通常球形胚以后）释放到培养基中形成自由漂浮的结构。胚状体的维管组织分布是独立的"Y"字形结构，与母体或外植体现存组织无解剖结构上的联系（同合子胚）。而器官上发生不定芽或不定根总与外植体或愈伤组织的维管组织相联系，不能独立存在。③遗传稳定性。胚状体发生及其再生的过程时间短，变异性小，是植物细胞全能性表达最完全的一种方式，也是获得再生植株最理想的途径。而器官上发生的再生植株要经过脱分化和再分化过程，芽和根要分别在不同条件下诱导，时间长、分化率低、成苗率低、变异性大。

在蜘蛛香的叶片培养中，可通过胚状体途径得到无菌苗。在含有 $5.0\mu mol/L$ 2,4-D 的基本培养基上，60 天后诱导出了具有光滑表面和球形结构的体细胞胚，外植体诱导胚性愈伤组织达到 92.4%。当培养间延长 30 天后，在体细胞胚的表面形成了一些次级体细胞胚。具有体细胞胚的愈伤组织团转至不含激素的基本培养基中扩繁时，一些枝条从体细胞胚的顶孔完好地发育出来，也有一些根在同一个体细胞胚底部长出来。体细胞胚可以用镊子轻松地分出，每一个可发育成一个完整植株。

2. 胚状体发生的方式　胚状体的形成除可以从愈伤组织上产生外（间接发生），也可以由组织或器官等外植体上直接产生（直接发生），即可以由外植体的表皮细胞，也可以由游离的单细胞产生。但究竟是什么原因能促使胚状体产生，其机制还不完全清楚。

3. 影响胚状体发生的因素

（1）供体植物的来源：胚状体的发生与植物的遗传型、外植体来源部位和苗龄等因素都有很大关系。①不同物种之间在产生胚状体的能力方面有很大差别；②同一物种的不同品种产生胚状体的能力也有很大差别；③在已知的植物种类中，只有少数物种的某一种器官的外植体才可以诱导出胚状体。选择具有较强体胚发生能力的外植体是决定植物体胚发生能否成功的一个关键因素。已报道的诱导出体细胞胚的药用植物有牡丹、芍药、刺五加、枣、蜘蛛香等。

（2）培养基中激素的种类和浓度：体细胞在脱离整体的约束转化为胚性细胞时，其基因的差别表达需要一定的诱导，此时植物激素的调控尤为重要。培养细胞的内源激素水平和培养基中的外源激素含量对胚状体发生有直接的影响，起着连续性作用。

①外源激素在诱导离体培养物产生胚状体上的作用常因植物种类而异。不同植物在

离体培养时对培养基中外源激素的需求一般有三种情况：诱导胚状体的全过程不需要激素；诱导胚状体的全过程需要外源激素；诱导胚状体的前期培养需要激素，后期不需要激素或仅需要极低浓度的激素。其中，第三种情况比较常见，一般是先在有激素的培养基上诱导外植体产生愈伤组织，然后转入无激素培养基诱导胚状体。其原理是如不及时减少或去掉2,4-D，则胚性细胞不能正常发育。如石刁柏下胚轴的愈伤组织培养。

②不同植物的胚状体发生要求有不同的激素种类与浓度。其中，2,4-D较常用。魏冬霞等在芍药愈伤组织中诱导体细胞胚时发现，高浓度的2,4-D和长时间的暗培养是胚性细胞出现的决定因素。据统计，58.7%的植物体细胞胚诱导均需要培养基中含有2,4-D，如苜蓿、花生、大豆、辣椒等，2,4-D可以通过改变细胞内源IAA的代谢而影响植物体细胞胚的发生。杨莹莹等将芽增生培养基上暗培养2~4天的月季茎段腋芽，置于SH$^+$3.0~4.0mg/L 2,4-D+10mg/L AgNO$_3$（pH值5.7）的胚分化培养基上暗培养，胚性愈伤组织诱导率较高，并进一步诱导出了体细胞胚。

③不同激素对胚状体产生的影响不同。生长素诱导胚状体发生的活性大小依次为：2,4,5-三氯苯氧乙酸>2,4-D>4-氯苯氧乙酸>NAA>IAA；细胞分裂素对胚状体的发生和发育有促进作用，要与生长素配合使用；一般地，赤霉素对胚状体的形成不利；脱落酸对胚状体的后期发育有促进作用；乙烯抑制胚状体产生。

（3）其他因子：一般认为，椰子汁是对胚胎发生较为有效的物质。其他的如培养方式、培养时间、光照等，也对胚状体的产生有影响。牡丹胚状体的间接发生多在黑暗条件下进行，直接发生则多在光/暗交替条件下进行。

（三）通过形成其他特殊器官途径产生再生植株

兰科植物可以通过分化形成"原球茎"的途径产生再生植株。这是20世纪60年代初Morel开始的工作，它催生了兰花栽培的变革，建立了兰花工业，实现了当今兰花生产的工厂化和商品化。具体方法：将茎尖培养于White或MS培养基上，附加适量的CM、NAA和6-BA，经26℃暗培养，在外植体上分化出乳白色原球茎。将原球茎切成数块，继代培养到相同的液体培养基上继续振荡，在常规光照和26℃条件下，就可形成大量的原球茎。将丛生的原球茎再转接于固体培养基上，可以进一步大量增殖，并抽叶生根，形成完整兰花种苗。杜鹃兰、铁皮石斛、霍山石斛、白及等兰科药用植物均有原球茎诱导成功的报道。

有的植物通过变态茎（如鳞茎、小鳞茎、球茎、块茎和根状茎等）形成再生植株。如滇黄精的组培，取带芽的根茎为外植体，组合消毒法充分消毒后，接种在适宜的培养基中，经过一段时间的培养，会在外植体上形成新的根茎，较大的无菌根茎可再转接至增殖培养基中进行增殖。

三、器官培养的基本程序

器官培养的基本程序见图4-1。

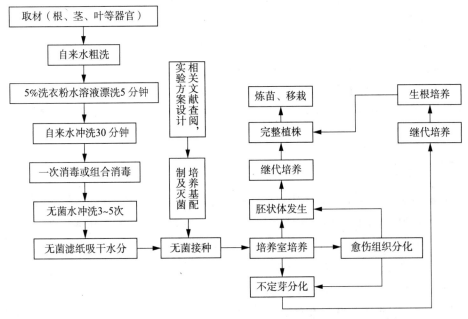

图 4-1　器官培养的基本程序

第二节　植物营养器官培养

一、根段培养

许多药用植物的根可用于离体培养，但只有为数不多的种类能直接或间接分化出不定芽，如蒲公英、颠茄、田旋花等，这是因为根的分化能力不够理想。因此，根的培养一般不用于快速繁殖，而多用来探索药用植物根系的生理及其代谢活动，如研究碳源供给和代谢过程、无机营养的需求、维生素的合成与作用、生物碱的合成与分泌、根系形成层中细胞的分裂、分化与伸长、芽和根形成的相关性等方面的研究工作。这些研究为植物组织及细胞培养的研究和器官分化机制提供了有用的资料。

另一方面，离体根培养可以建立快速生长的根无性系，在用组织培养方法生产有用药物的过程中，如果有些化合物只能在根中合成，就可以采用生产离体根的方法来生产该药物。

离体根培养涉及外植体的选择和消毒、基本培养基的选择、根段培养的影响因素等，简单介绍如下。

（一）外植体的选择和消毒

在离体根培养中，首先要解决外植体消毒问题。因为在自然条件下，根生长在土壤中，要进行彻底的表面消毒是比较困难的。除采用自然生长的根系外，人们经常采用无菌苗的根作为培养材料。可以采用两种方法：一是对所选取的植物种子进行表面消毒，接种到 MS 无激素培养基（MS$_0$）上，在无菌条件下萌发，待根伸长后从根尖一端切取根系作为外植体；二是所选的应是生长良好的植物根，用自来水充分洗涤，对于较大的根用软毛刷刷洗，要尽量选用无病虫害根系，用刀切去受损伤部位，用滤纸吸干后，再用95%乙醇漂洗。依据根系大小放在 0.1%~0.2%升汞中 5~10 分钟或放在 2%次氯酸钠溶液中消毒 15~20 分钟，再用无菌水冲洗 3~5 次，冲洗后用无菌纸吸干，在无菌条件下切下根尖进行培养。

（二）根段培养基的影响

离体根培养所用的培养基多为无机盐浓度较低的 White、N$_6$ 等培养基，其他常用的培养基如 MS、B$_5$ 等也可采用，但大量元素一般将其浓度稀释到 2/3 或 1/2，以降低培养基中的无机盐浓度。不同种类及不同状态的离体根生长时对营养的需要不同。

植物激素对根段培养的影响。对离体根的生长而言，生长素的效果最为明显，在一般情况下，加入适量的生长素能促进根的生长，其反应和需要量因植物种类而异；激动素能增加根分生组织的活性，有抗老化的作用；赤霉素能明显影响侧根的发生与生长，加速根分生组织的老化。

（三）根无性繁殖系的建立及植株再生

将种子进行表面消毒，在无菌条件下接种到培养基上萌发，待根伸长后从根尖一端切取长 1cm 的根尖，接种于培养基中，25~28℃暗培养。这些根的培养物生长很快，几天后发育出侧根。待侧根生长约 1 周后，即可切取侧根的根尖进行扩大培养，它们迅速生长并长出侧根，又可切下进行培养，如此反复，就可得到从单个根尖衍生而来的离体根的无性系。再将根段的无性系转移到分化培养基上进行分化培养，或者用来进行根系生理生化、代谢、遗传转化等方面的实验研究。

二、茎段培养

茎段培养是指对不带芽和带有腋（侧）芽或叶柄的茎切段进行离体培养，包括幼茎和木质化的茎切段。一般情况下，不带芽茎段培养必须有植物激素的参与，而带芽茎段培养可以没有植物激素参与，也可以加入少量植物激素，但为了促进腋芽的伸长，细胞分裂素的浓度要高于生长素的浓度。

茎段培养是药用植物工厂化生产最重要的手段之一。通过茎段培养进行药用植物的试管繁殖生产技术已日臻完善，并逐步成为一种常规生产技术。茎段培养具有培养技术简单、繁殖速度快、繁殖系数高等优点。同时可以加速良种和珍贵植物的保存、繁殖；所繁殖的苗木变异少，繁殖系数高，苗木质量好；解决不能用种子繁殖的无性繁殖植物的问题；可节省种株；试管苗便于运输和防止病虫害传播，有利于国际间的种质资源交流；同时试管苗可用于保存某些难以用种子保存的种质资源。目前，已有大量药用植物通过茎段培养获得了再生植株，如薄荷、皱皮木瓜、地胆草、杜仲、化橘红、金钗石斛、铁皮石斛、苦荞、牛大力、青钱柳、山药、珍珠梅、朱砂根等。

（一）茎段培养方法

1. 外植体的选取和消毒

（1）茎段的选择应遵循如下原则：①剪取生长健壮、无病虫害、正在生长的幼嫩茎段进行培养。就木本植物而言，幼嫩的一年生茎段比多年生茎段的培养更容易成功。②茎的顶部切段比基部切段、顶芽比腋芽的成活率高，所以应优先利用顶部的外植体。若顶芽量少，也应利用腋芽，茎上部的腋芽培养效果也很好。③不应当在芽的休眠期取外植体，否则成活率甚低。④对于带有变态茎（球茎、鳞茎等）植物的茎段培养，其繁殖可用分球或鳞片进行离体培养，达到大量增殖的目的。

（2）外植体的消毒一般采用组合消毒法，即75%的乙醇和其他消毒剂配合使用。消毒的原则是既要把外植体表面的细菌和病毒杀死，又不至于把外植体自身杀死。适宜的消毒方法和消毒时间要根据供体材料的情况并通过预实验来确定，可将消毒剂的种类和消毒时间设计成正交实验来进行。

2. 接种　在无菌条件下，用无菌的解剖刀，将茎段切成1~2cm的带节切段，使每段上带有腋芽，茎端朝上接到培养基上。

3. 培养基　常用的培养基为MS培养基，附加2%~3%蔗糖、0.4%~0.6%琼脂。经培养后茎段的切口特别是基部切口上会长出愈伤组织，呈现稍许增大。而芽开始生长，有时出现丛生芽，从而得到无菌苗。

（二）茎段培养的影响因素

1. 外植体　外植体的生长状况、幼嫩程度、生长部位、取材时期、基因型等都会影响培养效果。

2. 培养基　培养基配方对茎段培养能否成功至关重要，包括添加外源激素的种类、浓度和配比等。

带芽的茎段培养一般不需要外源生长素，但加入适量生长素对芽的生长有利。常用的生长素为IAA、IBA、NAA和2,4-D，其中NAA使用最多，其次为IBA和IAA，2,4-D使用最少。

培养的茎段能合成少量细胞分裂素，但不能为茎段芽的生长发育提供足够的内源细胞分裂素。因此供给外源分裂素是必须的。通用的为6-BA、KT、ZT、Zip、TDZ等，其中6-BA使用最多、最有效，其次为KT、TDZ，Zip和ZT使用较少。外源细胞分裂素对建立不定芽的分化是必需的，但对于某些较大的茎段来说，无需加入细胞分裂素仍然能够分化。

在一般情况下，细胞分裂素与生长素要相互配合使用。细胞分裂素同生长素的比值较大时，有利于芽的产生和生长；而当其比值较小时，则有利于根的产生和生长。大多数植物外植体可以合成足量的GA_3，对芽的伸长有效，其浓度以小于1mg/L为宜。也有资料表明，组培时要慎用GA_3。

3. 培养条件

（1）光照：除某些培养材料或培养阶段要求在黑暗中生长外，一般培养均需要光照。光照对于苗的形成、根的发生、叶状枝的分化和胚状体的形成都是重要的条件。还需根据材料的不同，进一步从光强度、光照时间及光质等方面来细化。

（2）温度：培养物要求的温度一般保持在23~28℃。温度过高和过低，都对培养物的生长不利。

知识链接

植物器官的大规模培养与生物反应器

最初，茎、芽培养大量用于花卉等的快速繁殖。到了20世纪90年代，随着细胞大规模培养技术的日臻成熟，茎、芽和小植物也开始利用生物反应器进行大规模培养。利用高度分化的茎、芽进行培养以获得高含量目标代谢物的研究日益引起人们的重视。在过去的几十年中，植物器官培养取得了令人瞩目的发展。

生物反应器（bioreactor）是一种以表达目标产物或获得繁殖体为目的的设备系统，包括微生物、动物、植物生物反应器以及相关设备。植物生物反应器是借鉴植物组织培养和微生物发酵原理制作的设备系统。其中，应用较广泛的是间歇浸没式植物生物反应器。与传统植物组织培养相比，该方法具备可换气、无需转接和大容量培养等特点。国内制作的 BIOF 系列新型植物生物反应器还可以利用串/并联方法，实现更高能量培养能力，其在植物种苗繁育、代谢产物的表达、耐盐等变异的定向筛选、植物生长发育的动态分析等方面均具备显著优势。

三、叶培养

离体叶培养是指以包括幼嫩叶片、成熟叶片、叶柄、子叶、叶鞘、叶尖组织、叶原基等叶组织作为外植体的无菌培养。由于叶片是植物进行光合作用的重要器官，又是某些植物的繁殖器官，因此离体叶片培养在植物器官培养中占有重要位。很多植物的叶具有强大的再生能力，能从叶片产生不定芽。在离体叶培养中，菊花、百合等的叶组织已经再生并形成完整植株。

（一）叶片培养的方法

1. 材料的选择　要选用易培养成功的叶片。个体发育早期的幼嫩叶片较成熟期叶片分化能力高，易培养；子叶比叶片易培养。

基因型不同的植物种类在叶片培养特性上有一定的差异，同一物种的不同品种间叶培养特性也不尽相同。

2. 消毒灭菌、接种和分化

（1）叶片消毒：叶片从枝上摘取后，用水冲洗0.5~1小时，将叶表面洗干净，再进行表面消毒，一般用组合消毒法，即先用75%的乙醇浸泡30秒，然后再用0.1%升汞溶液浸泡 3~6 分钟，或在饱和漂白粉液中浸泡 8~15 分钟，用无菌水冲洗 3~5 次，消毒后的叶片转入到铺有滤纸的无菌培养皿内，在无菌条件下切割成 0.5cm×0.5cm 左右的小块，准备接种。

适宜的消毒方法和消毒时间要根据供体材料的情况，并通过预实验来确定，特别幼嫩的叶片消毒时间宜短。实际操作中，可将消毒剂的种类和消毒时间设计成正交实验来进行。

（2）接种：将完成表面消毒的叶片叶面朝上接种在固体培养基上培养，叶背面叶脉处维管束的存在，对于培养成功有益，不少植物常从叶柄和叶脉的切口处形成愈伤组织或分化成苗。

（3）分化：叶片经直接或间接分化发育成苗，再将苗移至含生长素的生根培养基上诱导形成根，或经胚状体途径，发育成完整植株。

（二）培养基及植物激素对叶片培养的影响

常用的培养基有 MS、B_5、White 和 N_6 等。培养基中碳源一般都使用蔗糖，浓度为 2%~3%。培养基中附加椰子汁、麦芽提取物、酪蛋白水解物等有机添加物，有利于叶片组织在培养基中的形态发生。

叶的培养比胚、茎尖和茎段培养难度大，因此激素的选用十分重要。生长素和细胞分裂素的配合使用，较有利于叶组织的脱分化和再分化。据文献报道，药用植物丹参、白花蛇舌草、厚叶岩白菜、罗汉果、玫瑰、青天葵、麝香百合、菘蓝、君迁子等，均可通过叶片的离体培养得到无菌苗。

第三节　植物繁殖器官培养

一、花器官培养

花器官培养是指整个花器及其组成部分如花托、花瓣、花丝、花柄、子房和花药等的无菌培养。花器培养技术是由 Nitsch（1949）建立的，他将番茄、烟草、蚕豆等的离体花器培养成果实。

目前，已能从花器的各个部分培养物诱导再生成植株，而且发现花器细胞的再生能力较大，是研究细胞形态发生的好材料。因此，花器官培养在理论研究和生产应用上都有重要价值：①用于花的性别决定研究。离体花芽培养有助于了解整体植物和内外源激素在花芽性别决定中所起的作用，从而人为地控制性别分化。②用于果实和种子发育研究。了解内外源激素在果实和种子发育过程中的调控作用，通常无菌培养形成的果实、种子的发芽率较低，表明离体条件尚不能充分满足种子、果实发育的要求。③用于苗木快速繁殖和生产，加速稀有珍贵品种的繁殖和保存。

据报道，由花茎、花丝等花器官培养而再生的植株在栽植后出现了提早开花现象，具体原因有待于探讨，这可能是由于花器官隶属于生殖器官的缘故。有关花器官培养成功的报道已有不少，例如油菜的花茎、子房、茎段等花器官的培养，菊花的花瓣、花托的培养，非洲菊的花萼、花梗，羽衣甘蓝的花托、花茎，大岩桐的花序梗，唐菖蒲的花茎，萱草的花序，百合的子房、花丝、花梗、花瓣，风信子的花序、子房等。

（一）取材、消毒和接种方法

1. 取材 从健壮植株上摘取未开放的花蕾（已开花的不宜用于培养，因为消毒和培养都较困难），先用75%乙醇消毒20秒，再用饱和漂白粉溶液浸泡10~20分钟，或用0.1%升汞消毒4~6分钟，再用无菌水冲洗3~5次。

2. 接种培养 用整个花蕾培养时，只要把花梗插入固体培养基中。若用花器的某个部分，则分别取下，切成0.3~0.5cm的小片或小段，接种到培养基中进行培养。

（二）培养基及植物激素对花器官培养的影响

常用的培养基有MS、B_5。培养方法和预处理方法因培养目的而存在不同。①将已授粉的花培养成果实，只需简单的培养基即可；②若要将未授粉的花培养成果实，就要在培养基中加入0.1mg/L 2,4-D或1mg/L NAA，或者在取花之前在花上滴1滴100mg/L NAA，处理24小时后，将花放在培养基上培养就可发育成果实；③若要把花器部分培养成小植株，则要加入生长激素诱导出胚状体或愈伤组织，再分化培养成植株。

二、幼果培养

果实培养（fruit culture）即利用果实、果肉组织或细胞进行培养的组织培养工作。研究报道不多。

幼果培养主要用于果实发育和种子形成等方面的研究。不同发育阶段的幼果经过灭菌、切割和接种等程序后，可能形成成熟果实、愈伤组织和不定芽等。1963年，美国学者Nitsch就预言：果实的成熟生理学、果实中特殊化合物的代谢生理和微生物所致的果实病害等问题可借助该手段加以解决。离体条件下对草莓幼果的研究结果表明，IAA对草莓果实发育的促进作用大于GA_3；CTK延缓幼果的发育；ABA浓度增加可缩短草莓幼果成熟所需时间，与适宜的昼夜高温（32℃/25℃）的催熟机制一致，即高温促进了ABA的积累而导致幼果成熟。

📝 **案例**

1. 青叶胆幼茎的组织培养 青叶胆（*Swertia mileensis* T. N. Ho et W. L. Shi）为龙胆科獐牙菜属多枝组一年生草本植物，又名青鱼胆、苦胆草、肝炎草等，其性寒、味苦，有清热解毒、利胆健胃的功效，是我国的一种珍稀药材。在云南民间，青叶胆被广泛用来治疗急性黄疸型肝炎、肺炎、扁桃体炎及妇科炎症等。由于滥采过度，加之生态环境的破坏，现野生居群已不多见。人工引种栽培也由于缺乏该种生活史、有性生殖及无性繁殖等方面的资料而失败。黄衡宇（2005）以嫩茎和带芽茎段为外植体，以MS为基本培养基，研究了青叶胆的组织培养。具体方法如下。

（1）材料准备：将野生的青叶胆带土移栽于试验地，2个月后，选取生长健壮、无病虫害的个体，剪取其嫩茎和带芽茎段备用。

（2）方法：晴天取2种不同的外植体，按下列程序进行消毒：自来水粗洗→5%洗衣粉水溶液漂洗5分钟→自来水冲洗30分钟→75%乙醇擦洗表面→0.1%升汞溶液消毒2分钟→2%次氯酸钠消毒15分钟→无菌水冲洗4~6次，然后在超净工作台中将外植体切成0.5~1.0cm长的小段接种于诱导培养基上，将培养出来的愈伤组织切成小块，接种于增殖培养基上；最后将形成不定芽的块段转移至生根培养基上，以培养出完整的小植株。以7天为1个周期，记录不同处理的生长状况。

（3）结果：对幼茎来说，较适宜的诱导愈伤组织的激素组合是0.02mg/L 6-BA+0.04mg/L KT+0.05mg/L IBA；对于芽的增殖，较适宜的激素组合是2.0mg/L 6-BA+0.5mg/L NAA 或2.0mg/L 6-BA+0.1mg/L IBA；适宜根诱导的激素组合为KT 0.01mg/L+IBA 0.5mg/L+NAA 1.0mg/L。采用组织培养方式进行青叶胆的快速繁殖，为确保这一珍稀药用植物资源的保护和可持续利用提供了有效途径。

2. 灯盏花花器官的组织培养　灯盏花学名短葶飞蓬 [*Erigeron breviscapus* (Vant.) Hand. -Mazz.]，为菊科飞蓬属植物，又名灯盏细辛、地顶草、地阳草等。灯盏花为民间常用中草药，全草入药，是目前治疗心血管疾病药物中疗效较好的一种。由于灯盏花独特的药用价值，破坏性采挖和生境的丧失导致其野生数量锐减。黄衡宇（2008）以灯盏花花葶和花盘为外植体，以MS为基本培养基，研究了灯盏花的组织培养。具体方法如下。

（1）材料准备：野生植株带土移栽于试验地，在其花期内选取生长健壮、无病虫害个体，剪取花葶和花盘作为外植体。

（2）方法：晴天取2种外植体，按下列程序进行消毒：自来水粗洗→5%洗衣粉水溶液漂洗5分钟→自来水冲洗30分钟→75%乙醇擦洗表面→0.1%升汞溶液消毒2分钟→2%次氯酸钠消毒15分钟→无菌水冲洗4~6次，然后在超净工作台中将外植体切成0.5~1.0cm长的小段接种于诱导培养基上，将培养出来的愈伤组织切成小块，接种于增殖培养基上；最后将形成不定芽的块段转移至生根培养基上，以培养出完整的小植株。以7天为1个周期，记录不同处理的生长状况。

（3）结果：花葶的出愈率最高，是理想的快速繁殖材料。较适宜的诱导愈伤组织的培养基为1.0mg/L 6-BA+0.05mg/L IBA，诱导不定芽的培养基为2.0mg/L 6-BA+IAA 1.0mg/L 或3.0mg/L KT+0.5mg/L IAA，而根的诱导则是在1/2 MS+1.0mg/L NAA的培养基上进行。该研究为灯盏花的无性繁殖提供了一种方法，有助于短期内提供大量的试管苗，通过人工栽培扩大资源，确保灯盏花资源的保持和可持续利用。

3. 丹参叶片离体培养体系的建立　丹参（*Salvia miltiorrhiza* Bunge）为唇形科鼠尾草属的多年生草本植物，以根和根茎入药，能活血祛瘀、养血安神，具有扩张血管、降脂、降压从而改善微循环等作用，现常用于心、脑血管等疾病的治疗和保健预防，是我国十分重要的中药材。由于丹参产地较多，加上其常为异花授粉植物，种子繁殖中的天然异交引起一定的种性变异，分根或芦头繁殖易携带病菌引起种性退化，导致丹参原药质量不一，甚至影响临床疗效。丹参组织培养技术既可以获得种性一致的脱毒种苗，加快优质种苗的繁殖速度，又可以通过愈伤组织及毛状根进行药物有效成分的生产，从而避免品种混乱导致药效下降，为生产大量"血统纯正"的丹参原药奠定基础。申顺先等（2018）以丹参的无菌叶片为外植体，利用正交试验等方法筛选优化丹参叶片不定芽诱导、不定芽丛增殖及壮苗生根、不定根毛状根诱导的适宜方案。具体方法如下。

（1）取材与接种：实验中所用的丹参无菌叶片，取自2014年初代培养获得的丹参无菌组培苗。在预先培养的旺盛生长、健壮一致的丹参无菌苗中，选取宽1.5~2.0cm平展、健康带叶柄的叶片，从中间主脉附近纵向一剪为二，准备接种。

（2）结果：适宜叶片不定芽诱导的配方是 MS+6-BA 0.5mg/L+蔗糖 30g/L+琼脂 6.5g/L；不定芽丛增殖的最适配方是 2/3 MS+6-BA 0.5mg/L+GA$_3$ 0.2mg/L+蔗糖 30g/L+琼脂 6.5g/L，平均芽增殖系数达 12.00；适宜幼苗产生根的配方是 1/2 MS+2,4-D 0.05mg/L+IBA 0.1mg/L+蔗糖 20g/L+琼脂 7g/L，生根率达 100%；适宜叶片诱导不定根毛状根的配方是 MS+2,4-D 0.5mg/L+蔗糖 30g/L+琼脂 6.5g/L。

4. 滇黄精幼果的离体培养　滇黄精（*Polygonatum kingianum* Coll. et Hemsl.）为百合科黄精属的多年生草本植物。滇黄精以根状茎入药，是中药黄精的三个来源之一，能补气养阴、健脾、润肺、益肾。用于脾胃气虚，体倦乏力，胃阴不足，口干食少，肺虚燥咳，劳嗽咳血，精血不足，腰膝酸软，须发早白，内热消渴。滇黄精的种子萌发所需时间长，用幼果作外植体，采用组织培养的方法可快速建立无菌体系，从而达到快速生产滇黄精种苗的目的。

具体方法如下：将收集的滇黄精幼嫩果实用低浓度的洗衣粉溶液漂洗5分钟，自来水淋洗2~3小时，沥干水分。在超净工作台上，先用75%的乙醇振荡消毒30秒，后用0.2%的升汞溶液振荡消毒10分钟，无菌水冲洗4~5次，每次不低于2分钟。无菌滤纸吸干水分后，用解剖刀将滇黄精的外果皮削掉，按其子房的三室分成三瓣或六瓣接种于不含有任何激素的1/2 MS培养基上。接种30天后整块外植体发黑，无愈伤组织萌动的迹象；接种60天后部分外植体切口处有愈伤组织开始萌动，为淡黄白色、致密的愈伤组织；再培养1周左右部分愈伤组织上端长出根状茎，并在根状茎上长出白色的粗根，同时逐渐长出丛芽，丛芽生长迅速，1周时间就可顶到高7cm的培养瓶盖。

复习思考题

1. 简述植物器官培养的概念和意义。
2. 植物激素对器官发生（再分化）有哪些影响？
3. 植物器官培养过程中植株再生的途径有哪些？
4. 以植物茎段培养为例，简述植物器官培养的一般程序。
5. 什么是胚状体？谈谈你对"胚状体"途径形成再生植株的认识。
6. 简述植物叶片培养的基本方法和步骤。

第五章　药用植物组织培养 ▷▷▷▷

学习目标

1. 掌握　药用植物分生组织培养和愈伤组织培养的方法和原理。
2. 熟悉　影响药用植物分生组织培养和愈伤组织培养的因素。
3. 了解　其他组织培养方法。

思政元素

中国植物组织培养研究的开拓者之一——罗士韦教授

罗士韦教授是我国著名的植物生理学家，在国内外学术界享有较高的声誉。20 世纪 30 年代，罗先生开始进行植物组织培养工作，是我国植物组织培养研究的先驱者之一。20 世纪 40 年代，他用茎尖离体培养方法成功地使寄生植物菟丝子在试管中长成开花植株，开创性地将组织培养技术应用于开花研究，至今仍为国内外学者所广泛引用。20 世纪 60 年代，他领导开展了人参等药用植物的组织培养，在国际上首次报告了人参组织培养获得成功。

罗先生也十分重视将研究工作与国家的建设需要相结合，把论文写在大地上。中华人民共和国成立初期到 1960 年，他积极开展国防建设资源研究，领导开展了草本橡胶植物、巴西橡胶、别胶等试验，协助轻工业部对全国各地含胶植物样品进行分析，特别是扦插橡胶获得了成功，引起了广泛的重视。他一直关心组织培养技术在生产上的应用，深入广西一些地区指导植物组织培养工作，使甘蔗、桉树、油茶等试管植物在生产上得到广泛推广，取得了一定的经济效益。

第一节　药用植物分生组织培养

药用植物组织培养概念的内涵有两种，本章的内容指的是狭义的药用植物组织培养，是指利用药用植物的组织，包括分生组织、形成层、木质部、韧皮部、表皮、皮层组织、薄壁组织、髓部等及其培养产生的愈伤组织进行离体培养的技术。通过组织培养可以对不同类型组织的起源、形态发生、器官发生、植株再生等进行研究。

药用植物分生组织培养（meristem culture）是指利用药用植物的分生组织进行离体培养。分生组织包括茎尖分生组织、居间分生组织和侧生分生组织。应用最多的是茎尖分生组织培养。茎尖分生组织培养取材便利，培养条件能严格控制，可排除其他组织部位及一些不利条件影响，有利于形态建成（morphogenesis）研究，从而为药用植物组织培养理论研究奠定基础。另外，分生组织细胞具有持久的分裂能力，离体培养时易发生细胞分化，再生完整植株，并且幼嫩的分生组织（茎尖、根尖的分生组织）没有输导组织，病毒难以侵入，可以获得无病毒植株。

罗士韦是最早研究茎尖的学者，他在1945年利用合成培养基进行了石刁柏茎尖的连续培养。Ball在1946年成功培养了40~60μm长带有1~2个叶原基的旱金莲属和羽扇豆属的幼小茎尖。Morel和Martin在1952年的研究揭示了茎尖培养在园艺和农业上的应用前景。1960年Morel采用兰属的茎尖培养，实现了去病毒和快速繁殖两个目的。之后，茎尖培养发展迅速，得到了产业化应用。

一、茎尖分生组织培养

（一）茎尖分生组织培养的概念及意义

茎尖分生组织（apical meristem）是药用植物顶端的原生分生组织和它衍生的分生组织，具有非常旺盛的细胞分裂能力和很强的生命力。茎尖分生组织培养是切取茎的先端部分（小至十到几十微米的茎尖分生组织部分），进行无菌培养，使其发育成完整植株的过程。因为外植体太小，培养很难成功。为了容易培养，茎尖分生组织培养的材料扩大到包括顶端圆锥区及其以下的1~3个叶原基，既可以是10~100μm的茎尖分生组织，也可是几十毫米的茎尖或更大的芽。

茎尖培养根据培养目的和取材大小可分为以下两类：①微茎尖培养：带有1~2个叶原基的生长点，其长度不超过0.5mm，该方法可获得脱毒苗。②普通茎尖培养：较大的茎尖、芽尖及侧芽。

本节涉及的内容主要指普通茎尖培养。该方法的意义是培养技术简单，操作方便，易成活，成苗时间短，茎尖遗传性比较稳定且易保持植株的优良性状，繁殖速度快。茎尖分生组织培养取材便利，培养条件能严格控制，可排除其他组织部位及一些不利条件影响，有利于形态建成研究。

（二）茎尖培养方法

茎尖分生组织培养的方法主要包括取材、材料处理及消毒、接种、培养、驯化移栽等步骤。

1. 取材 茎尖培养在药用植物组织培养中应用最早，也是组织培养中应用较多的一个取材部位。由于茎尖形态已基本建立，进行培养生长速度快，繁殖率高，因此在无性繁殖的快速繁殖方面应用广泛。

一般来说，带有叶原基的茎尖易培养，成苗快，培养时间短。但要获得无病毒苗，茎尖越小越好，可以采用微茎尖培养方法脱除病毒。

培养用的茎尖组织，取材方式可以是从田间、盆栽苗或从无菌苗取材。田间取材因其节间长，生长点组织也大，容易分离。对某些田间种植的材料，取材时可先从植株的主茎或侧枝上切取 1~2cm 的顶芽进行后续处理；为了减少杂菌污染，可在生长旺盛、枝条健壮、无病的母株上选生长不久、杂菌污染少的顶梢（1~2cm），取前可喷杀菌药，也可取顶芽或侧芽。另外，为了便于消毒彻底，可以剪取枝条，培养在营养液中，待长出腋芽以后，取腋芽的茎尖进行培养，比直接从田间剪取的茎尖更容易培养成活，也可以取茎段培养成无菌试管苗再直接剥取茎尖。肉质根（如山药、太子参、地黄）、块茎（如半夏）、根状茎（如玉竹）、球茎（如荸荠）类植物，可以种植在消毒的土壤中，在温室培养，待发芽生长出植株后，取萌发的芽。为避免杂菌污染，先用次氯酸钠或多菌灵等浸泡变态根或者茎，这样在无菌条件下获得苗，再切取芽容易进行表面消毒。对一些难于灭菌的材料也可先将种子消毒灭菌，进行组织培养获得无菌苗，然后用无菌的芽或生长点进行培养。

2. 材料处理及消毒 材料的消毒是为了消灭微生物，保证茎尖组织能够在组培瓶中顺利生长。材料处理的方法，主要是用药剂对材料表面消毒。

使用的药剂种类、浓度和处理时间因不同材料对药剂的敏感性而异。通常要求消毒剂既要有良好的作用，又要容易被蒸馏水冲洗干净或易自行分解，且不会损伤材料而影响植株生长。茎尖培养常用的消毒剂有 0.5% 的次氯酸钠、0.1% 的升汞、3%~10% 的双氧水、70%~75% 的乙醇等。为提高灭菌效果，常采用多种药剂配合使用。茎尖表面具蜡质层，为了提高灭菌效果，可加入少量浸润剂如吐温-20 或吐温-80。材料视其清洁程度，先用自来水和中性清洁剂清洗，在超净工作台中消毒，用 70% 乙醇浸 5~20 秒，去除乙醇，再用消毒液浸泡 8~15 分钟后取出，用无菌水冲洗 3~4 次，准备接种培养。

3. 接种 进行茎尖分生组织接种处理时，除了一般工具和茎尖剥离的解剖针和解剖刀外，还需要一台带有适当光源的体视显微镜，光源最好是冷源灯（荧光灯）或玻璃纤维灯。如果使用常规灯泡，散发的热容易使茎尖变干，降低成活率。操作时，茎尖暴露的时间越短越好；为了防止茎尖变干，可以在 1%~5% 维生素 C 溶液中浸泡处理，然后在垫有无菌湿润滤纸的培养皿内进行解剖。在剖取茎尖时，把茎芽置于解剖镜下，一手用尖头镊子将其按住，另一只手用解剖刀将叶片和叶原基剥掉，圆润的生长点充分暴露出来之后，用注射针的针头侧刃或解剖针切取所需分生组织。分离的生长点组织，切口朝下接种在培养基上，放入培养室进行培养。

茎尖培养中，茎尖组织片分离的难易与药用植物种类有关。百合的茎尖组织为半球形，比较大容易分离；大丽菊、泡桐等，对生叶的原基一直着生到生长点附近，要分离不带叶原基的生长点较难；菊花的叶原基有毛密生缠绕，生长点小，不易剥离。分离的茎尖大小也影响操作，茎尖越小，脱毒效果越好，但成苗率越低。应用时既要考虑到脱毒效果，又要提高成活率。但若不脱毒，仅利用茎尖进行快速繁殖，茎尖可大一些，甚至可带 2~3 片幼叶，分离也容易操作。例如，薄荷、草石蚕等双子叶药用植物，先切下一段 3~5cm 正常生长的芽，去掉一些肉眼可视的较大叶片，消毒后，在解剖镜下，剥除生长点外围叶片，直到露出晶莹发亮的光滑圆顶为止。然后用解剖刀在生长点周围作 4 个彼此成直角的切口，再从切口部分取下生长点圆顶，此时的圆顶不带叶原基，大小不超过 0.5mm。

4. 诱导生根　诱导生根的因素一般与生长素的种类、浓度配比、培养基的盐离子浓度、糖浓度、温度、光照和茎段切断面伤口情况以及某些酚类（如间苯三酚）附加物等有关。

一般认为，矿质元素浓度高时有利于分化茎叶，较低时有利于生根，所以一般选用无机盐浓度较低的培养基作为生根培养的基本培养基。用无机盐浓度较高的培养基时，应稀释一定的倍数。如 MS 培养基，在生根、壮苗时，多采用 1/2MS 或 1/4MS。在根原基诱导阶段常需要一定时间暗培养。一般生根培养基中要完全去除或用很低的细胞分裂素，并加入适量的生长素，常用的是 NAA（0.2~0.5mg/L）或 IAA（0.2~0.5mg/L）。草本植物不定根的形成较木本植物相对容易。

5. 驯化移栽　试管苗是在恒温、保湿、营养丰富、光照适宜和无病虫侵扰的优良环境中生长的，其组织发育程度不佳，植株幼嫩柔弱，抗不良环境能力差。应注意以下几点。①应保持小苗的水分供需平衡。试管中的小苗，因湿度大，茎叶表面防止水分散失的角质层等几乎全无，根系也不发达，移栽后除了根系周围有适宜的水分供给外，还特别应保持空间的空气湿度，减少蒸腾。原则是在小苗移出的初期，外部温度条件要接近于培养瓶内，以后逐步向自然状态过渡。炼苗后再移栽。②要选择适当的介质，关键是疏松通气和适宜的保水性，不滋生杂菌。常用的介质有蛭石、珍珠岩、粗砂、炉灰渣、锯木屑等，或将它们以一定比例混合应用，这些介质的选用要根据不同的植物种类而定。有些草本植物的无菌苗还可以直接移入保湿性良好的土壤中。③要防止杂菌滋生，保持种植场内外干净。适当使用一些杀菌剂可以有效地保护幼苗，如百菌清、多菌灵、托布津等。④要注意光、温管理。试管苗移出后，避免阳光直射，以强度较高的散射光为好，光线太强会使叶绿素受到破坏，叶片失绿、发黄或发白，使小苗成活迟缓。同时，过强的光刺激使蒸腾加强。光照强度可随移出时间的延长而增加。试管苗移植后温度要适宜。温度过高，使蒸腾加强，并易滋生微生物；温度过低，幼苗生长迟缓，不易成活。除上面的措施之外，有时在试管苗移植之前先将培养容器的盖子打开或松动，使空气进入容器，待锻炼三四天后再移植，会得到好的效果。小苗移植后 2~4 周，即可长出新根系和新叶，可逐渐通风锻炼，而后将成活的幼苗移入田间。

二、根尖分生组织培养

根尖是植物根部的顶端分生组织，是从胚胎中保留下来的原分生组织，分生能力强，易分化，是植物组织培养中广泛使用的材料。根尖培养有以下两种方法：一是将种子表面消毒后，培养为无菌苗，从根尖一端切取 10mm 长的根尖接种于培养基中，采用暗培养，侧根生长后，切取侧根根尖作为新的培养材料，扩大培养，获得更多的根，形成由一个单个根尖衍生来的无性系。也可以切成小段转接到诱导愈伤组织培养基上，待愈伤组织形成后，再转移到分化培养基上诱导芽的分化。二是直接切取植株的根尖进行表面灭菌后，诱导愈伤组织。根合成的细胞分裂素浓度高，一般情况下，加入适量的生长素便能促进根的生长。

三、影响分生组织培养的因素

1. 培养基 用于茎尖培养和芽诱导的培养基主要是 MS 及其改良配方和 B_5 培养基，White、Morel 也适合分生组织培养。提高培养基钾盐和铁盐的含量有利于茎尖的生长。碳源可用蔗糖和葡萄糖，糖的作用之一是维护良好的渗透关系，如苦苣苔科的部分喜阴植物采用 30g/L 的蔗糖浓度，则大大促进根的生长。

虽然较大的植物茎尖（500μm 或更长），在不含生长调节物质的培养基中也能再生成完整植物，但一般来说，含有少量的生长素或细胞分裂素，或二者同时使用，利于茎尖的生长。在被子植物中，茎尖分生区仅靠自身一般不能提供足够的生长素。在旱金莲、百合等药用植物中，要成功培养不带任何叶原基的分生组织外植体，必须添加外源激素。在培养基中添加 GA_3 能够促进茎尖的萌动，长势较快，不易分化成丛生芽；GA_3 在茎尖培养中的作用，最初是由 Morel 等（1968）证实的，在大丽花中，加入 0.1mg/L GA_3 能抑制愈伤组织的形成，有助于茎尖更好地生长和分化。GA_3 与 6-BA、NAA 搭配使用，对于木薯离体茎尖（200~500μm）形成完整植株是必不可少的。不同浓度 6-BA 处理影响百香果茎尖的萌动，不同浓度 6-BA 对外植体生长和分化有明显影响。6-BA 浓度很小时，愈伤组织不易分化成丛生芽。随着 6-BA 浓度的增加，愈伤化越早，越容易形成愈伤组织。随着 6-BA 浓度的增加，丛生芽越多。

知识链接

药用植物茎尖/根尖分生组织干细胞培养

植物干细胞是植物体内具有自我更新和多向分化潜能的细胞群体，主要位于植物体茎尖分生组织、根尖分生组织和维管形成层中。它们既可以通过细胞分裂维持自身细胞群体的大小，也可以分化成为各种不同的组织器官。维持干细胞的分裂与分化之间的平衡，是植物通过纵向伸长生长和径向增粗生长不断积累生物量的基础，对植物干细胞的研究表明，关键转录因子和植物激素之间的相互作用共同调控着根尖和茎尖干细胞的形成、维持和分化。

植物干细胞是器官发生、形态建成及响应环境可塑性发育的细胞来源和信号调控中心。干细胞赋予了植物生长发育极强的可塑性。植物体细胞能够在离体条件下受到诱导而发生命运转变，重新形成干细胞，进而再生出完整植株。

植物干细胞培养技术是利用干细胞生长和遗传特性方面的优势，在传统细胞培养的基础上，以植物干细胞为目标，诱导、分离和培养外植体。植物干细胞可以形成全能的愈伤组织细胞。

药用植物干细胞培养主要有三个步骤：①从植物中获得含有形成层的组织；②将含有形成层的组织在培养基中培养；③从形成层中分离细胞，从而获得形成层来源的干细胞。

常用的方法为：①主要用于木本植物形成层干细胞的获得。以植物的新生枝条为外植体，表面灭菌后去掉木质部，在分离培养基上培养，新生的形成层干细胞与脱分化的愈伤组织分离，可获得形成层干细胞。红豆杉和银杏成功建立了培养体系。②主要用于草本植物储藏根形成层干细胞的获得。对主根消毒灭菌，获得含有形成层的无菌薄片，高渗溶液中处理，使形成层之外的组织（皮层、韧皮部、木质部、髓部等）死亡。转移至诱导培养基中培养至有细胞长出，然后继代到生长培养基，培养10~20天后，可分离到形成层干细胞。有储藏根的草本药用植物，如轮叶党参、羌活、桔梗、人参等应用此法已获得成功。③主要应用于植物根部静止中心干细胞的获得。收集无菌苗含有静止中心的根，去掉根冠，从切口开始截取1mm作为外植体，放入诱导培养基培养，静止中心干细胞由于与其他细胞不同，自然分离，获得静止中心干细胞。理论上，此方法适用于任何药用植物。

培养基的pH值会影响培养物对营养物质的吸收和生长速度。对大多数药用植物的茎尖培养来说，培养基的pH值应控制在5.6~5.8。

2. 外植体的大小　茎尖剥离体的大小对其存活率影响较大。茎尖较大，容易成活，但污染率也高；外植体如果过小，污染率低，脱毒率高，但是培养难度大。例如，石竹茎尖大小为0.09mm时已无形态发生能力，茎尖达0.2mm时没有周围组织，只能有微弱的生长；当分离的茎尖达到0.35mm时，就能大量产生正常的嫩芽；当外植体带有周围组织而不是叶原基时，嫩芽的产生将减少。当外植体达0.5mm时，嫩芽的产生下降，这可能是茎尖下的组织所引起的。菊花的茎尖为0.1~0.2mm或0.2~0.5mm时，生长出一个嫩芽，如茎尖切割的长度为0.5~1.55mm时，则可生长出多个嫩芽。

3. 外植体的生理状态　茎尖最好要由活跃生长的芽上切取。在香石竹和菊花中，培养顶芽茎尖比腋芽茎尖效果好。取芽的时间最好在萌动期，此时外植体受微生物侵染少，且生理年龄小，接种到培养基上容易恢复生活力。某些温带木本药用植物，植株的萌芽只限于春季，此后很长时间，茎尖处于休眠状态，要想萌发，就必须打破休眠。生理学的或发育的年龄，也影响到它的形态发生类型和进一步的分化。

4. 培养条件　茎尖培养的条件包括温度、湿度和光照。在茎尖培养中，通常离体芽的生长、分化和增殖需要一定强度的光照，植物光照培养的效果通常比暗培养效果好，光照强度为1000~2000Lx，每天16小时照明、8小时黑暗的光周期，或者24小时连续光照，有利于大多数植物的茎尖培养。有些植物在培养的过程中需要一个完全黑暗的时期。如在进行天竺葵培养时，暗培养能减少多酚对植物的抑制作用。

培养室的湿度应保持较低的状态，以免室内生长霉菌。在北方空气过于干燥的季节，可以用保湿性较好的封口膜封口，以维持培养容器中较高的湿度，使培养物能够正常生长。一般周围环境相对湿度为70%~80%较宜。

第二节 药用植物愈伤组织培养

愈伤组织培养（callus culture）是指在离体培养条件下，经药用植物细胞脱分化和不断增殖所形成的无特定结构的组织并对其进行培养的技术。植物的任何器官和任何组织的活细胞，在离体培养中，通过控制合适的条件，细胞都会发生分裂进入脱分化，通过持续分裂形成不规则的细胞团，进一步发展成为愈伤组织。这些愈伤组织能够长期存活和保存，或使用液体培养基悬浮培养迅速得到大量细胞。愈伤组织培养作为一种常见的培养形式，除分生组织培养和部分器官培养以外，基本都要经历愈伤组织阶段才能形成再生植株。愈伤组织是许多异质细胞集合而成的一个无一定形态结构的细胞聚集体。根据其性质和细胞组成的特点，可以分为致密和松脆2种结构类型：松脆愈伤组织有大量分生组织中心，进行活跃的细胞分裂，愈伤组织内有大量细胞间隙，细胞排列完全无序；坚实致密愈伤组织内无大的细胞间隙，而由管状细胞组成维管组织。

对药用植物而言，开展愈伤组织培养研究很有必要，主要有以下意义：①无性繁殖，大量扩繁；②为细胞悬浮培养和次生代谢产物生产与利用、原生质体培养和细胞融合提供材料；③为药用植物体细胞无性系变异、细胞突变体筛选创造适宜的体系和基础；④为外源基因的遗传转化提供便于保存和利用的操作对象；⑤为离体研究药用植物组织和细胞分裂、分化、代谢和状态的转变创造适宜的材料和体系。

一、愈伤组织的诱导和形成

（一）愈伤组织形成过程

药用植物的组织细胞虽然都具有全能性，发育和分化过程不会导致细胞全能性的丧失。但是，在一个完整的药用植物中，每个分化细胞都是某个器官和组织中的一个成员，它只能在与其周围成员相互协调和彼此制约当中，恰如其分地发挥整个植株所赋予它的功能，而不具备施展其全能性的外部条件。然而，这些细胞一旦脱离母体植株，摆脱原来所受到的遗传上的控制和生理上的制约，在不定期的培养条件下，就会发生恢复变化，从而失去分化状态，变为分生细胞，实现脱分化过程。然后，这些脱分化细胞经过连续的有丝分裂，形成愈伤组织。

大量研究表明，几乎所有高等药用植物的各种器官，如根、茎、叶和花等，以及各种组织，如皮层、茎髓和形成层等，离体后在适当条件下，都能产生愈伤组织。由此可见，愈伤组织诱导成败的关键不是外植体的来源和种类，而是培养条件，其中激素的种类和浓度最为重要。当然，外植体的类型和原来在植株上所处的位置（反映了内源激素水平）对愈伤组织诱导的影响也不能忽视。可以说这是一个旧的平衡被打破，新的平衡建立的过程。

（二）愈伤组织形成的三个时期

愈伤组织的形成大致经过诱导期（启动期）、分裂期和分化期。

1. 诱导期 又称启动期，是指外植体组织受外界条件刺激后，开始改变原来的分裂方向和代谢方式，合成代谢活动加强，大量合成蛋白质和核酸物质，为细胞分裂做准备。

诱导期是愈伤组织形成的起点，是细胞准备进行分裂的时期，接种的外植体材料的细胞通常都是成熟细胞，处于静止状态，细胞大小没有多大变化，外观无明显特征，实际上细胞内却在发生着激烈变化。RNA 的含量迅速增加，细胞核也变大。

①呼吸作用加强，耗氧量明显增加，酶活性增强，枸杞叶片接种后的 12 小时过氧化物酶的活性就开始上升，到 24 小时其酶活性为起始时的 1 倍；②核酸的合成代谢增加并大多形成多聚核糖体；③RNA 和蛋白质的量迅速增加，如到细胞有丝分裂前，菊芋的 RNA 和蛋白质含量分别增加 300% 和 200%。由此表明诱导期的实质是在外源激素诱导下，首先激活了这些细胞中特定基因的表达，为进入细胞分裂的 DNA 复制奠定了基础。起始期的细胞分裂，受很多环境因子的影响。损伤就是诱导细胞分裂的一个重要因素。当细胞受伤时，受伤细胞释放出来的物质（损伤激素）对诱导细胞分裂具有很大影响。其他因素，如光线和氧气，对外植体最初的细胞分裂也有明显的影响。

诱导期的长短由一系列内部和外部因素决定，因药用植物种类、外植体的生理状态和外部因素而异。有的植物愈伤组织诱导期只有 1 天（菊芋），而有的植物诱导期需要数天（连钱草）。刚收获的菊芋块茎的诱导期仅 22 小时，但经贮藏 5 个月后，诱导期延长为 2 天。

2. 分裂期 愈伤组织进入分裂期时，外植体的脱分化因药用植物种类、基因型、外植体种类和生理状况而有很大差异。如烟草、胡萝卜等脱分化很容易，而薏苡等脱分化相对较难；花器官脱分化较易，而茎叶则较难；幼茎组织脱分化较易，而成熟的老组织较难。

外植体在培养基上经过离体诱导后，外层细胞开始发生分裂，细胞脱分化。愈伤组织的细胞分裂快，结构疏松，缺少组织结构，颜色浅而透明。分裂期的细胞分裂局限在愈伤组织的外缘，主要是垂周分裂。

分裂期细胞发生新的变化，主要表现为：①细胞的数目迅速增加。如胡萝卜培养 7 天后，细胞数可增加 10 倍。②每个细胞平均鲜重下降。这是由于细胞鲜重的增加不如细胞数目的增加快。③细胞体积小，内无液泡，如同根尖和茎尖的分生组织细胞特性。④细胞的核和核仁增大到最大。⑤细胞中 RNA 含量减少，而 DNA 含量保持不变。⑥随着细胞不断分裂和组织生长，细胞的总干重、蛋白质和核酸含量大大增加，新细胞壁的合成极快。

进入分裂期的愈伤组织，如仍在原来的培养基上继续培养，将发生分化，产生新的结构，若及时转移到新鲜的培养基上（继代培养），则愈伤组织可无限制地进行细胞分裂增殖，维持不分化的状态。

3. 分化期 经诱导期和分裂期，外植体形成无序结构的愈伤组织，这些细胞的大小、形态、液泡化程度、胞质含量、细胞壁特性等通常具有很大的差异。愈伤组织细胞是分化的，但还没形成组织上的结构。分化期细胞转向其内部的局部地区，并改变分裂面的方向，细胞发生的主要变化有：①细胞分裂部位和方向发生改变。②形成瘤状或片状的分生组织结节，或维管组织结节。③细胞的体积相对稳定，不再减少。④出现了各种类型的细胞，如导管细胞、筛管细胞、分泌细胞、毛状体细胞、纤维细胞、薄壁细胞、分生细胞、色素细胞及木栓细胞等，出现由小而密集的分裂细胞构成的细胞团，称为拟分生组织。这些区域化的细胞团往往在以后的分化中成为形成芽原基及根原基的中心，愈伤组织也经常呈颗粒状的外形，这些颗粒中含有韧皮部、木质部和形成层组织，这种具有类似微管组织的愈伤组织颗粒也具有分化形成不定芽和不定根的能力。⑤新鲜生长旺盛的愈伤组织颜色为奶黄色、乳白色或白色，有光泽，少数也有淡绿色或绿色；老化的愈伤组织则转变为黄色至褐色。

以上对愈伤组织形成过程的划分并不具有严格的意义，实际上，分裂期和形成期往往可以出现在同一块组织上。另外，一些研究者曾反复指出，虽然细胞脱分化的结果在大多数情况下是形成愈伤组织，但这绝不意味着所有的细胞脱分化的结果都必然形成愈伤组织。相反，有些细胞脱分化后可直接分化为胚性细胞而形成体细胞胚。

（三）愈伤组织生长、保持与继代培养

一个多细胞外植体通常包含着各种不同类型的细胞，因此，由它所形成的愈伤组织也是异质性的，有的很松脆，有的很坚实。愈伤组织的质地不同是由其内部结构上的差异所引起的。坚实致密的愈伤组织内无大的细胞间隙，而由管状细胞组成维管组织；松脆愈伤组织内有大量的细胞间隙，细胞排列毫无次序。

松脆愈伤组织都有大量的分生组织中心，进行活跃的细胞分裂；而不松脆的愈伤组织大都是高度液泡化的细胞，很少进行分化。松脆的愈伤组织是进行悬浮培养最适合的材料，稍经机械振荡，即可使组织分散成单细胞或少数几个细胞组成的小细胞团，在培养中细胞迅速增殖。而坚实的愈伤组织中的细胞间被果胶质紧紧地黏着，因而往往不能形成良好的悬浮系统。

在实际培养中，这两类愈伤组织可互相转变。其方法：加入高浓度的生长物质，可使坚实的愈伤组织变得松脆。反之，减低或除去生长物质，则松脆的愈伤组织可以转变为坚实。在不同目的的实验中，对愈伤组织状态的要求也不完全相同，但优良的愈伤组织通常必须具备以下四个特性中的 2~3 个。

（1）高度的胚性或再分化能力，以便从这些愈伤组织得到再生药用植物。

（2）容易散碎，以便用这些愈伤组织建立优良的悬浮系，并且在需要时能从中分离出全能性的原生质体。

（3）旺盛的自我增殖能力，以便用这些愈伤组织建立大规模的愈伤组织无性系。

（4）经过长期继代保存而不丧失胚性，以便有可能对它们进行各种遗传操作。

愈伤组织在原来的培养基上保持一段时间后，由于培养基水分或营养物质的减少，以及愈伤组织本身分泌的代谢产物的不断积累，达到产生毒害的水平后，愈伤组织不再生长，如继续培养，愈伤组织开始老化，直至死亡。一般情况下，愈伤组织在原来的培养基上保持 2~3 周后，必须转移到新鲜的培养基上进行继代培养。继代培养的方法是

将原来的愈伤组织分割成小块转移到新鲜的培养基上，用于继代培养的愈伤组织块必须达到一定的大小，一般直径为5mm，重量约为100mg，否则在新鲜的培养基上难以迅速恢复分裂和生长，或者生长十分缓慢。

应当注意的是，继代培养时愈伤组织不能硬性分割，因愈伤组织生长时有一个生长核心，一旦破坏，愈伤组织就难以恢复分裂和生长。因此，在分割愈伤组织时要根据具体情况，顺其自然进行分割，同时，还要选择新鲜健康的愈伤组织进行继代培养。以往研究认为继代时间长再生能力减弱甚至丧失，但目前多数研究认为长期继代培养的愈伤组织仍有再生能力。但是也会发生一定程度的变异，愈伤组织遗传上的不稳定性主要是因为基因型、外植体、培养基成分和培养时间，与培养基成分，特别是外源激素的成分与变异的产生密切有关。同基因型的同一种外植体在不同培养基上会产生不同的变异。遗传变异是不可逆的，这种遗传上的改变可以是染色体畸变、细胞核破碎，或者多倍体以及分子水平上的改变。

二、愈伤组织形态建成

（一）愈伤组织形态建成的方式

愈伤组织细胞分裂常以无规则方式发生，尽管此时发生细胞分化，但并无器官发生。只有在适宜的培养条件下，愈伤组织才能进一步分化，进行器官发生，产生苗或芽的分生组织，进而再生植株。愈伤组织形态建成的方式有两种：一种是体细胞胚胎途径再生植株；一种是非体细胞胚胎途径再生植株，此种再生的方式可以细分为以下四种。

①通过产生单极性的不定芽，在不定芽的下方长出不定根，同时在二者之间形成维管束组织，进而形成完整植株。多数植物属这种类型。②通过产生单极性的不定根，在不定根的上方产生不定芽，并在二者之间分化出维管束组织，形成完整植株。这种类型在双子叶植物中较常见，而单子叶植物中则少有。③愈伤组织仅分化出不定根或不定芽，形成无根苗或无苗根。④在愈伤组织邻近部位分化出不定根和不定芽，然后两者再结合起来，形成完整植株，根和芽的维管束必须相连，否则植株不能成活。丛生苗属此种形成方式，根和芽的连接方式同正常胚胎形成。

（二）具形态建成和不具形态建成能力的愈伤组织

外植体细胞经离体诱导所形成的愈伤组织并不完全都具有形态建成的能力。具有形态建成能力的愈伤组织都具有一定的形态结构特点。具形态建成和不具形态建成能力的愈伤组织之间的差异是相对的，有时通过调控培养条件，尤其是生长调节物质和继代方式，可以调控形态建成，将无形态建成能力的愈伤组织调控成具有形态建成能力的愈伤组织。如调控不当，也可以使具有较强形态建成能力的愈伤组织变为具形态建成能力较弱的愈伤组织。

（三）愈伤组织诱导、增殖及形态建成调控

愈伤组织诱导、增殖及形态建成是一个连续的过程，主要受药用植物种类、基因

型、外植体、培养基、激素和培养环境等因素的调控。

不同物种、基因型或外植体在不同培养条件下可以形成不同类型的愈伤组织，有的仅能诱导形成非胚性愈伤组织，而有的在适宜条件下则被诱导形成胚性愈伤组织，二者具有明显的不同特点。胚状体（embryoid）具有多种用途，可以用于人工种子的制作，其具体含义是指在组织培养中，由一个非合子细胞（体细胞），经胚胎发生和胚胎发育过程（经过原胚、球形胚、心形胚、鱼雷胚和子叶胚五个时期），形成具有双极性的胚状结构。胚状体与合子胚具有很多不同之处，列于表5-1。

表 5-1　胚状体与合子胚的比较

	合子胚	胚状体
质量	萌发率高，质量好	萌发率低，质量差
来源	受精卵	体细胞
胚柄	有，明显	即使有也不明显
形态	固定，体积相对较小	复杂，常有两个以上的子叶，体积较大
变异率	低	高

（四）影响愈伤组织诱导、增殖和形态建成的因素

1. 基因型　在离体培养过程中，起始材料的选择是十分重要的。基因型是控制愈伤组织形态建成的关键。不同物种的外植体诱导的愈伤组织器官分化明显不同，一般而言，蕨类植物、裸子植物以及进化水平较低级的苔藓植物较难诱导；进化水平较高的被子植物则较容易诱导，与草本植物相比，木本植物不容易诱导，草本植物较容易。如山丹、苜蓿等较易发生器官分化，而三七、刺五加及木本植物等的愈伤组织形态建成相对较难。同属不同种，甚至同一物种不同品种的愈伤组织器官分化的能力也不同。

2. 外植体　在一种植物中，外植体细胞分化程度越高，脱分化越困难，所需时间就可能越长，需要的培养基及培养条件也就越苛刻。薄壁细胞分化水平较低，有较大发育的可塑性，其进行分裂的潜力可保持很多年，如25年树龄的椴属茎的薄壁细胞还可以诱导形成愈伤组织。同一种植物不同部位的诱导能力也不同，如紫草的根、茎、叶都可以作为外植体，但以根的诱导效果最好。一般应选择幼嫩组织、弱光下生长的组织、富含营养但碳水化合物较少的组织，如幼嫩的半夏块茎，栝楼、山药、太子参的幼嫩贮藏根，北沙参、远志的幼嫩子叶等都是很好的材料。成熟种子在无菌条件下萌发产生的幼嫩植株的各个部分，包括子叶、幼芽、幼根、胚轴等，也是较为理想的外植体。木本植物、禾本科植物的硅质化较高的组织，多酚氧化酶活性较高的植物组织，都不宜作为外植体。

外植体的生理年龄也影响愈伤组织器官发生的能力，如菊花植株的茎段自下而上进行培养的效果不同，下部器官形成率较低，而上部形成愈伤组织的苗分化率则较高。

3. 培养基　很多培养基都用于愈伤组织的诱导，但不同类型的材料，对培养基的

要求不同。含盐量较大的培养基、硝酸钾含量较高的培养基较适合愈伤组织诱导和细胞培养，但选用哪类培养基，还应依药用植物种类、基因型、外植体等而定；含盐量中等的培养基、低盐浓度的培养基则有利于根的形成。诱导愈伤组织常用的培养基为 MS 和 B_5。高盐浓度的培养基可能对培养过程中愈伤组织数量及鲜重增加有益。唇形科药用植物的丹参、紫苏、黄芩皆有以 MS 基本培养基诱导愈伤组织形成的报道，LS 培养基诱导培养愈伤组织的却较少；以 LS 为基本培养基，能诱导出小檗科植物淫羊藿愈伤组织，也能诱导出连钱草愈伤组织。

在愈伤组织的诱导和继代培养基中还需要加入有机成分来满足愈伤组织的生长和分化要求，如糖、维生素类（硫胺素、烟酸、吡多醇、生物素、维生素 C 等）、氨基酸、肌醇、嘌呤和嘧啶类物质，以及酪蛋白质水解物和椰子汁等。

4. 植物生长调节剂

（1）生长素和细胞分裂素：诱导愈伤组织的成败主要在于培养条件，尤其是植物生长调节剂的用量，生长素和细胞分裂素的浓度和配比对大多数药用植物愈伤组织的诱导、增殖和形态建成的调控起重要作用。常用的生长素有 2,4-D、IAA、NAA，其浓度为 0.01~1.0mg/L；常用的细胞分裂素有 KT、ZT、6-BA，其浓度为 0.1~10mg/L。对绝大多数药用植物材料而言，2,4-D 是诱导愈伤组织和细胞悬浮培养的最有效物质，常用浓度为 0.2~3.0mg/L，为促进细胞和组织生长还要加入 0.5~2mg/L 的细胞分裂素。

在愈伤组织被诱导、增殖后，其形态结构各异。有的质地松软，有的坚实，它们之间在培养过程中可由生长调节物质进行调控，使其互相转换。如 N_6 培养基上加 2,4-D（1~10mg/L）时适合鹅观草、远志、桔梗愈伤组织形成，而且多数愈伤组织呈松散粒状，具胚胎和器官发生的能力，而在 NAA、IAA、IBA 上愈伤组织诱导较弱，且愈伤组织多呈硬块状。

药用植物生长调节剂对愈伤组织形态建成起重要调节作用，Skoog 和 Miller（1951）提出"激素平衡"假说，即高浓度的生长素有利于根的形成，而抑制芽的形成；反之，高浓度的分裂素促进芽的形成，而抑制根的形成。但此理论并不适合所有植物，如苜蓿外植体对生长素和细胞分裂素的反应很特殊，在含有 2,4-D 和细胞分裂素的培养基中，可形成愈伤组织，转入无激素的培养基中则开始器官分化，但芽的分化必须先在含有 2,4-D 的培养基中培养。高细胞分裂素/生长素的比例中易生根，反之易生芽。莴苣在 MS 培养基上培养，不论生长素/细胞分裂素比例是高（6-BA/NAA = 2.0/0.2）是低（6-BA/NAA = 0.2/2.0）均有利于苗的形成和体细胞胚胎的发生。

（2）乙烯：愈伤组织在培养过程中可产生大量乙烯，且受培养基中生长调节物质的影响，生长素和细胞分裂素对愈伤组织的某些生理作用可能通过乙烯起作用。外加乙烯对愈伤组织的形态结构和形态建成具有调节作用。

5. 培养基 pH 值   培养基 pH 值影响愈伤组织对营养元素的吸收、呼吸代谢、多胺代谢、DNA 合成等，从而影响愈伤组织的形成及形态建成。一般培养基 pH 值为 5.5~5.8，有些培养基经高压灭菌后 pH 值可降低 0.4~1，但经过 1~2 天的贮藏，pH 值明显恢复，所以要筛选合适的 pH 值。

6. 活性炭等惰性物质　活性炭有时会对愈伤组织的分化起到很好的作用，活性炭可促进愈伤组织的器官发生（根、芽）和体细胞胚胎发生。其作用方式可能为：①吸附培养基中某些成分，如激素、琼脂中的不纯抑制物以及培养基中的盐酸硫胺素、烟酸、铁的络合物；②吸附外植体释放到培养基中的分泌物，如激素、酚类物质等；③吸附培养基中某些气体成分；④活性炭释放到培养基中某些杂质影响培养物的代谢，造成基质的黑暗，使其更接近土壤中生长的状态。

7. 培养环境条件　光具有诱导器官形成的作用。一定的光照对芽的形成、根的发生、枝的分化和胚状体的形成有促进作用。光照强度对培养细胞的增殖和器官的分化有重要影响，一般来说，光照强度较强，幼苗生长得粗壮，而光照强度较弱，幼苗容易徒长。光质对愈伤组织的影响体现在增殖以及器官的分化方面。如百合珠芽在红光下培养8周后分化出愈伤组织，但在蓝光下几周后才出现愈伤组织；而唐菖蒲的球块接种15天后，在蓝光下培养首先出现芽，形成的幼苗生长旺盛，而在白光下幼苗纤细。试管苗培养时要选用一定的光暗周期来进行组织培养，最常用的周期是16小时的光照、8小时的黑暗，对短日照敏感的品种在短日照下易分化，而在长日照下产生愈伤组织；有时需要暗培养，如红花、乌饭树的愈伤组织。

温度对愈伤组织的诱导和生长影响也很大。愈伤组织诱导和增殖的最适温度为(25±2)℃，不同物种愈伤组织诱导和增殖所要求的温度不同，一般在20~30℃。愈伤组织分化的最适温度为24~28℃，过高或过低对器官发生的数量和质量均有影响。

三、愈伤组织培养的应用

愈伤组织的应用较为广泛，主要的应用有以下几个方面：①加快药用植物新品种和良种繁育速度；②培育无病毒苗木；③获得倍性不同的植株；④克服远缘杂交困难；⑤利于种质资源长期保存和远距离运输；⑥提供育种中间材料；⑦诱发和离体筛选突变体；⑧制造人工种子等。

第三节　其他组织培养

一、薄层组织培养

药用植物的薄层组织培养是指对药用植物的薄壁细胞层组织进行离体培养的技术。药用植物的薄壁组织培养是研究离体组织形态发生机制和影响因素、遗传变异产生机制的良好实验体系。植物器官表面消毒后，切取薄细胞层（3~6层细胞），在一定培养条件下可以获得不同器官，如烟草花序轴表皮及表皮下细胞组成的薄层组织，在 MS 或 Hoagland 培养基中添加不同浓度的蔗糖、生长素和细胞分裂素，可形成再生器官。杉木愈伤组织的形成，先是由杉木茎段切口处表皮细胞分裂，再由维管束薄壁细胞通过脱分化逐渐形成；愈伤组织的再生芽分化是由愈伤组织的表皮分生细胞团先分化形成芽原基，再形成肉眼可见的再生芽。

毛叶秋海棠叶片主脉切取的表皮和相邻厚角组织 5~6 层细胞组成的薄壁组织，培养在稀释 6 倍的 Hoagland 溶液中，添加 1.0mg/L IAA+1.0mg/L 6-BA+1% 蔗糖+1% 琼脂，22℃ 培养 4 天、5 天、7 天时，可以观察到表皮细胞发生分裂和表皮毛的形成。

二、髓组织培养

髓组织培养是以药用植物的髓部为外植体的离体培养。以枸杞为例，取当年生长的具有明显分化成髓组织的枸杞枝条，把外植体的切端用熔蜡封住伤口，防止消毒液进入髓组织内部使髓细胞遭到破坏。然后浸入 70% 乙醇中消毒 20 秒，再转入 0.1% 升汞溶液中消毒 8~10 分钟，无菌水冲洗，用无菌镊子和打孔器切取 1 个髓组织圆柱体。将其切成 2~3mm 厚的小圆片，接种至 MS+0.1mg/L 6-BA+0.5mg/L NAA 固体培养基上，能诱导出淡黄色松散型愈伤组织，多次继代培养，愈伤组织更加松散、颗粒小、分散性能好，而且胚性细胞多，分化频率高；将其转移到 MS+0.2mg/L 6-BA 的培养基上快速繁殖得到丛生芽；在 MS+0.2mg/L NAA 的培养基上形成完整植株。

三、韧皮组织培养

韧皮组织培养是以药用植物的韧皮部为外植体的离体培养。其外植体的获得一般有两种方式，一种是选取健壮无病药用植物的枝条或根，在自来水下冲洗干净，用吸水纸吸去水分，在超净工作台上用 75% 的乙醇消毒 30 秒，然后用消毒液消毒，无菌水漂洗 3~4 次，再用解剖刀取其韧皮部，切成适宜大小，接种到培养基进行初代培养；另一种是把韧皮部先预处理，即选取健壮无病植株的枝条或根，在自来水下冲洗干净，用解剖刀取其韧皮部，接着在消毒液中消毒，用无菌水冲洗后，把韧皮部与消毒液接触的部分切除，切割适宜大小的韧皮部组织接种到培养基中。

在韧皮部组织培养时常带有一定数量的形成层，愈伤组织形成率高，其原因可能是带形成层的韧皮部中含有薄壁细胞，此薄壁细胞分化水平低，有较大的发育可塑性，细胞分裂潜能强。细胞分裂是脱分化形成愈伤组织的前提，因此形成愈伤组织所需要的时间短，是诱导形成愈伤组织合适的外植体。采用韧皮部外植体培养时污染率低，其原因可能是形成层位于皮下，不直接接触外部环境，携带病菌污染物概率相对较低所致。相反，直接裸露于外部大环境中的外植体，表面携带大量病菌污染物，即使彻底消毒，亦很难消除干净。因此，从降低污染率角度来看，尽量采用形成层作为外植体。

 案例

山杏茎尖和愈伤组织培养体系

1. 外植体的选取、处理　山杏茎尖在 9 月底至 10 月初为最佳采集时间，此时茎尖尚未分化成花芽，实验前，把从野外采集的外植体在缓慢流动的自来水下清洗掉表面杂质，再放入加有吐温 20 的瓶中摇晃使清洗干净，去掉两三层茎尖最外层的包被鳞片，再用自来水冲洗半小时。沥干水后在超净工作台上先用 70% 的乙醇消毒 6~10 秒，然后用 0.1%的升汞消毒 8~10 分钟，用无菌水冲洗 3 次。在体视显微镜下剥取约 2mm 长的茎尖，用解剖针迅速转移到起始培养基，进行愈伤组织诱导。

2. 茎尖愈伤组织的诱导　起始培养基为改良 MS 附加激素，研究发现不同激素影响不同，6-BA 与 2,4-D 的组合中，随着分裂素增加，愈伤组织分裂速率加快，且愈伤组织的数量较多，最佳组合为 0.5mg/L 6-BA+0.2mg/L NAA。

3. 茎尖愈伤组织的分化　将经过继代培养的愈伤组织转接至分化培养基中。培养25 天后茎尖愈伤组织发生显著分化。6-BA 对愈伤组织的分化有显著影响，要及时更换培养基，不然组培苗基部容易出现褐化，叶片变黄凋落。茎尖愈伤分化培养基为0.2mg/L 6-BA+0.1mg/L NAA。

4. 茎尖分化芽生根诱导　单独使用 NAA 进行生根诱导时，随着 NAA 浓度的增加分化芽的生根诱导率先增加后降低，单独使用 IBA，随着浓度增加，根诱导率随之降低，但生根率达到 70% 以上，IBA 比 NAA 生根效果好，主根多，根粗大，但是缺少侧根，最适的生根培养基为 0.5mg/L NAA+0.2mg/L IBA。

复习思考题

1. 影响分生组织培养的因素有哪些？
2. 开展愈伤组织培养的研究有什么意义？
3. 愈伤组织形成的三个时期，细胞各有什么特征？
4. 简述优良的愈伤组织应具备哪些特性？
5. 愈伤组织形态建成的方式有几种？
6. 胚状体与合子胚有什么异同？
7. 愈伤组织培养有哪些应用？
8. 有哪些因素影响愈伤组织诱导、增殖和形态建成？

第六章　药用植物细胞培养 ▷▷▷▷

 学习目标

1. 掌握　植物单细胞的分离方法及单细胞培养技术。
2. 熟悉　影响细胞悬浮培养的方法及其影响因素；药用植物大量培养时的影响因素。
3. 了解　植物细胞悬浮培养过程中细胞同步化的方法。

植物细胞培养（plant cell culture）是指在离体条件下对植物单个细胞（single cell）或小细胞团（cell aggregate）进行培养，使其增殖并形成单细胞无性系或再生植株的技术。1902 年，Haberlandt 提出单个植物细胞可以分裂，同时该细胞可以通过细胞分裂与分化形成一个完整的植株的设想。1954 年，Muir 等利用万寿菊愈伤组织建立了植物细胞悬浮系，他们通过愈伤组织哺育方法（nurse culture method）成功地观察到单个细胞可以分裂形成小的细胞团。1958 年，Steward 等将高度分化的胡萝卜根的韧皮部组织细胞放在合适的培养基上，发现这些细胞失去已分化细胞的结构特征并发生反复的细胞分裂，最终形成胚胎并发育成具有根、茎、叶等器官的完整植株。目前，枸杞、广藿香、人参、红豆杉、半夏、甘草等药用植物已成功建立细胞悬浮培养体系，并应用于药用植物的次生代谢产物的大规模生产。

一、药用植物单细胞的分离

药用植物单细胞的分离有多种方法，可直接从器官上分离单细胞，还可通过愈伤组织培养法分离单细胞。

（一）由药用植物器官分离单细胞

从器官分离单细胞，即直接从所选取的外植体上，通过机械法或酶解法等方法直接分离单细胞。

1. 机械法　在现有的外植体材料中，叶片组织的细胞排列疏松，是分离单细胞的最佳材料。采用机械法进行单细胞分离时常通过以下两种方法来进行。机械法 A 过程如图 6-1A：选取幼嫩的叶片，撕去叶表皮，使叶肉细胞裸露，然后用解剖刀轻轻将细胞刮取下来，收集单细胞后直接在液体培养基中培养。机械法 B 过程如图 6-1B：选取幼嫩的叶片，剪碎后置于研钵中，加入少量研磨介质，轻轻研磨成浆，然后再通过过滤离心、重悬浮等步骤收集纯化单细胞，并置于液体培养基中培养。

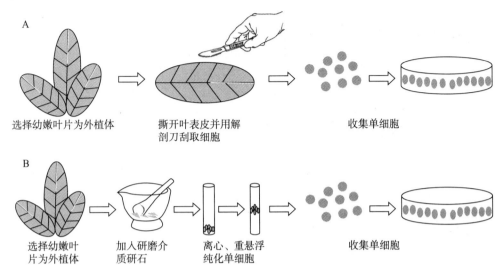

图 6-1　机械法分离植物单细胞

目前，机械法分离单细胞时使用最广泛的方法是机械法 B。1985 年，洪维廉等采用研磨法对 200 种植物叶片叶肉细胞进行分离，其中包含大量药用植物，如大黄（*Rheum officinale* Baill）、博落回［*Macleaya cordata*（Willd.）R. Br］、东方罂粟（*Papaver orientale* L.）、直立黄芪（*Astragalus adsurgens* Pall）、苦参（*Sophora flavescesn* Ait.）等。通过该方法分离出来的细胞，大部分是栅栏和海绵细胞。具体方法如下：①选择叶色鲜绿生长健壮的叶片，洗净后，用 70% 乙醇浸泡 30 秒，然后浸入 5%~7% 漂白粉水溶液 20 分钟，最后用无菌水冲洗 3 次。②将表面消毒的叶片剪碎，每克叶片加入 5~10mL 的无菌研磨液（0.7mol/L 甘露醇加入 5% 葡聚糖），或采用灭过菌的细胞培养液，使用小型研钵或手磨玻璃匀浆器进行研磨至叶片磨碎。③研磨后的混合悬液，通过两层 200 目的尼龙网过滤，叶脉和组织块留在筛网上，单细胞则通过筛孔进入离心管内。④收集过滤在离心管内的滤液，滤液中含有叶绿体、线粒体等细胞器，需在 1500r/min 条件下离心 2 分钟，弃上清液后单细胞沉降于管底。⑤用细胞培养液将沉淀细胞再悬浮，分装到三角瓶内稀释至所需要的细胞浓度，以便进行细胞培养。

用机械法分离获得的植物单细胞具有两个显著的优点：一是分离过程中没有使用酶液，所获得的植物细胞没有经过酶的作用，不会受到酶解液的伤害；二是分离过程中细胞不需要经过质壁分离，最大程度地保护了植物细胞的生理生化活性，有利于后续的生理生化研究。但实际机械法分离单细胞并不常使用。主要因为只有薄壁组织部分的细胞排列疏松，细胞间的接触点较少，此时用机械法分离单细胞才容易成功。所以用机械法分离单细胞时所获得的细胞数量非常少，且在分离过程中，细胞容易受到机械伤害，不容易获得大量的有活性的细胞。因此，采用机械法分离植物单细胞并不常见，但在科学研究中用于生理生化等基础研究时可采用此法。

2. 酶解法　酶解法分离植物单细胞是利用果胶酶、纤维素酶等处理外植体材料，分离出具有代谢活性的植物单细胞。1968 年，Takebe 等首次报道，利用果胶酶处理烟草叶细胞，从中获得大量具有代谢活性的叶肉细胞。发展至今，已有大量的药用植物通过酶解法获得具有代谢活性的单细胞。该法不仅能降解中胶层、胞间连丝，而且还能软化植物细胞壁。因此使用酶解法分离单细胞时，必须在酶解液中加入一些渗透压调节剂，如甘露醇、山梨醇、蔗糖、葡萄糖、半乳糖等对细胞给予渗透压保护。此外，在酶解液中加入适量的硫酸葡聚糖钾可提高细胞产量。酶解法分离叶肉细胞的具体方法步骤如图 6-2：将幼嫩叶片进行表面消毒后，将其切成细条，加入无菌酶解液后，进行真空抽气，使酶解液渗入叶片，并将培养皿置于水平摇床上孵育 2 小时左右，再通过过滤、离心、重悬浮等方法收集单细胞。

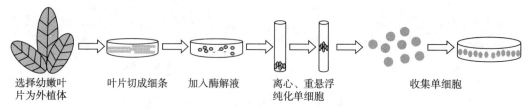

选择幼嫩叶　　叶片切成细条　　加入酶解液　　离心、重悬浮　　　　　收集单细胞
片为外植体　　　　　　　　　　　　　　　　纯化单细胞

图 6-2　酶解法分离植物单细胞

用酶解法分离单细胞有两个显著的优点：一是分离过程中细胞结构不会受到机械伤害，细胞完整度高；二是相比机械法而言，能获得大量的完整的细胞或细胞团。但是在采用此法分离单细胞时，对酶的种类、用量、渗透压、酶解的条件、酶解时间等有严格的要求。酶解不彻底，则所获得的细胞产量少；酶解过度导致细胞损伤；酶解液渗透压不对，导致细胞低渗爆破、高渗质壁分离。由于用此法分离单细胞时需要使用大量的酶，因此酶解法分离单细胞经济成本较高。

（二）由愈伤组织分离单细胞

从植物愈伤组织中分离单细胞不仅操作简便，而且广泛使用。以石刁柏为例，操作步骤如下：①选择分散性良好的愈伤组织，加入液体培养基进行摇床震荡培养。每隔15 天换液 1 次，换液时用 100 目无菌网筛过滤除掉小愈伤组织和大细胞团，将滤液沉淀后弃上清，加入 40mL 培养基继代培养得悬浮培养材料。②利用过滤法进行愈伤组织悬浮系继代培养：先用 40 目大孔不锈钢无菌细胞网筛过滤，以除去细胞悬浮培养物中的大愈伤组织团块，显微镜下观察细胞团大小，得到分散性良好的单细胞进行继代培养。③悬浮系继代 2 次后，选取生长旺盛的悬浮细胞进行单细胞分离，用 360 目无菌细胞网筛除去细小杂质；之后采用 200 目无菌网筛过滤获得单细胞。收集所有细胞用液体培养基洗净后即可用于培养。

二、药用植物单细胞培养

植物单细胞培养是指从植物组织器官或愈伤组织中游离出单个细胞并进行无菌培养。单细胞培养在科研与工业化生产中具有重要意义：①建立单细胞无性系，选育"细胞株"。

同种不同植株细胞、同株不同组织部位细胞之间因遗传、生理生化上存在差异，因而在药材产量、药效成分含量、植株抗逆性等诸多方面存在差异。因此，筛选高产、高抗、高品质的优良细胞，使之成为单细胞系，又称"细胞株"，将给农业及医药生产带来巨大的经济效益。②对培养的单细胞进行人工诱变，筛选突变体，培育新品系。由于单细胞脱离了母体植株的控制，容易受到诱变。通过一些物理及化学诱变方法，使细胞产生突变，筛选出优良株系，然后通过器官分化形成具有优良性状的植株，这在药用植物遗传育种中具有重要意义。③单细胞是优良的遗传转化的受体，可建立高效的药用植物遗传转化体系。

常用的单细胞培养方法主要有单细胞平板培养法、看护培养法、微室培养法和条件培养法等。

（一）单细胞平板培养法

细胞平板培养技术（cell plating culture）首先由 Bergman 在 1960 年创建。细胞平板培养是单细胞培养中最常用的一种方法，是指将制备好的一定密度的单细胞悬液与低熔点的琼脂糖培养基混合后植板的过程，单细胞被包埋在固体培养基中形成一个约 1mm 厚的薄平板。由于平板培养方法筛选效率高、筛选量大、操作简便，因而被广泛应用于药用植物遗传育种、次生代谢产物合成、细胞分裂分化及各种需求的细胞株选育的研究中。其具体操作过程如图 6-3 所示。

1. 单细胞平板培养过程

（1）单细胞悬液密度调整以达到接种临界密度。

（2）根据植物种类的不同，选择适宜的培养基，琼脂浓度控制在 0.6%~1%。

（3）将调整好密度的单细胞悬液与 35℃ 左右的固体培养基按照体积比 1∶1 的比例混合均匀，迅速注入并铺展在培养皿中，凝固后要求细胞能均匀分布并固定在一层 1mm 厚的培养基中，即为单细胞培养平板，并用封口膜封住培养皿。

（4）将单细胞培养平板置于培养箱中，在一定条件下培养若干天后单细胞生长繁殖形成细胞团，然后选取生长良好的细胞团，接种于新鲜的固体培养基上进行继代培养，获得由单细胞形成的细胞株。

2. 单细胞植板率检测 常以植板率来计算单细胞平板培养的效果。植板率是指平板培养中能长出细胞团的细胞占接种细胞总数的百分数。

植板率（%）= 平板中形成的细胞团数/平板中接种的细胞总数×100%

每个平板上接种的细胞总数 = 铺板时加入的细胞悬浮液的体积×每单位体积悬浮液中的细胞数。

研究表明，在单细胞平板培养过程中，接种于培养基中的细胞必须达到临界密度（单细胞培养时，初始植板密度低于某值时，培养细胞就不能进行分裂和发育成细胞团），细胞才能顺利生长繁殖。具体原因尚不清楚，推测可能与在培养过程中植物细胞分泌到胞外的植物激素水平有关。培养时细胞首先要适应培养基环境，一方面从培养基中吸取养分，同时也向培养基中释放植物内源物质，只有当这些内源物质浓度达到一个临界值时，细胞才能进行正常的分裂活动。当植板的细胞浓度过低时，细胞分泌到胞外的内源激素浓度过低，达不到临界值，此时细胞的生长繁殖受限。细胞低密度培养时，细胞能否成功地克隆取决于细胞生物合成能力和胞内代谢物质外泌能力。当接种的细胞密度过高时，植板后相邻的细胞粘连在一起，给后续的分离纯化工作带来很大的困难。只有将细胞植板密度控制在合适的范围内，才能培养出独立的细胞团。通常情况，单细胞平板培养室细胞接种的密度控制在 $10^3 \sim 10^4$ 个/mL。如果细胞密度过高，可用一定量的液体培养基进行稀释；如果细胞浓度过低，可采用过滤、离心等方法进行浓缩。通过血球计数板可以测得单细胞悬液中的细胞密度。

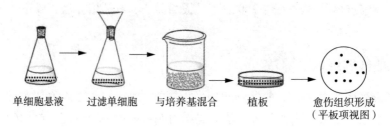

单细胞悬液　　过滤单细胞　　与培养基混合　　植板　　愈伤组织形成
（平板顶视图）

图 6-3　平板培养法示意图

（二）看护培养法

看护培养（nurse culture）是由 Muir 等在 1953 年创立起来的植物单细胞培养方法。将单个细胞置于一块生长活跃的愈伤组织上进行培养，用一片湿润的滤纸将愈伤组织和单细胞隔开，由愈伤组织哺育单细胞，使之分裂、增殖的培养方法，又称哺育培养法。Muir 等认为，他们能够成功培养万寿菊单细胞是看护愈伤组织提供了单细胞生长和分裂的一些必需因子。具体操作过程如图 6-4：①将生长活跃的愈伤组织植入适宜于该愈伤组织生长的培养基上。②在愈伤组织上放置一张 $1cm^2$ 左右湿润的无菌滤纸。③用微型移液管将植物单细胞接种于滤纸上方。④将培养物移入光照培养箱中，在一定的条件下培养数天。⑤待单细胞在滤纸上分裂增殖形成细胞团后，将细胞团移入新鲜的培养基中进行继代培养，获得由单细胞形成的细胞株。

一般而言，若直接将单细胞接种于培养基上，细胞不能进行分裂增殖。看护愈伤组织不仅为待培养的单细胞提供了营养成分，推测还能为单细胞提供促进细胞分裂的植物内源激素，并且这种细胞分裂物质可通过滤纸扩散。

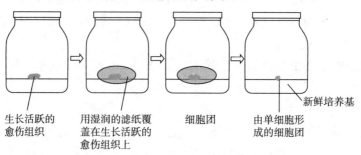

新鲜培养基

生长活跃的　　用湿润的滤纸覆　　细胞团　　由单细胞形
愈伤组织　　盖在生长活跃的　　　　　　　成的细胞团
　　　　　　愈伤组织上

图 6-4　看护培养法示意图

（三）微室培养法

看护培养法操作虽简便，但不能在显微镜下追踪细胞分裂和细胞团的形成过程。1955 年首次将单细胞接种于微室中进行细胞悬浮培养，虽未见细胞生长与增殖，但在显微镜下观察到细胞分裂现象。1960 年，Jones 等设计了微室培养法，将细胞置于人造的微室中进行培养，用条件培养基替代愈伤组织，可对培养过程中细胞的生长、分裂和细胞团的形成过程等进行连续显微观察。操作步骤如下（图 6-5）：①在无菌条件下，在载玻片的两端滴 2 滴胶滴，将盖玻片覆盖在胶滴上；②用眼膏或石蜡油围成一个微室；③将液体条件培养基放入微室中，然后将单细胞接种于培养基中；④最后用盖玻片覆盖于微室上，并将载玻片置于光照培养箱中进行培养。

微室培养的优点是能在显微镜下持续观察单细胞分裂增殖形成细胞团的过程，但是由于使用培养基少，养分和水分难以保持，培养基中的 pH 值变动幅度大。因此微室培养仅适于短期培养。

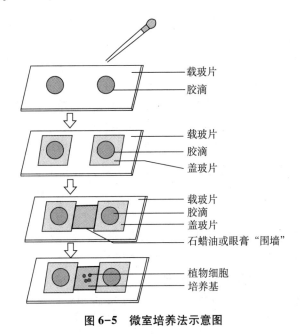

载玻片
胶滴

载玻片
胶滴
盖玻片

载玻片
胶滴
盖玻片
石蜡油或眼膏"围墙"

植物细胞
培养基

图 6-5 微室培养法示意图

（四）条件培养法

条件培养基是指含有植物细胞培养上清液或静止细胞的培养基。条件培养法（condition culture）是指将单细胞接种于条件培养基中进行培养，从而获得细胞系的培养方法。实验证明已经培养过细胞的培养基或者是静止的单细胞类似于看护愈伤组织也可提供单细胞分裂繁殖所必需的物质。具体操作过程如下：①将悬浮细胞系接种于液体培养基中进行振荡培养。②培养数天后，离心分别收集细胞沉淀与培养基上清液。细胞沉淀经灭活处理（60℃下处理 30 分钟后无生长繁殖能力）后即为静止细胞或灭活细胞。

③将培养基上清液或静止细胞悬浮液与35℃左右含1.5%琼脂的固体培养基混合均匀后，分装于无菌培养皿中，冷却后即为条件培养基。④将单细胞直接接种于条件培养基上；或将无菌湿润滤纸置于条件培养基上，然后将单细胞接种于滤纸上；或直接将单细胞与条件培养基进行混合后植板。⑤将上述接种完成的培养基置于培养箱中，在适宜条件下培养数天，待单细胞形成细胞团。⑥选取生长良好的细胞团，转移到新鲜的培养基中进行继代培养，获得由单细胞形成的细胞株。

条件培养具有看护培养和平板培养的特点，可为单细胞提供细胞分裂、生长、繁殖所必需的植物内源物质，因而实用性广泛、应用范围宽广，是单细胞培养中常用的方法之一。

三、单细胞培养的影响因素

相比于愈伤组织培养与悬浮细胞培养，单细胞培养对培养条件的要求更加苛刻，必须严格控制好各种培养条件，才能培养成功，获得细胞团。培养基组分、植物生长调节剂、接种细胞密度、培养温度、培养过程中pH值的变化及CO_2的含量等均可影响单细胞培养的成功与否。

（一）培养基组分

要根据不同植物单细胞对营养成分的需求不同选择培养基的种类、调整培养基中各组分的浓度。培养基中往往还要加入能够促进单细胞分裂增殖的特殊成分，如愈伤组织、酵母提取物、椰乳、水解酪蛋白、水解乳蛋白等。张相岐等对土人参、细叶黄芪等进行单细胞培养时加入水解乳蛋白后振荡培养，可获得许多大小不等的细胞团。

（二）接种细胞密度

植物细胞具有群体生长特性，单个细胞很难进行分裂，因此单细胞培养时细胞接种密度不能低于临界细胞密度。密度过低，植物单细胞不能分裂生长；密度过高，后期难以分离纯化。李景原等对商陆进行单细胞培养时，植板率随接种细胞密度的增大而提高。细胞接种密度为$5×10^3$个/mL时，进行条件培养和看护培养，植板率达11.02%。接种密度过高时，细胞就彼此黏合在一起。

（三）植物生长调节剂

植物生长调节剂的影响与所培养的植物种类以及所使用的种类有关。在植物细胞悬浮培养过程中，常加入适宜浓度的2,4-D，有利于薄壁细胞的生长。植物激素的种类与浓度对单细胞的生长和增殖有重要作用，尤其是在接种细胞浓度过低的情况下，适当补充一些外源植物激素，可显著提高细胞的生长活力。

（四）温度和pH值

植物单细胞培养的温度与细胞悬浮培养和愈伤组织培养的温度基本相似，一般控制在25℃左右。植物单细胞培养时的pH值一般控制在5.2~6.0。H^+浓度的变化常常影响细胞内特定的酶反应。pH值的大小影响铁的吸收和悬浮细胞活力,适当调整pH值,有助于提高细胞植板率。

(五) CO_2 含量

植物细胞培养系统中CO_2的含量对细胞生长繁殖有一定的影响。若降低培养系统中CO_2的含量,细胞的分裂会减慢或停止,若将培养体系中的CO_2浓度提高至1%左右,则对细胞的生长有促进作用,若将CO_2浓度提升至2%,则对细胞的生长起抑制作用。

第二节 药用植物细胞的悬浮培养

细胞悬浮培养 (cell suspension culture) 是指将游离的植物单细胞或细胞团按照一定的细胞密度,悬浮在液体培养基中进行培养的方法。植物细胞的悬浮培养是从愈伤组织的液体培养基础上发展起来的。以愈伤组织为材料,建立植物细胞悬浮培养体系一般包括以下步骤:①植物材料的选择;②愈伤组织的诱导;③适宜细胞悬浮培养的愈伤组织的培养和筛选;④筛选所得愈伤组织的悬浮培养及培养条件的确定;⑤悬浮体系的建立。

细胞悬浮培养为药用植物细胞产生次生代谢物和进行生物转化开辟了新的途径。悬浮培养过程中能够大量提供均匀的植物细胞,且细胞增殖速度快,适于工业化生产。

一、植物细胞悬浮培养的方法

植物细胞的悬浮培养大致可以分为分批培养、半连续培养和连续培养三种类型。

(一) 分批培养

分批培养 (batch culture) 是指细胞在一定的培养基中进行培养,目的是建立单细胞培养物。培养时细胞和培养基一次性加入培养容器或生物反应器内进行培养,在培养过程中培养液体积不变,不添加营养成分,待细胞增长和产物积累到适当的时间,一次性收获细胞、产物和培养液的培养方法。整个培养过程中除了气体和挥发性代谢产物可以和外界空气交换外,一切都是密闭的。当培养基中的养分耗尽时,细胞停止分裂和生长。

在分批培养过程中,细胞数目增长呈现S形曲线 (图6-6)。培养初期为细胞生长的滞后期 (lag phase),此时细胞很少分裂;随后进入一个对数生长期 (exponential phase),这个时期的细胞分裂活动旺盛,细胞数目呈指数增长;然后细胞进入直线生长时期 (linear phase),细胞增殖速度最快,单位时间内细胞数目增长大致恒定;随着培养时间的增加,培养基中部分营养物质耗尽、有害次生代谢产物积累等原因使得细胞增殖速度减慢,进入减缓期 (progressive deceleration phase);最后进入静止期 (stationary phase),细胞生长停止,并开始死亡解体。在分批培养过程中,细胞进入对数生长期所需的最短时间因细胞接种密度、物种、培养条件不同而异。缩短滞后期、延长对数生长期可大幅度提高细胞产量。其中,滞后期的长短主要取决于接种细胞的密度以及细胞所处的生长周期。如果接种的细胞密度过低,滞后期时间延长;如果接种的细胞来自减缓期或者静止期,此时细胞生活力减弱,有些已经开始死亡解体,也会导致滞后期时间延长。

　　分批培养是植物细胞悬浮培养中常用的一种培养方式,所用设备简单,且操作简便、重复性好,适合突变体筛选、遗传转化等研究。由于在分批培养过程中细胞生长和代谢方式以及培养基的成分不断发生变化,细胞没有一个稳态生长期,对于细胞代谢物以及酶的浓度也不能保持恒定,因此分批培养并不是研究细胞生长与代谢的理想培养方式。分批培养时不能控制底物浓度、细胞易老化、生长周期短、效率低,不适合药用植物次生代谢产物的发酵培养。基于这些问题,所以发展起来了连续培养与半连续培养方式。

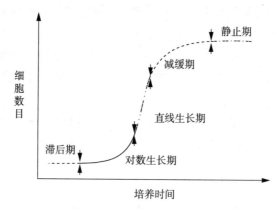

图 6-6　植物悬浮细胞培养时间与细胞数目的关系示意图

(二) 半连续培养

　　半连续培养(semi-continuous culture),又称重复分批式培养或换液培养,是利用生物反应器进行细胞大量培养的方式。在细胞增长和产物形成过程中,每间隔一段时间从中取出部分培养液或细胞,剩余的细胞作为种子,再用新鲜培养液补足到原体积,使生物反应器内的总体积不变。半连续培养时细胞可持续指数生长,并可保持产物和细胞在一较高的浓度水平,培养过程可延续很长时间,并且可以进行多次收获,操作简便,生产效率高。同时,半连续培养可获得大量均匀一致的细胞供生理生化研究用。

(三) 连续培养

　　连续培养法(continuous culture)是在细胞达最大密度之前,以一定速度向生物反应器连续添加新鲜培养基,同时含有细胞的培养液以相同的速度连续从生物反应器流出,以保持培养体积恒定的培养方式。由于培养过程中不断供给新鲜的培养基,并且排除使用过的培养基,所以培养体系中的细胞不会出现营养缺乏、受有害代谢产物积累影响的现象。因此，连续培养可使细胞能长久保持在对数生长期，细胞增殖速度快，是进行大规模细胞培养的常用培养方式。

根据培养过程中所排出的细胞是否回收，可将连续培养分为封闭型培养和开放型培养两种类型。封闭型连续培养是指培养过程中，新鲜培养基与旧培养基等量进出，保持平衡，使培养系统中的养分处于过剩的状态，并且同排出的细胞经回收后再次加入培养系统中。因此，在封闭型连续培养时，细胞数目和密度不断增加。开放型连续培养是在培养过程中，新鲜的培养基以一定的速率注入生物反应器中，并且细胞悬浮液也以相同的速度排出，因此当细胞生长达到稳定期后，培养体系里面的细胞密度维持恒定。在培养过程中可以采取以下两种方式对细胞密度进行控制。

1. 化学恒定法　按照某一固定速度，随培养液一起加入对细胞生长起限制作用的某种营养物质，使细胞增长速率和细胞密度保持恒定的一种开放式连续培养法。

2. 浊度恒定法　根据悬浮液浊度的变化注入新鲜培养液的连续培养方法。可以认为选定一种细胞密度，用浊度法控制细胞的密度。此法灵敏度高，当培养系统中细胞密度超过此限时，超过的细胞就会随着排出液一同自动排出，从而能保持培养系统中细胞密度的恒定。使用恒浊法培养细胞时，在一定限度内，细胞生长速度不受细胞密度的约束，其生长速率取决于培养环境的理化因子和细胞内代谢速度及代谢调节。可以在其生长不受主要的营养物质限制的条件下，研究环境因子（如光线和温度）、特殊的代谢物质和抗代谢物质，以及其内在的遗传因子对细胞代谢的影响。

二、细胞悬浮培养的同步化

由于以植物为材料获取单细胞时，很难保证所分离的细胞都处于同一分裂周期，此外植物细胞在进行悬浮培养时容易形成细胞团，并进入不同的分化状态。因此，在植物细胞悬浮培养时细胞很难处于同一分裂时期，从而导致培养体系中细胞的增殖、生理生化状态以及次生代谢物的合成能力都处于复杂的状态，不利于后期的科学研究与工业化生产，因此需要将悬浮细胞进行同步化处理。

知识链接

细胞周期（cell cycle）是指细胞结束一次有丝分裂后，到下一次分裂所经历的过程。一个细胞周期即是一个细胞的整个生命过程，即由一个老的细胞变成两个新的细胞。

用放射性^{32}P标记蚕豆根尖细胞并做自显影实验，发现DNA合成是在分裂间期的某个特定时期进行的，并将这一特定时期称为S期（DNA合成期，DNA synthesis phase）。在S期之前与上次细胞分裂之后，必然存在一个时间间隔（gap），将此时间间隔称为G_1期。将S期与细胞分裂之前的时间间隔称为G_2期。因此一个细胞周期可人为划分为四个时期：G_1期、S期、G_2期、M期（分裂期）。绝大多数真核细胞的细胞周期都包含这4个时期，只是时间长短有所不同。细胞周期中的各个时期也称为时相。

G_1期是一个细胞周期的第一阶段，上次细胞分裂之后，子代细胞生成，标志着G_1

期的开始。开始合成细胞生长所需要的各种蛋白质、糖类、脂类等，但不合成 DNA。细胞经过 G_1 期，为 DNA 复制做好准备，进入 S 期。进入 S 期后，立即开始合成 DNA。DNA 复制完成后，细胞进入 G_2 期，此时细胞核内 DNA 的含量翻倍，其他结构物质和相关的亚细胞结构也进入了 M 期的必要准备。然后细胞进入 M 期，细胞经过分裂，将其遗传物质平均分配到两个子细胞中。

有些细胞会暂时离开细胞周期，停止细胞分裂，去执行一定的生物学功能。这些细胞称为静止细胞（quiescent cell），或 G_0 期细胞。在细胞周期中细胞转化为 G_0 期细胞多发生在 G_1 期。G_0 期细胞一旦受到信号指使，会快速返回细胞周期，继续进行分裂增殖。体外培养的细胞，在某些营养物质缺乏时，也可以进入 G_0 期，此时的细胞仅能生存，不能进行分裂，当营养物质重新供给时，细胞返回细胞周期，开始分裂。

细胞同步化（synchronization）是指同一悬浮培养体系的所有细胞都同时通过细胞周期的某一特定时期（G_1、S、G_2、M 期）。通过一定的理化措施可以使同一体系中的细胞达到相对同步化。

（一）分选法

通过细胞体积大小分级，直接将处于相同周期的细胞进行分选，然后将同一状态的细胞继代培养于相同培养体系中。一般采用梯度离心，或采用流式细胞仪进行精细的分选。用分选法对细胞进行分选时操作简便，并且维持了细胞自然生长状态，不会有其他处理带来的副作用，但是分选精细度较差。

（二）冷处理法

低温处理可以提高培养体系中细胞同步化的程度。不同的温度对细胞的有丝分裂有极明显的影响，在一定范围内，温度下降使细胞分裂速度减慢，细胞周期延长，从而相应地延长了分裂期的时间，使分裂指数提高，细胞同步化率升高。梅兴国等采用 4℃低温处理红豆杉悬浮培养细胞 24 小时，再恢复培养 24 小时后，细胞同步化效果明显。

（三）饥饿法

悬浮培养细胞中，若断绝供应一种细胞分裂所必需的营养成分或激素，使细胞停滞在 G_1 或 G_2 期，不能进入 S 期或 M 期，经过一段时间的饥饿之后，当在培养基中重新加入这种限制因子时，静止细胞就会同步进入分裂。氮饥饿时，通常获得 G_1 期的同步化细胞；磷和碳饥饿时，可获得 G_1 和 G_2 期的同步化细胞。

（四）抑制剂法

使用 DNA 合成抑制剂处理细胞，使细胞停留在 DNA 合成前期，当解除抑制后，即可获得处于同一细胞周期的细胞。常用的抑制剂有 5-氟脱氧尿苷、5-氨基尿嘧啶、羟基脲等。

(五) 有丝分裂阻抑法

用秋水仙素处理指数生长的悬浮培养物，破坏微管的药物将细胞阻断在中期，浓度一般控制在 0.2%，处理时间以 4~6 小时为宜。

三、细胞生长速度测定

对于任何一个建立的细胞悬浮系都应该进行动态的测定，以掌握其生长的规律，为继代培养或其他研究提供依据。细胞数量、鲜重、干重和密实体积等都可以作为细胞增殖的衡量标准。

(一) 细胞计数

由于细胞悬浮培养过程中，细胞并不会呈现游离的单细胞，而是以大小不同的细胞团存在，因此，直接从培养瓶中取样很难进行可靠的细胞计数。通常情况下，先采用 5%~8% 铬酸或 0.25% 的果胶酶对细胞团进行处理后，使细胞解离成单个细胞，这样即可提高细胞计数的准确性。但是用这些物质对细胞进行处理时，有可能会出现细胞破坏、变形等情况，所以对每种材料都要研制出最适宜的方法。

对悬浮细胞计数时，常使用血细胞计数板来进行。计算较大细胞数量时，可使用特制的计数盘。

$$细胞生长速率 P = (X-X_0)/t$$

其中，X 为 t 时间的细胞浓度，X_0 为起始细胞浓度。

(二) 细胞鲜重和干重

用已知重量的尼龙丝网过滤悬浮培养液，再用水冲洗尽培养基，然后用真空抽滤除去粘在细胞上的多余水分后的重量即为细胞鲜重。将所获得的细胞在 60~80℃ 条件下烘至恒重（约 12 小时），冷却后称重，即为细胞干重。细胞的鲜重和干重一般以每毫升悬浮培养物的重量表示。

(三) 细胞密实体积

细胞密实体积（packed cell volume，PCV）是每个培养单位中所有细胞的容积或体积，单位是每个培养单位中的细胞的毫升或立方厘米数。细胞密实体积在一定程度上反映所培养细胞的生物量的增加。测定方法如图 6-7：将悬浮细胞培养液注入带刻度的离心管中，在一定的离心力下离心至少 5 分钟，然后根据刻度读取沉淀在底部的细胞体积。

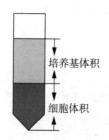

图 6-7　细胞密实体积测定示意图

四、细胞活力检测

植物细胞悬浮培养过程中，细胞的活力直接影响细胞的分裂增殖速度、植株的再生以及次生代谢产物合成、分泌的能力等。因此在进行植物细胞悬浮培养过程中要对细胞的活力进行监测。常用的细胞活力检测方法有相差显微镜观察、荧光素二乙酸酯（FDA）染色法、伊凡蓝染色法、有丝分裂指数测定法等。

（一）相差显微镜观察

活细胞内有正常的细胞核存在，并且有胞质环流现象。通过使用相差显微镜可以观察细胞内是否存在胞质环流，以及是否存在正常的细胞核，因此可鉴别出细胞的死活。

（二）荧光染色法

细胞的存活率是反映细胞群体生活状态的重要指标。活细胞与死细胞在生理功能和性质上主要存在以下差异：①在细胞膜的通透性上存在差异：活细胞的细胞膜是一种选择透性膜，而死细胞的细胞膜受损，通透性增加；②代谢上存在差异：活细胞中新陈代谢旺盛，胞内酶具有较强的活性，而死细胞胞内酶则无活性。基于此发展出 FDA 染色法、伊凡蓝染色法等方法鉴定细胞生死状态。

FDA 染色法的原理：FDA 本身不具有极性，不能发荧光，可以自由出入细胞膜。在活细胞中，FDA 被胞内酯酶裂解，释放出具有极性的荧光素，由于细胞膜具有选择透过性，荧光素不能自由穿越质膜，因此在活细胞中积累。当用紫外光照射时，荧光素发出绿色荧光。死细胞中的酯酶不具有活性，因此 FDA 不能被胞内酯酶裂解，荧光素不能释放出来，因此在紫外照射时，细胞不能发出绿色荧光。根据此方法可以鉴定所培养的细胞的死活，计算活细胞百分数。

伊凡蓝染色法又称为 FDA 的互补法。只有活力受损的细胞才能摄取这种染料，呈蓝色，凡不能染色的细胞皆为活细胞。

（三）有丝分裂指数测定法

在一个细胞群体中，处于有丝分裂的细胞占总细胞的百分数称为有丝分裂指数，指数越高，分裂进行的速度越快，细胞的活性越强。一般采用孚尔根染色法测定有丝分裂指数。方法：将悬浮细胞用 1mol/L HCl 在 60℃ 处理下水解后，在黑暗条件下用 Schiff 试剂（希夫试剂）染色 30 分钟（也可过夜），用水漂洗后进行常规压片、镜检，统计 1000 个细胞中处于有丝分裂各个时期的细胞数，计算有丝分裂指数。

测定有丝分裂指数时，还可使用 0.1% 醋酸洋红染色。方法：取新鲜的悬浮培养液，离心后将细胞置于载玻片上，滴加适量的醋酸洋红，盖上盖玻片，然后轻轻敲打，使细胞分散，最后通过常规镜检，统计 1000 个细胞中处于各个有丝分裂时期的细胞数，并计算有丝分裂指数。

五、细胞悬浮培养的因素

（一）培养基组分

由于不同植物的遗传特性、生物学特性和生态学特性不同，因此在进行植物组织培养及悬浮细胞培养时对培养基成分要求也存在差异。愈伤组织形成的培养基不一定适合悬浮培养，所选取的培养基的种类对悬浮细胞的培养影响巨大。例如在进行羌活植物细胞悬浮培养时，采用 MS 作为基本培养基，羌活植物悬浮细胞增殖倍数和生长速率均最大；用 White 作为基础培养基时，其细胞增殖倍数和生长速率最低。对于南方红豆杉而言，MS 培养基最不利于其悬浮细胞的生长，B_5 培养基有利于其悬浮细胞的生长。而怀牛膝细胞悬浮培养中利于细胞多糖含量提高的基本培养基则为 LS 培养基。

培养基中无机物的浓度是植物生长的重要因素，不同种类植物对无机盐浓度的要求也存在差异。盾叶薯蓣在 3/4MS 条件下，细胞培养颜色状态最佳，且细胞干重及皂苷元含量最高。用 White 作为基础培养基时，羌活细胞增殖倍数和生长速率最低，可能因为 White 培养基为低盐培养基，且不含铵盐，故不利于其细胞的生长。通常低浓度氮刺激细胞分裂导致大量小细胞形成，高浓度氮利于细胞生长。

（二）碳源

碳源不仅提供能源、碳骨架，在植物细胞悬浮培养时还能更好地维持培养体系中的渗透压；并且对细胞的生长、分化及次生代谢产物的积累有重要影响。常用的碳源有蔗糖、葡萄糖、果糖等。不同培养物、不同培养目的对碳源的需求有所不同，因此选择合适种类及浓度的碳源对于植物细胞的生长和次生代谢产物的合成有着重要影响。如 30g/L 的蔗糖浓度，最有利于羌活悬浮细胞的生长。3% 的蔗糖适合野葛细胞生长，4% 的蔗糖则适合野葛黄酮的合成。罗汉果悬浮培养细胞以 4% 蔗糖为碳源最佳。

（三）植物生长调节剂

使用植物生长调节剂能够促进植物细胞增殖与代谢，但不适宜的植物生长调节剂种类及浓度反而会抑制细胞的生长，因此激素的种类及浓度配比是悬浮体系成功建立的关键。例如，0.3mg/L NAA+0.4mg/L 2,4-D+1.2mg/L 6-KT 的激素配比适合南方红豆杉细胞的生长，其中三种激素对细胞生长指数的影响的大小为 6-KT>NAA>2,4-D。

但是对于山西野葛而言，外源激素对悬浮细胞生长影响大小依次是 2，4-D>KT>6-BA>NAA。

（四）pH 值

药用植物的悬浮细胞培养都需要一定的 pH 值，适宜的 pH 值有利于细胞分裂增殖及次生代谢产物的积累。pH 值改变会引起植物质膜通透性变化、胞内酶活性的变化等，不利于细胞对植物的吸收及代谢，进一步影响细胞增殖及产物的合成。一般而言，植物细胞培养时，其 pH 值一般需要控制在微酸性范围内，即 pH 值为 5.3~6.0。如培养基 pH 值为 5.8 时，有利于红豆杉悬浮培养细胞的生长及紫杉醇的合成。培养基 pH 值为 5.3 时，野葛细胞生长量最大；pH 值为 5.8 时，细胞合成的总黄酮含量最高。盾叶薯蓣三倍体细胞悬浮培养液的最佳 pH 值为 6.0。白花蛇舌草细胞悬浮培养液的最适 pH 值则为 6.5。

（五）接种量

细胞悬浮培养时，初始接种量对悬浮体系的稳定性有很大影响。由于细胞具有群体效应，因此当接种量过少，达不到细胞生长所需的最低密度，细胞生长量降低；当接种量过大，单位培养空间内营养有限，通气量下降，相当于受到环境胁迫而产生抗逆反应，产生有害次生代谢产物，导致细胞过早衰老死亡。李萍等发现怀牛膝细胞干重与其接种量相比差异显著，接种量为 50g/L 时，怀牛膝细胞干重及多糖含量均最高，接种量过高过低都不利于细胞生长及多糖的积累（图 6-8）。

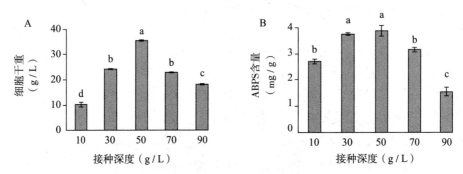

图 6-8　怀牛膝细胞干重及多糖含量与接种浓度的关系（引自李萍，2020）

（六）继代周期

在细胞悬浮培养中，继代周期对细胞悬浮培养的影响也非常大。继代周期过短，细胞达不到最大生长期，细胞浓度较低，此时继代对细胞生长不利。继代周期过长，培养基中养分消耗，部分细胞因养分缺乏而死亡解体，此时继代也对细胞生长不利。例如怀牛膝细胞适宜的继代周期为 14 天（图 6-9）。

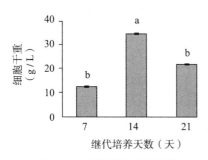 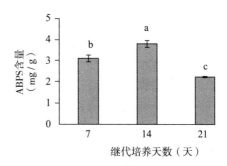

图6-9 怀牛膝细胞干重及多糖含量与继代周期的关系（引自李萍，2020）

（七）培养条件

如摇床转速能直接影响植物细胞悬浮培养体系中的溶氧情况，是决定细胞生长及代谢产物积累的重要因子。以凹叶厚朴为例，摇床转速为80r/min时，悬浮细胞多褐变死亡，且分散性不好；转速为120r/min时，细胞生长最好，细胞干重增长率最大；当转速高于120r/min时，培养液起沫，细胞挂壁严重，细胞生长较差。这是由于转速较慢时，培养体系中气体交换差，导致培养基里氧气不足，细胞各种代谢受到抑制，因此细胞生长缓慢甚至死亡；当转速过快时，剪切力过大，导致细胞破碎死亡，从而抑制细胞的生长。

再如，光质对多种植物组织培养过程中的形态发生、生长控制等也具有重要的影响作用，且对培养细胞生长和次生代谢产物积累有较大的影响。以凹叶厚朴为例，黄光最有利于厚朴悬浮细胞的生长，但细胞中总酚含量较低；蓝光能大大促进厚朴细胞生长和积累次生代谢产物。

六、悬浮培养细胞的植株再生

由悬浮培养细胞再生植株的途径通常有两种：一种是由悬浮细胞直接形成体细胞胚，然后在培养条件适当的情况下继续发育形成正常的植株；另一种是先将悬浮细胞转移到固体或半固体培养基上诱导形成愈伤组织，然后由愈伤组织再生形成一个独立的植株。芦婕将盾叶薯蓣的悬浮培养细胞转入与悬浮细胞培养基相同配方的固体培养基中进行继代增殖，暗培养25天后即可获得较大的愈伤组织团块，再将其转入分化培养基中进行植株再生，成功获得了盾叶薯蓣悬浮培养细胞的再生植株。对于单细胞、低密度悬浮细胞，或者是过小的细胞团，则不宜直接将其转到半固体或固体培养基上进行培养，而应该参照单细胞培养方法或原生质培养方法，采用液体浅层培养或看护培养，待形成较大的细胞团后，再转移到固体培养基上诱导愈伤组织。

七、药用植物细胞的大量培养

随着人口的增长和植物药物的需求与日俱增，加上我国耕地面积有限，药材种植面积有限，导致人们对野生药用植物资源进行掠夺性的开发，使得野生药用植物资源锐减。其次对于多年生药用植物而言，大田栽培难以保证其正常生长年限，有效成分积累量低且易受环境变化、病虫害侵袭，农药残留等不利影响，使得所获得药用植物原料质量参差不齐，难以满足国内外市场的庞大需求量和严苛的质量标准。因此，可以通过植物细胞培养技术大量生产植物源药物，以满足社会需求。

植物细胞大规模培养时，从工程的角度必须进一步研究和开发适宜于植物细胞生长和生产的生物反应器，建立最佳控制和调节系统。从植物细胞培养技术角度必须要满足以下三个条件：①培养的细胞遗传稳定，产物产量恒定；②细胞生长及生物合成的速度快；③代谢产物要在细胞中积累而不被迅速分解，最好能释放到培养基中。

（一）药用植物细胞大量培养途径

药用植物细胞大量培养主要流程如图 6-10 所示。首先是高效细胞株的筛选与建立，然后不断优化条件对该细胞株进行一级一级扩大培养，最后通过下游工程技术回收、分离纯化有用次生代谢产物。具体操作步骤如下。

1. 选择培养材料是建立细胞株的重要步骤。根据前文的方法将外植体诱导形成愈伤组织，选择分散性好的愈伤组织制备悬浮细胞液。然后对细胞团的大小、形态、颜色、代谢物的种类和含量进行筛选，选出所需要的细胞株系。例如通过在培养基中添加 1.6mol/L 的 L-Phe，筛选出了抗 L-Phe 红豆杉细胞系，抗 L-Phe 细胞系的紫杉醇含量高于野生型细胞系的 3~5 倍。

2. 获得的植物细胞需在生长培养基中扩大培养，以获得足够数量的优质细胞，为细胞大批量生产准备基础材料。培养基一般含有丰富的氮源，可添加酪蛋白水解物、氨基酸等，合适的温度、pH 值、溶解氧等培养条件来满足细胞生长和繁殖的需要。培养时间以培养到细胞旺盛生长期为宜。

3. 细胞增加到一定数量后，应转移至体积较小的生物反应器培养，模拟大规模培养控制条件。然后从小培养罐到大培养罐逐级放大培养，确定最终大规模培养时的控制条件。

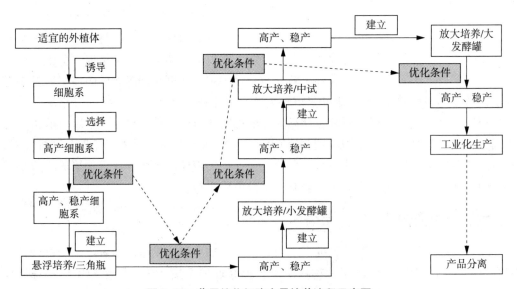

图 6-10 药用植物细胞大量培养流程示意图

（二）生物反应器的选择

应用于植物细胞悬浮培养的生物反应器主要有机械搅拌式和气动式生物反应器，以及以上两种类型的组合形式。生物反应器适用于多种生物体，其选择要考虑几个因素：供氧能力、剪切力、细胞在反应器壁上的附着状况、细胞高浓度培养时的混合状况、温度、pH 值及营养物质浓度、细胞团大小、细胞放大培养的难易程度、维持无菌状态的性能。机械搅拌式生物反应器的特点是搅拌充分、供氧能力和混合效果好，但是剪切力大，对培养的细胞容易造成伤害。气动式搅拌器没有搅拌装置，剪切力小，容易实现长期无菌培养，但是气速过低时混合效果差；气速过高时易产生泡沫，影响植物细胞的生长。

（三）影响药用植物细胞大量培养的因素

1. 细胞株系 细胞系合成次生代谢物能力对药用植物细胞工业化大规模培养生产次生代谢产物的生产效率和生产量有决定性的影响。一种次生代谢物常在多种植物中有，但含量不同；同一种植物中，不同植株之间会不同；同一株植物上，不同部位由于生理差异，往往也有不同的次生代谢物合成能力。在细胞培养过程中，细胞系会出现变异，通过持续选择，有可能不断提高细胞系的生产能力。

2. 培养基组分 药用植物细胞大量培养中其次生代谢物的产量与细胞的生长量和细胞合成代谢物的能力成正相关。培养基中营养物质和激素的改变，不仅影响细胞的生长，也会影响细胞的代谢，必然会影响次生代谢物的产量。例如用 MS 作为基本培养基培养长春花细胞时，其细胞产量和蛇根碱的产量都很高，用 B_5 为基本培养基时，细胞产量减半，且没有蛇根碱生成；若在 B_5 培养基的基础上添加适宜浓度的 NAA 时，细胞产量与蛇根碱的产量则显著提高。通常情况下，氮、磷浓度高往往有利于细胞生长，但是不利于次生代谢物的合成。

3. 光照 一般情况下，愈伤组织和细胞的生长不需要光照条件，但光照时间长短、光质、光强等对细胞代谢产物的合成和积累有重要的影响。例如光照促进紫草细胞 pH 值 β-葡糖苷的积累，抑制紫草素的合成。暗培养有利于龙眼胚性悬浮细胞的生长，但光照培养有利于刺激龙眼细胞内含物及次生代谢物释放到胞外。

4. pH 值与温度 植物细胞生长的最适 pH 值为 5~6。细胞生产次生代谢物的最适 pH 值与生长最适 pH 值不同，需要在不同的阶段控制不同的 pH 值范围。细胞的生长速率与培养温度也密切相关，植物细胞培养温度一般要求 25℃左右，要获得最大生长速率，其最佳的培养温度应是 26~28℃。

5. 饲喂前体物质 次生代谢产物是通过生物合成途径产生的。前体物质是指次生代谢物质生物合成途径中的中间物质。但是在添加前体物质之前，必须先了解该次生代谢物的生物合成途径。以紫杉醇为例，紫杉醇由母核和侧链两部分组成，其母核为二萜类化合物，二萜类化合物的生物合成途径已经基本明确。实验证明，向培养基中添加紫杉醇合成的前体物质（牻牛儿醇、苯甲酸、苯丙氨酸等）可以使红豆杉细胞中紫杉醇含量提高 1~5 倍。

6. 添加促泌剂　植物细胞产生的大多数次生代谢物一般都贮存于液泡或细胞膜内，分泌到培养基中较少。要获得目的产物就必须使用传统的提取方法去破碎细胞，这样大大缩短了细胞的使用周期。若在培养基中添加促泌剂（促进目的产物的释放，解除目的产物对关键酶的反馈抑制）可增大悬浮细胞的细胞膜和液泡膜的通透性，促进胞内次生代谢产物的释放。例如用 1%、3% 和 5% 的 DMSO、Tween-20、TritonX-100 分别处理野葛叶悬浮细胞，皆明显促进细胞生物量和葛根素、异黄酮的释放。

7. 使用诱导子　诱导子是指能刺激细胞合成次生代谢产物的物质。诱导子分为生物诱导子和非生物诱导子。生物诱导子是指微生物，特别是致病微生物（活菌、高温灭菌后的菌物或其匀浆物）、纤维素酶、果胶酶、微生物多糖等；非生物诱导子是指重金属离子（Ag^+、Hg^{2+}、Cu^{2+} 或 Ca^{2+} 等）。诱导子一般是在细胞培养的中后期（接近细胞最大生长期）加入。真菌诱导子（拟茎点霉属，$Phomopsis$ sp.）对茶条槭细胞中没食子酸合成是有促进作用的。100μg/mL 的真菌诱导子对红豆杉细胞的生长和紫杉醇的生物合成比较有利。

8. 接种量　接种量对悬浮细胞生长的影响很大。细胞生长需要一定量的接种体积，最小接种体积一般要比培养体积的 10% 多，临界接种体积的研究较多。

9. 通气状况和气体组成　通过生物反应器对植物悬浮细胞进行培养时，通气状况和气体组成非常重要。改善生物反应器供养状况有利于细胞生长，但过高的通气量引起的剪切力会对细胞产生破坏作用。

10. 两相培养基　根据化学反应平衡原理知道，产物的积累会抑制化学反应正方向的速度（反馈调节），移去产物则可以促进化学反应朝正方向进行。同时，产物的积累还可能会对细胞生长有毒害。因此，如果能将次生代谢物收集起来，就可以促进代谢物的合成。两相培养可以解决这个问题。两相培养法有两种方式：①液-固培养：液相是细胞和液体培养基，固相是能吸收次生代谢物的物质，如树脂、活性炭等；②液-液培养：一层液相是细胞和液体培养基，另一层液相是能溶解次生代谢物的有机溶剂（如乙酸乙酯、正己烷等，对细胞无毒）。这两种方法都可以减少培养基中次生代谢物浓度，防止负反馈调节，从而提高代谢物的产量。特别是在培养基中加入促进细胞内次生代谢物向培养基中分泌的物质（如 DMSO）时，效果更好。例如，香竺葵细胞经两相培养（液-液培养），倍半萜的产量提高了 500 倍。紫草细胞培养时加入十六烷，紫草素产量提高 7.4 倍。

📋 案例

1. 南方红豆杉悬浮细胞培养体系的建立　南方红豆杉为红豆杉属（$Taxus$）常绿乔木。红豆杉中富含紫杉醇，是目前公认的活性最强、广谱的一类抗肿瘤药。仅依靠从红豆杉植株中提取紫杉醇，无法满足日益增长的需求量。以悬浮培养红豆杉细胞的方式生产紫杉醇，工业上通过大规模生物反应器培养细胞，并从细胞中提取紫杉醇，可以减少对药用植物资源的破坏。

（1）外植体的消毒：①将红豆杉枝条在洗衣粉水溶液中浸泡 30 分钟后用流动的自来水冲洗干净。②无菌滤纸擦干后转入超净工作台中。③将枝条剪去部分叶片后完全浸没在75%乙醇中浸泡0.5分钟，无菌蒸馏水洗涤3次，每次时间不少于2分钟。④再转入0.1%氯化汞浸泡8分钟，无菌蒸馏水充分洗涤5次，无菌滤纸擦干。

（2）愈伤组织的诱导：将枝条完全去叶后切成1.0~1.5cm的小段，将外植体的形态学下端插入MS培养基（MS+1.3mg/L 2,4-D+1.0mg/L NAA+1.3mg/L 6-BA+30g/L蔗糖）。在培养基中添加0.35%丙酸钠可较好控制诱导时的染菌率。

（3）悬浮体系的建立：挑选活性高、松散易碎的愈伤组织，接种于液体培养基（B_5+0.4mg/L 2,4-D+0.3mg/L NAA+1.2mg/L 6-KT+30g/L蔗糖）。最佳接种量为0.09g/mL，培养基最佳初始pH值为5.8；装液量为30mL/250mL锥形瓶，25℃，120r/min振荡培养。每隔18天继代培养1次。

2. 盾叶薯蓣三倍体细胞悬浮培养　盾叶薯蓣（*Dioscorea ziniberensis* C. H. Wright）为单子叶植物薯蓣科薯蓣属多年生草本植物，是我国特有植物，其根茎富含薯蓣皂苷元，是合成甾体激素和甾体避孕药的主要原料。因人工难以合成，故有"药用黄金"的美称。

（1）愈伤组织诱导与继代培养：①将盾叶薯蓣无菌苗的茎段切成1~2cm的小段，接种于MS培养基（MS+1.5mg/L 2,4-D+1.0mg/L 6-BA+30g/L蔗糖）中，可诱导出质地较好、呈淡黄色的愈伤组织。②将愈伤组织在上述培养基中继代培养3~5代。

（2）悬浮体系的建立：选择黄色、颗粒小、结构疏松、生长迅速的愈伤组织转入液体培养基（3/4MS+1.0mg/L NAA+0.2mg/L 6-BA+30g/L蔗糖）中，置于120r/min振荡培养箱中进行悬浮培养，每7天将细胞经40μm筛网过滤后接种入新鲜培养液中，经过1~2个月的培养，筛选出生长迅速、分散性、稳定性好的细胞系，建立起盾叶薯蓣三倍体细胞悬浮培养体系。细胞以60g/L的接种量接种，培养基pH值调至5.8，培养容器及装液量分别为100mL三角瓶和40mL装液量。

复习思考题

1. 简述植物单细胞的分离方法及各自的优缺点。
2. 植物单细胞的培养方法主要有哪些？
3. 影响植物单细胞培养的因素有哪些？
4. 植物悬浮细胞培养的方法及影响因素有哪些？
5. 如何使植物细胞悬浮培养实现同步化？
6. 药用植物细胞大量培养时的影响因素有哪些？

第七章　药用植物原生质体培养 ▷▷▷▷

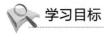 学习目标

1. 掌握　植物原生质体的概念和分离培养的方法。
2. 熟悉　分离原生质体的酶类和原生质体培养基成分。
3. 了解　影响原生质体分离和培养的因素。

思政元素

中国植物原生质体研究奠基人之一——郑国锠教授

　　郑国锠先生是我国著名的植物细胞生物学家、中国科学院资深院士、中国植物原生质体研究主要奠基人之一。郑国锠 1943 年毕业于重庆国立中央大学博物系，中华人民共和国成立时，他正在美国攻读博士学位。博士论文答辩完毕后，郑国锠迫不及待地踏上了归国的行程。当时，南开大学、广西师范学院和兰州大学都邀请他与妻子去任教。他们商量来商量去，最后决定来兰大。郑国锠说："如果只是为了优越的条件，完全可以留在美国。既然选择回来，就应该到最需要的地方去。"20 世纪 70 年代，学校科研经费有限，郑国锠要求把每一分科研经费都用于学术研究。郑先生生活十分简朴，一件衣服能穿十几年，他几乎把所有的精力都投入到教学和科研中。在当时艰苦的条件下，他在国内率先开展了植物组织培养和原生质体培养等细胞工程研究，并在国内率先创建了细胞生物学本科专业。在兰州大学工作的 60 余年，郑国锠写出了 150 余篇高质量的研究论文，出版了《细胞生物学》《生物显微技术》《细胞生物学进展》（共三卷）、《植物细胞融合与细胞工程·郑国锠论文集》等一批深具学术影响的专著，其中《细胞生物学》教材连续印刷近十万册，成为国内生物学科影响最大的教材之一。

　　植物原生质体（protoplast），是指植物细胞通过质壁分离后可以和细胞壁分开的那部分细胞物质，即除去了全部细胞壁的细胞，或是一个被质膜所包围的具有生活力的"裸露细胞"。自 1960 年 Cocking 首次用酶解法从番茄幼苗的根分离原生质体获得成功，1970 年 Nagata 和 Takeble 报道烟草叶肉原生质体经培养获得再生植株以来，原生质体的分离和培养研究蓬勃发展。植物原生质体不仅可作为一个单细胞系统，是细胞生物学、植物生理学、遗传学等基础理论研究的理想材料，同时又是细胞杂交、遗传转化和作物

改良的理想材料。迄今已有 49 个科 160 多个属的 360 多种植物的原生质体再生植株问世，应用前景广阔。目前，夹竹桃科、五加科、紫草科、菊科、龙胆科、葫芦科、茄科、玄参科、天南星科等科的药用植物原生质体培养均已获得成功。

第一节　植物原生质体的分离

原生质体内包裹着细胞核、细胞器、细胞质等。它具有细胞全能性，能再生细胞壁，可以进行连续分裂并生成完整植株。去掉细胞壁的原生质体在一定条件下能克服不同种细胞间的不亲和障碍，为细胞杂交提供融合亲本，培育新品种。

原生质体可以从培养的单细胞、愈伤组织和植物器官中获得。从所获得原生质体的遗传一致性出发，一般认为，由叶肉组织分离的原生质体遗传性较为一致。从单细胞或愈伤组织培养获得的原生质体，由于受到培养条件和继代培养时间的影响，致使细胞间发生遗传和生理差异。因此，单细胞和愈伤组织不是获得原生质体的理想材料。

一、原生质体分离的方法

（一）机械法

把细胞置于一种高渗的糖溶液中，使细胞发生质壁分离，原生质体收缩成球形，然后用利刃切割。在这个过程中，有些质壁分离的细胞只被切去了细胞壁，从而释放出完整的原生质体。在某些贮藏组织中，如洋葱的鳞叶、萝卜的根、黄瓜的中皮层、甜菜的根组织等，应用这个方法可从它们高度液泡化的细胞中分离出原生质体。但这个方法有明显的缺点：①手工操作难度大，费时费力，原生质体获得率很低，难以制备大量原生质体；②在由分生细胞和其他液泡化程度不高的细胞中分离原生质体时不适用。

（二）酶解法

1960 年，Cocking 使用了一种由疣孢漆斑菌（*Myroghecium verrucaria*）培养物制备的高浓度的纤维素酶溶液以降解番茄幼苗根尖细胞壁，成功地大量制备出原生质体，而有商品酶供应之后使进一步的研究成为可能。

植物的细胞壁主要由纤维素、半纤维素和果胶质构成。用来使细胞分离并降解细胞壁的常用酶主要有：①果胶酶（pectinase），是从根霉和黑曲霉中提取的，可以降解胞间层，使细胞从组织中分离出来。主要的商品酶有离析酶（Macerozyme R-10）、离析软化酶（Pectolyase Y-23）和 Pectinase 等，其组分为解聚酶和果胶酯酶，二者均能催化果胶质水解。Pectolyase Y-23 活性最强，使用含量为 0.1%~0.5%，处理时间一般不宜超过 8 小时。Macerozyme R-10 活性稍低，常用含量为 0.2%~5%。Pectinase 使用含量为 0.2%~2.0%。②纤维素酶（cellulase），是从绿色木霉中提取的一种复合酶制剂，其作用是使细胞壁的纤维素降解，得到裸露的原生质体。商品酶中 Cellulase Onzuka RS 的活性比 Cellulase Onzuka R-10 的活性高，常用含量为 0.5%~2.0%。③半纤维素酶（hemi-cellulase），用以降解植物细胞壁中的半纤维素，主要用于细胞壁中含有半纤维素的植物材料，常用含量为 0.1%~0.5%。④崩溃酶（driselase），是一种粗制酶，主要成分为纤维素酶，此外还混有果胶酶、蛋白酶、地衣多糖酶、木聚糖酶和核酸酶，常用含量为 0.3%。

首先用商品酶进行原生质体分离的是 Takebe 等（1968）。在他们分离烟草叶肉原生质体的程序中，先用离析酶处理叶片小块，使之释放出单个细胞，然后再以纤维素酶消化掉细胞壁，释放出原生质体。Power 和 Cocking（1968）证实，这两种酶也可一起使用。这种"同时处理法"或"一步法"比"顺序处理法"快，并且由于减少了步骤，从而减少了微生物污染的机会。目前，多数研究者多采用这种简化的"一步法"。现在市面上原生质体分离常用的商品酶（表 7-1），根据组织性质的不同，可以用不同的配比搭配使用。

商品酶制剂中通常含有一些杂质，影响酶的活性及原生质体的质量。因此，常将酶液在 4℃下通过 Bio-Gel P6 或者 Sephadex G-25 过凝胶柱使其脱盐纯化。酶制剂也常含有一些有害的水解酶类，如核糖核酸酶、蛋白酶、过氧化物酶和酚等，使用时可采用降低温度或尽量减少酶解时间来提高原生质体的生活力。

表 7-1　原生质体分离常用的商品酶

酶	来源	生产厂家
纤维素酶类		
Onozuka R-10	绿色木霉	Yakult Honsha_ Co. Ltd. , Tokyo, Japan
Meicelase P	绿色木霉	Meiji Seika Kaisha Ltd. , Tokyo, Japan
Cellulysin	绿色木霉	Calbiochem. , San Diego, CA 92037, USA
Driselase	*Irpe lutens*	Kayowa Hakko Kogyo Co. , Tokyo, Japan
EA-867	拟康氏木霉	中国科学院上海植物生理研究
Cellulase Onzuka R-10	绿色木霉	KinKi Yakult Manuf. Co. Ltd. , Janpan
Cellulase Onzuka RS	绿色木霉	KinKi Yakult Manuf. Co. Ltd. , Janpan
Cellulase	黑曲霉	Sigma Chemical Co. , St. Louis, MO 63178, USA
果胶酶类		
Macerozyme R-10	根霉	Yakult Honsha Co. Ltd. , Tokyo, Japan
Pectinase	黑曲霉	Sigma
Pectolyase Y-23	日本黑曲霉	Seishin Pharm. Co. Ltd. , Tokyo, Japan
Macerozyme	黑曲霉	Yakult Biochemicals Co. Ltd. Japan
Pectinal	黑曲霉	Rohm and Haas Co. Inde. Pendence Hallwest Philadephia PA 19105, USA
半纤维素酶类		
Rhozyme HP-150	黑曲霉	Rohm and Haas Co. , Philadelphia, PA 19105, USA
Hemicellulase	黑曲霉	Sigma Chemical Co. , St. Louis, MO 63178, USA
Hemicellulase H-2125	黑曲霉	Sigma Chemical Co. , St. Louis, MO 63178, USA
崩溃酶		
Driselase	担子菌	Sigma Chemical Co. , St. Louis, MO 63178, USA

二、影响原生质体产量和活力的因子

(一) 取材

生长旺盛、生命力强的组织和细胞不仅是获得高活性原生质体的关键，而且也对原生质体的复壁、愈伤组织的形成及植株再生有着重要的影响。植物材料的选取主要应考虑基因型、材料类型和生理状态三个方面。

分离原生质体的产量和活力在不同植物基因型间有很大差别。这种遗传性上的差异，不仅表现在不同的科、属、种间植物上，甚至同一种内的不同品种间也有差别。例如，马铃薯的三种不同基因型原生质体在同一种分化培养基上的分化频率存在明显差异，而在苹果原生质体培养再生植株研究中，仅三种基因型获得了再生植株。在植物原生质体培养再生植株的研究中，研究者们首先在烟草、胡萝卜、矮牵牛等植物上取得了突破，而在豆科和禾本科植物上则经历了较长时间的探索。为了使植物原生质体的分离和培养更具典型性和实用性，在植物基因型选择方面，要尽量考虑选择种植面积较大或推广潜力较大的植物种类和品种。

一般而言，植物的器官、组织、细胞，如根、茎、子叶、下胚轴、果实、种子及愈伤组织和悬浮细胞等，都可作为分离原生质体的材料。但要获得产量高、质量好且容易分裂的原生质体，则要慎重选择原生质体分离的起始材料。叶片是目前分离原生质体的最常用材料，因其取材方便，且叶肉细胞排列疏松，酶的作用很容易达到细胞壁，易分离出大量形态、结构和发育阶段比较一致的细胞，而又不致使植物遭到致命破坏。但对于单子叶植物和木本植物而言，由于其叶片不易被酶液降解，因而应选择疏松的愈伤组织或悬浮细胞系作为原生质体的分离材料，尤其是胚性愈伤组织和胚性悬浮细胞系。如对于禾本科植物，从幼胚、幼穗、花药（花粉）或成熟胚建立的愈伤组织及其胚性悬浮细胞系分离的原生质体有利于再生植株的形成。

材料的生理状态也十分重要，幼龄植株或新生枝条上充分伸展的叶片制备原生质体往往能取得最令人满意的效果。原生质体的产量和活力还受到叶龄和植株生长环境的影响。为此，通常将植株栽种温室或生长室内，光照强度控制在 $0.3 \sim 1 W/cm^2$ （一些物种则需要更高的光强），光周期通常至少 6 小时的黑暗期，温度 $20 \sim 25℃$ ，相对湿度 $60\% \sim 80\%$ ，并供给充足的氮肥。离体培养的无菌苗叶片也是很好的材料来源，因其无需表面消毒，且分离的原生质体再生能力更强，如制备丹参原生质体就可以选择无菌苗的幼嫩叶片。从愈伤组织游离原生质体时，宜选用生长活跃的幼龄愈伤组织，因较老的愈伤组织容易产生巨型细胞，壁厚，难于被酶消化。对于悬浮细胞，宜选用处于指数生长早期的细胞，其原生质体得率较高。在酶解前有时对材料进行预处理，可改变细胞和细胞壁的生理状态。常采用的方法有：①低温、暗培养处理。以叶片等外植体为试材时，将其置于4℃下，暗处理 $1 \sim 2$ 天，其原生质体的产量高，均匀一致，分裂频率高。②等渗溶液处理。把材料放在等渗溶液（如13%甘露醇）数小时，再放到酶液中分离原生质体，能提高产量和活性，尤其是多酚类含量高的植物，如苹果、梨等。③试剂处理。在细胞悬浮培养基中加入生长素、含硫氨基酸、还原剂或重金属离子，可改变细胞壁的组成，利于降解酶发挥作用。

（二）前处理

从生长在有菌条件下的植株上取来的组织，首先必须进行表面消毒。一般来说，消毒方法与组织和器官的消毒方法相同。对禾谷类植物叶片消毒效果最好、效率最高的方法是用苄烷铵（zephiran）（0.1%）和乙醇（10%）溶液漂洗5分钟。叶片表面消毒的另一种常用的方法是用60%~70%的漂洗。

在进行酶解处理的时候，要保证酶解能充分进行，必须促使酶溶液渗入到叶片的细胞间隙中去。为达到这个目的可以采用几种不同的方法，其中应用最广泛的方法是撕去叶片的下表皮，然后以无表皮的一面向下，使叶片漂浮在酶溶液中。如果叶片的下表皮撕不掉或很难撕掉，则可把叶片或组织切成小片（约1mm^2），投入到酶溶液中。这种方法若与真空渗入相结合，则效果更加有效。若以真空处理3~5分钟，使酶溶液渗入叶片小块，在2小时内即可把禾谷类植物的叶肉原生质体分离出来。检查酶溶液是否已充分渗入的标准为：当真空处理结束后大气压恢复正常时，叶片小块能否下沉。代替撕表皮的另一种有效方法是用金刚砂（264目）摩擦叶的下表面。在酶处理期间进行搅拌或振动可以增加培养细胞的原生质体产量。

（三）酶处理

市售的最早真菌酶制品是Onozuka纤维素酶SS和Onozuka离析酶SS，这两种酶一直得到广泛的应用。崩溃酶同时具有纤维素酶、果胶酶、地衣多糖酶和木聚糖酶等几种酶的酶解活性，对于从培养细胞中分离原生质体特别有效。即使是纯化的酶，如纤维素酶R-10，也含有相当数量的果胶酶。果胶酶Y-23是一种效力很高的离析酶，与纤维素酶结合使用，可在30分钟内从豌豆叶肉细胞中把原生质体释放出来。原生质体分离的情况在很大程度上取决于所用酶的性质和浓度。分离植物细胞原生质体所必需的两种酶是纤维素酶和果胶酶，前者的作用是消化细胞壁纤维素，后者主要是降解胞间层。对于某些组织来说，除了纤维素酶和离析酶外，可能还需要半纤维素酶。如广藿香悬浮细胞原生质体分离使用试剂有纤维素酶、果胶酶和半纤维素酶；丹参叶肉细胞原生质体分离使用的酶解液有纤维素酶、半纤维素酶和果胶酶Y-23，或者离析酶R-10。

酶的种类、浓度和酶解时间因材料来源不同而异。一般来讲，对于子叶、下胚轴和叶片等材料，常选用活性中等的酶，并且用低浓度的酶液进行酶解处理；对于愈伤组织和悬浮细胞等难解离的材料，常用活性较强的酶，采用较高浓度的酶液酶解处理。一般来说，酶的活性越高，对植物细胞的毒害也越大，因此酶处理的时间应相应缩短。酶解的时间从0.5~20小时不等，以获得足以满足原生质体培养的数量为准。但是有些细胞能忍耐长时间酶处理，而另一些细胞则不能，酶解时间过长会造成先前已经游离出来的原生质体解体、破碎或融合，所以为了获得大量有活力的原生质体，酶解处理的时间一般不超过24小时。

（四）酶液的渗透压

渗透破碎性是离体原生质体的基本属性，因此在酶溶液、原生质体清洗介质和原生质体培养基中必须加入一种适当的渗透压稳定剂。在具有合适渗透压的溶液中，新分离出来的原生质体看上去都是球形的。原生质体在轻微高渗溶液中比在等渗溶液中更为稳定。较高水平的渗透剂可以阻止原生质体的破裂和出芽，但与此同时可能也会抑制原生质体的分裂。

降低渗透势通常是向原生质体分离混合液中及原生质体培养基中加入甘露醇、山梨醇、葡萄糖、半乳糖或蔗糖来实现的。其中，甘露醇和山梨醇是最常用的渗透压稳定剂，它们可分别或结合使用，适宜的浓度因所用的细胞或组织来源而异，一般为 $0.3 \sim 0.8mol/L$。酶液中除需要渗透压稳定剂外，常加入 $CaCl_2 \cdot 2H_2O$（$50 \sim 100mmol/L$）、$CaH_4(PO_4)_2$、葡聚糖硫酸钾、KH_2PO_4 等组分。Ca^{2+} 可以大大提高细胞膜的稳定性，有利于原生质体稳定。葡聚糖硫酸钾通过降低酶液中核糖核酸酶活性，有利于原生质膜的稳定。在酶液中添加电解渗透压稳定剂（如 $40mmol/L$ $MgSO_4 \cdot 7H_2O$ 和 $335mmol/L$ KCl）可提高原生质体的活力和纯度。

（五）酶液的 pH 值与反应温度

酶的活性与酶液的 pH 值紧密相关，酶液的原始 pH 值对原生质体的产量和活力影响很大。按照厂家的说明，纤维素酶 Onzuka R-10 的最适 pH 值为 $5 \sim 6$；离析酶 R-10 的最适 pH 值为 $4 \sim 5$。而实际上酶溶液的 pH 值通常被调节在 $4.7 \sim 6.0$。在酶液中加入适量的 PVP、MES 能稳定酶解过程中的 pH 值变化。大多数植物原生质体分离酶活性的最适温度为 $40 \sim 50℃$，但这个温度对植物细胞会造成伤害，因此，一般酶解在 $25 \sim 30℃$ 温度下进行，以有利于保持原生质体的活力。

三、原生质体的纯化

（一）沉降法

沉降法亦称过滤离心法，该方法利用比重原理，低速离心使原生质体沉于底部。将镍丝网滤出液置于离心管中，在 $75 \sim 100 \times g$ 下离心 $3 \sim 5$ 分钟，弃去含细胞碎片的上清液和酶液。然后用原生质体洗液（除不含酶外，其他成分和原生质体分离酶液相同）或液体培养基重新悬浮沉淀物，在 $50 \times g$ 下离心 $3 \sim 5$ 分钟再悬浮。如此重复 $2 \sim 3$ 次。该方法的优点是纯化收集方便，原生质体丢失少，缺点是原生质体纯度不高。

（二）漂浮法

根据原生质体来源的不同，利用比重大于原生质体的高渗蔗糖溶液，离心后使原生质体漂浮其上，残渣碎屑沉到管底。具体做法是：将悬浮在少量酶混合液或清洗培养基中的原生质体沉淀和碎屑置于离心管内蔗糖溶液（21%）的顶部，在每分钟 100 下离心

10 分钟。碎屑下沉到管底后，一个纯净的原生质体带出现在蔗糖溶液和原生质体悬浮培养基的界面上。用移液管小心地将原生质体吸出，转入到另一个离心管中。反复离心和重新悬浮之后，再将原生质体清洗 3 次，最后以适当的密度悬浮在培养基中。该方法的优点是获得的原生质体纯度高，缺点是原生质体的收率较低。

（三）界面法

采用 2 种不同密度的溶液，离心后使完整的原生质体处在两液相的界面，称为界面法。具体做法：在离心管中依次加入溶于液体培养基中的 171.2g/L 与 47.9g/L 的蔗糖溶液、溶于液体培养基中的 65.6g/L 山梨醇溶液和悬浮在酶溶液中的原生质体（其中含有 54.7g/L 山梨醇和 11.1g/L $CaCl_2$），经 400×g，离心 5 分钟后，细胞碎片等亚细胞结构则沉降到管底，一个纯净的原生质体层会出现在蔗糖层上，用吸管吸出即可。该方法的优点是获得的原生质体均匀一致，纯度高；缺点是操作复杂，原生质体的收率不高。

四、原生质体活力的鉴定

在培养之前，通常要先对原生质体的活性进行检测。原生质体活性测定的常用方法有形态观察法、氧电极法、渗透压变化法、伊凡蓝染色法、二乙酸荧光素法、酚藏花红染色法。其中二乙酸荧光素法最常用。

（一）形态观察法

在显微镜下观察原生质体的形态和细胞质环流状况，有活力的原生质体形态规则完整，颜色鲜艳，富含细胞质；而无活力的原生质体呈现褐色或不透光。

（二）氧电极法

有活力的原生质体在光照下会进行光合作用而放出氧气，在没有光照的条件下进行呼吸而耗氧。因此，可以通过一个能指示呼吸代谢强度的氧电极测定原生质体的活力。

（三）渗透压变化法

将原生质体放入较低渗透压的溶液中，体积会膨胀，放入高渗透压的溶液中，体积会缩小，这样的原生质体是有活力的，体积不变的是已经死亡的原生质体。

（四）染色法

1. 伊凡蓝染色法 以完整的质膜排斥伊凡蓝染料的能力做指标，当用 0.025% 伊文斯蓝（Evans blue）溶液对细胞处理时，只有死细胞和活力受损伤的细胞能够吸收这种染料显蓝色，而完整的活细胞因不能摄取或积累这种染料，因而表现为无色。

2. 二乙酸荧光素法 以二乙酸荧光素（FDA）的染色能力做指标，FDA 本身无荧光也无极性，但能自由穿越细胞膜进入细胞内部。在活细胞内 FDA 被酯酶分解，产生荧光物质——荧光素，该荧光素不能自由穿越原生质体膜，会积累在活细胞中，因此在荧光显微镜下有活力的细胞便会产生荧光；而荧光素不能积累在死细胞和破损细胞中，因此无活力的原生质体无荧光产生。

3. 酚藏花红染色法 具有活力的原生质体吸收酚藏花红染料（浓度为 0.01%）显红色，没有活力的不能吸收染料而为无色。

第二节 植物原生质体的培养

原生质体分离纯化后，须在合适的培养基中应用适当的培养方法才能使细胞壁再生，细胞启动分裂，并持续分裂至形成细胞团，长成愈伤组织或胚状体，分化或发育成苗，最终形成完整植株。近年来，国内外广泛地开展了植物原生质体研究工作，植物原生质体培养和融合取得了突破性进展，主要表现在通过原生质体获得再生植株的种类不断增加。其中，药用植物已经从原来不能杂交的植物，如胡萝卜和人参、曼陀罗和颠茄、烟草和龙葵等获得杂种植株。

一、供体植物的选择

如果要使用由完整的植物器官得到的组织制备原生质体，供体植株应当栽培在光照、温度和湿度可控的条件下。由田间植株上取得的叶片常产生难以重复的结果。据相关研究报道，种在温室或生长箱中的植株制备的油菜和甘蓝的叶肉原生质体不能进行分裂，而在无菌条件下生长的幼苗制备的原生质体则能形成愈伤组织。相关研究表明，用于制备原生质体的马铃薯植株应种在营养、温度、光强和光周期等可严格控制的条件下。否则无论采用什么培养基原生质体都不能进行分裂。

在若干物种（如甘蓝、甘薯、大豆和陆地棉等）中，由新采集的叶片制备的原生质体不能进行持续分裂，在这种情况下，若先把叶片在适当的培养基中预培养 3~7 天，则有可能获得可分裂的原生质体。

二、原生质体的培养方法

（一）平板培养法

平板培养（plating culture）是指将制备好的一定密度的单细胞悬浮液接种到 1mm 厚的固体培养基上进行培养的方法。具体方法可参见第六章药用植物细胞培养相关内容。

（二）看护培养法

看护培养法（nurse culture），又称哺育培养法，是指用一块活跃生长的愈伤组织块来看护单细胞，使单细胞持续分裂和增殖，而获得由单细胞形成的细胞系的培养方法。愈伤组织块可以促进单细胞的生长和繁殖，但其机制目前尚未明了，推测可能是由于愈伤组织的存在给植物的单细胞传递了某些生物信息，或为单细胞的生长繁殖提供了某些物质条件，如植物激素等内源化合物。看护培养的不足之处是不能在显微镜下直接观察细胞的分裂和细胞团的形成过程。具体方法可参见第六章药用植物细胞培养相关内容。

（三）微室培养法

微室培养法（micro-chamber culture）也称双层盖玻璃法，是将接种有单细胞的少量培养基，置于微室中进行培养，使单细胞生长繁殖的培养方法。

方法：将一滴悬浮培养液滴于载玻片中央，在其四周滴一圈石蜡油，再在左右两侧各加一滴石蜡油并分别放置一张盖玻片，将第三张盖玻片架在左右两个盖玻片之间，中间形成一个微室（图7-1）。运用这种技术可对单细胞的生长与分化、细胞分裂的全过程及胞质环流的规律等进行连续观察和深入分析。

这一方法同样可用于培养原生质体，以观察细胞壁的再生和细胞分裂全过程。具体方法可参见第六章药用植物细胞培养相关内容。微室培养的优点是能在显微镜下追踪观察单细胞分裂增殖形成细胞团的全过程，但缺点是培养基少，营养和水分难以保持，pH值变动幅度大，培养的细胞仅能维持短期分裂。

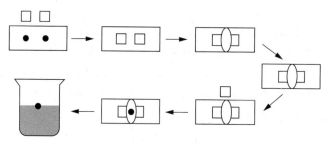

图7-1　微室培养法示意图

（四）液体浅层培养法

这是最常用的原生质体培养方法之一，许多木本植物如悬铃木、猕猴桃、苹果都采用液体浅层培养获得成功，茄科、玄参科等药用植株较适合液体浅层培养方式。

方法：用含渗透压稳定剂的液体培养基将纯化后的原生质体密度调整到 10^4 个/mL以上，然后用吸管转移到培养皿中，使培养基厚为1mm。石蜡膜带密封后暗培养。培养5~10天后细胞开始分裂，此时开始降低培养基中的渗透压。每隔一周用刻度吸管吸取不含渗透压稳定剂的新鲜液体培养基置换原液体培养基。当形成大细胞团后，将其转移至无渗透压稳定剂的固体培养基上增殖培养。

该方法的优点是操作简单，对原生质体伤害小，可微量培养，能及时降低渗透压并补加新鲜培养基，细胞植板率高；缺点是原生质体沉淀、分布不均匀，形成的细胞团聚集在一起，难以选出单细胞无性系。

（五）固液双层培养法

本方法应用最广泛。

方法：在培养皿中先制备一层含有 0.7% 琼脂的固体培养基，冷却凝固后，再在上面加入原生质体悬浮液，用石蜡膜带密封后进行暗培养。当细胞开始分裂后，每周用新鲜液体培养基更换原液体培养基 1 次。若在更换的液体培养基中添加 0.1%~0.3% 活性炭，效果尤佳。形成大细胞团后，转移至无渗透压稳定剂的固体培养基上培养。

该方法的优点是原生质体分布均匀，有利于分裂，容易获得单细胞株系，细胞植板率高；缺点是原生质体易受热伤害、易破碎。五加科、天南星科等药用植物较适合液体浅层和固液双层的联合培养方式。

（六）琼脂糖珠培养法

也称念珠培养法，属于固液结合培养法。

方法：把含有原生质体的琼脂糖培养基切成块放到大体积的液体培养基中，并在旋转摇床上震荡培养以利于通气。

该方法不仅提高了一些物种（如番茄）的原生质体植板率，而且使一些原生质体较难分裂的物种如矮牵牛获得持续的细胞分裂。

三、原生质体培养基

原生质体培养所需的营养要求与植物组织或细胞培养基本相同。原生质体的培养基多采用 MS、B_5，或由它们衍生的培养基如 KM8P 和 NT 培养基。KM8P、NT 培养基分别是以 B_5 和 MS 培养基为基础改良的。禾谷类植物的原生质体培养基多数是以 MS、N_6、KM、AA 为基本培养基；十字花科和豆科植物则多以 B_5、KM8P、K8P、KM 为基本培养基；茄科植物以 MS、NT、K_3 为基本培养基。在药用植物原生质体的培养中，常用的培养基有改良的 MS、B_5、KM8P、6,7-V、V-KM 等培养基。无机盐是构成培养基的主要成分，一般 Ca^{2+} 和 NH_4^+ 对原生质体培养效果影响较大，且较高浓度的 Ca^{2+} 有利于原生质体培养。

（一）无机盐

无机盐是构成培养基的主要成分，包括大量元素和微量元素。其中 Ca^{2+} 和 NH_4^+ 对培养基的影响较大。较高的 Ca^{2+} 浓度能提高原生质体的稳定性，但高浓度的 NH^{4+} 对原生质体的生长发育不利。因此，现在常用有机氮如谷氨酰胺、水解酪蛋白等作为氮源来提高原生质体的分裂频率。

（二）有机成分

含有丰富有机物质的培养基有利于细胞分裂。在原生质体培养中得到广泛应用的 KM8P 培养基就含有丰富的有机成分，包括维生素、氨基酸、有机酸、糖、糖醇和椰子汁等。已研究证明，在培养基中添加谷氨天冬氨酸、精氨酸、丝氨酸、丙氨酸、苹果酸、柠檬酸、延胡索酸、腺嘌呤、水解乳蛋白、水解酪蛋白、椰子汁、酵母提取物、脱落酸、尸胺、腐胺、尿胺、精胺、亚精胺、对甲基苯甲酸、小牛血清和蜂王浆等有机添加物，对于促进原生质体的分裂、细胞团及胚状体的形成都有一定的作用。

(三) 激素

原生质体培养基均含有生长素和细胞分裂素。最常用的生长素为 2,4-D，细胞分裂素为 BAP（6-苄基腺嘌呤）、KT（激动素）和 2-iP（异戊烯基腺嘌呤）。然而，对于不同植物种类或细胞系来源的原生质体，其适合培养的激素种类、激素的浓度和配比也存在差异。由活跃生长的培养细胞分离的原生质体，生长素/细胞分裂素比值要高些；由高度分化的叶肉细胞等得到的原生质体，生长素/细胞分裂素比值应低些，原生质体才能恢复分裂。此外，在原生质体的起始分裂、细胞团形成、愈伤组织形成、器官或胚状体发生和植株再生等不同发育阶段，对激素的需求也不同，因此培养过程中需要不断地对激素的种类和浓度进行适当调整。一般认为，2,4-D 对原生质体的分裂有促进作用，但对再分化却有抑制作用。因此，自初培养到形成愈伤组织大都使用 2,4-D，而将愈伤组织转入到分化培养基时，则需降低或除去 2,4-D，并适量增加细胞分裂素的浓度。此外，在每一步调整激素时，还要考虑到前培养基中激素的后效应。

(四) 渗透压稳定剂

在没有再生出一个坚韧的细胞壁之前，原生质体培养基中，需有一定浓度的渗透压稳定剂来保持原生质体的稳定。许多试验证明，糖是原生质体培养中较理想的渗透压稳定剂和碳源，电解质渗压剂在培养基中使用会抑制细胞壁的再生，导致不能进行正常的有丝分裂。目前，培养基中的渗透压大多采用 500~600mmol/L 甘露醇或山梨醇进行调节。然而，植物种类不同，其原生质体培养基中选用糖的类型也有可能不同。对于禾谷类植物和豆科豌豆的叶肉原生质体来说，蔗糖或葡萄糖不能取代甘露醇或山梨醇用作为培养基中的渗透压稳定剂。在悬铃木叶肉原生质体培养中，使用葡萄糖可提高原生质体的植板率，且对细胞的毒害小。在禾本科雀麦草的原生质体培养中，蔗糖的效果比葡萄糖或甘露醇好。

原生质体培养 7~10 天后，大部分有活力的原生质体已经再生出了细胞壁并进行了几次分裂，此后需要通过定期添加新鲜培养基，使渗透压稳定剂浓度逐渐降低，促进培养物持续生长，发育成愈伤组织并再生植株。

(五) pH 值

原生质体培养基的 pH 值一般为 5.5~5.9，pH 值过高或过低都会对原生质体的活力及其分裂产生不利影响。

四、植板密度

原生质体初始培养密度对植板效率有显著影响，一般为 $10^4 \sim 10^5$ 个/mL。过高或过低均影响其分裂。密度过高会导致营养不良或造成细胞代谢产物过多而影响正常生长；密度过低，细胞内代谢产物扩散到培养基中的量较少，导致细胞内代谢产物浓度过低而影响细胞分裂和生长。

五、培养条件

在培养初期，因为没有细胞壁的保护，植物原生质体极其脆弱，光、温、湿度等条件不适往往会引起培养基成分及渗透压的变化，影响原生质体正常生长发育。

（一）光照

一般而言，对于由叶肉、子叶、下胚轴等分离得到的带有叶绿体的原生质体，培养初期置于弱光或漫射光下培养较好，避免强光导致叶绿素分解而造成细胞死亡；对于由愈伤组织和悬浮细胞脱壁的原生质体，最初的 4~7 天应置于完全黑暗中培养。5~7 天后，当形成完整的细胞壁后，细胞就具备了耐光性，这时可将培养物转移到光下培养。

（二）温度

植物原生质体的培养温度一般为（25±1）℃。但不同植物种类原生质体的适宜培养温度存在差别，一般喜温植物要求温度稍高，而耐寒植物要求温度稍低。豆科的豌豆和蚕豆的叶肉原生质体培养的适宜温度为 19~21℃；茄科的烟草原生质体培养的适宜温度为 26~28℃；锦葵科的棉花为 28~30℃；十字花科油菜的培养温度首周为 30~32℃，然后转入 26~28℃培养较为有利。

（三）湿度

植物原生质体培养过程中，保持一定的湿度也很重要。应避免因湿度不适引起原生质体再生细胞的死亡。

六、低密度培养的对策

（一）饲养细胞层法

在一般情况下，当植板密度低于每毫升 10^4 个原生质体时，烟草原生质体不能分裂，但通过饲养细胞层法，这些细胞可在低至每毫升 10~100 个原生质体的密度下进行培养。饲养细胞层的制备方法是，先以剂量为 $5×10^3$R 的 X 射线照射原生质体（10^6 个原生质体/毫升），这一剂量能抑制细胞分裂，但并不破坏细胞的代谢活性。照射后将原生质体清洗 2~3 次（洗净由照射所产生的有毒物质是重要一环），植板在软琼脂培养基上。这时将琼脂培养基中未经照射过的原生质体铺在饲养细胞层上。饲养层细胞的最适密度与在一般原生质体培养中的最适植板密度（$2.4×10^4$ 个原生质体/毫升）相同。饲养层也可由悬浮培养的细胞制备。虽然已知在不同物种的原生质体之间可以发生互馈现象，但是对于烟草和柑橘原生质体来说，以本物种原生质体制备的饲养层比用异物种细胞制备的饲养层更为有效。

（二）共培养法

两个不同物种原生质体共培养的方法也可用于某些物种的原生质体或杂种细胞的培养。具体做法是把两种类型的活跃代谢和正在分裂的原生质体混合在液体培养基中，一起进行培养。这种方法只适用于以下情况，即在这两种类型的原生质体之间能发生有效的互馈，同时由这两种类型细胞所产生的愈伤组织在形态上能够彼此区分。例如，用机械方法分离出来的烟草属两个物种种间融合杂种细胞转移到林生烟草一个白化品系的原生质体培养物上，由于杂种细胞是绿色的，因而能与白化类型的非绿色细胞团清楚地区分开来。

（三）Cuprak 微滴法

使用一种构造特别的"Cuprak"培养皿可以培养单个原生质体及由这些原生质体再生的细胞。这种培养皿有两室，即小的外室和大的内室。内室中有很多编码的小穴，每个小穴能装 $0.25 \sim 25 \mu L$ 培养基。把原生质体悬浮液微滴加入小穴中，在外室内注入无菌蒸馏水以保持培养皿内的湿度。把培养皿盖上盖子以后，用封口膜封严。通过这个方法，由单个培养在 $0.25 \sim 0.5 \mu L$ 小滴的原生质体获得了完整的烟草植株。对于单个原生质体的分裂来说，微滴的大小是关键因素。每个 $0.25 \sim 0.5 \mu L$ 的小滴内含有一个原生质体，在细胞数对培养基容积的比例上相当于细胞密度为每毫升 $(2 \sim 4) \times 10^3$ 个细胞。增加微滴的大小将会降低有效植板密度。

七、原生质体再生

（一）细胞壁再生

原生质体培养后，体积增大，叶肉细胞的叶绿体会重排于细胞核周围。当原生质体由球形逐渐变成椭圆形，表明细胞壁已经再生。只有形成完整细胞壁的细胞才能进入分裂阶段（图7-2）。细胞壁的形成与植物基因型、供体细胞的分化状态以及培养基成分等有关。再生细胞壁的存在与否可以用荧光染色法鉴定，常用的荧光素为卡氏白（Calcafluor white）。此外，还可利用电镜技术来观察细胞壁的存在与否。

（二）细胞分裂和愈伤组织形成

原生质体培养 $2 \sim 3$ 天后，细胞质浓稠，DNA、RNA、蛋白质及多聚糖合成，很快就发生细胞有丝分裂，一般可在 $2 \sim 7$ 天进行第一次分裂。与已经高度分化的叶肉细胞原生质体相比，活跃分裂的悬浮培养细胞的原生质体进入第一次有丝分裂的时间早。凡能继续分裂的细胞，经 $2 \sim 3$ 周培养后可长出细胞团（图 7-2d ~ f）。再经过 2 周，愈伤组织已明显可见。细胞分裂启动主要受基因型、供体材料的发育状态、原生质体活性、培养基成分等因素的影响。一般来说，烟草、矮牵牛、龙葵等茄科植物，分裂率高，而禾本科植物分裂率低。

（三）植株再生

绝大多数植株再生途径是通过愈伤组织形成不定芽、再诱导出不定根，继而形成完整植株。当原生质体形成大细胞团或愈伤组织后，及时转移到芽分化培养基上，诱导出不定芽，再转移到根诱导培养基上诱导出不定根。另一种植株再生途径是由原生质体再生细胞直接形成胚状体，由胚状体发育出完整植株（图7-2j）。通过哪种途径再生以及再生率的高低主要受植物基因型、供体材料、培养基成分，尤其是激素的种类、浓度及其配比的影响。通过原生质体获得的再生植株大多数集中在茄科、伞形科、十字花科和菊科等，而豆科和禾本科植株再生较为困难。1971年，Takebe以烟草为材料发表了第一篇关于离体原生质体再生植株的报道。到1997年止，由原生质体再生植株的植物有苜蓿、棉花、大豆、木薯、番茄、黄瓜、草莓、川芎、当归、中华猕猴桃等46科160多属的360多种。

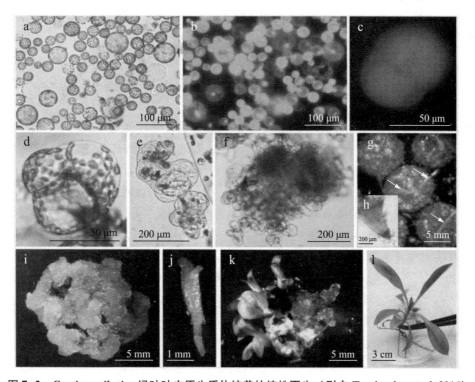

图7-2　*Gentiana tibetica* 绿叶叶肉原生质体培养的植株再生（引自Tomiczak，et al. 2016）
a. *G. tibetica* 的原生质体；b. FDA染色检测原生质体活力；c. 原生质体培养5天后细胞壁的再生；d. 原生质体来源的细胞经第一次和第二次分裂后，经过7天的培养形成了3个子细胞；e~f. 原生质体培养5周、9周后形成多细胞聚集体；g. 具有自发再生根（箭头）的琼脂糖珠体内形成了 *G. tibetica* 小鳞茎；h. 自发再生根放大；i. 单个琼脂糖珠形成的愈伤组织；j. 愈伤组织培养6周后体细胞胚再生；k. 愈伤组织培养8周后再生出芽；l. *G. tibetica* 的再生植株

虽然药用植物原生质体培养取得很大进展，但也存在一些不足，如再生植株遗传性状的稳定性差；缺乏完整的药用植物原生质体培养体系；技术体系基本借鉴于其他植物

且相对落后，这些都是以后研究需要重点解决的问题。此外，目前所用的原生质体分离和培养的程序还比较复杂，重复性也不高，有关的培养规律多数只是经验的总结。从这个角度考虑，今后的工作应更加注意研究基本规律，并使培养技术系统化、程序化，更简单实用。

案例

1. 青天葵叶片原生质体的制备与纯化　青天葵为兰科芋兰属多年生宿根草本植物毛唇芋兰 Nervilia fordii (Hance) Schltr. 的地下球茎或全草，具有清肺止咳、清热解毒及消结散瘀等功效，主治小儿肺炎、咽喉肿痛、疮痈肿毒及跌打损伤等症，是岭南的道地药材。

（1）试剂与酶液的配制：①原生质体洗涤液（CPW）的配制：CPW 为水溶液，其中含有 27.2mg/L KH_2PO_4、101.0mg/L KNO_3、1480.0mg/L $CaCl_2 \cdot 2H_2O$、246.0mg/L $MgSO_4 \cdot 7H_2O$、0.16mg/L KI 和 0.025mg/L $CuSO_4 \cdot 5H_2O$。②混合酶液的制备：取 CPW，向其中加入浓度 1.0% 纤维素酶 R-10、浓度 0.6% 离析酶 R-10、浓度 11% 甘露醇和 0.5g/L MES，pH 值为 5.8。③浓度 0.1% 依文思蓝的制备：准确称取依文思蓝 0.01g，溶于 10mL 纯水即得。④试验中所用 CPW 及混合酶液均经 0.22μm 微孔滤膜过滤灭菌。

（2）青天葵叶片原生质体的制备：①选取充分展开的青天葵新鲜叶片，洗洁精水溶液浸泡 10 分钟，清水冲洗干净，于超净工作台上用浓度 75% 乙醇浸泡 30 秒，再用浓度 0.1% $HgCl_2$ 溶液消毒 10 分钟，然后用无菌水清洗 5~7 次，吸干表面水分，用手术剪剪成 1~2mm 宽细丝，准确称取 0.050g 叶片放入 1mL 混合酶液中酶解，酶解 4 小时后，用剪口移液枪头小心吸打酶液几次，帮助原生质体的分离。酶解混合液用 200 目细胞筛网过滤，将滤液放入 1.5mL EP 管中，离心后弃去上层酶液，然后加入 1mL CPW-Mll 液（含有浓度 11% 甘露醇的 CPW 液，下同）混悬沉淀，离心洗涤 2 次，将沉淀定容至 100μL。②适宜青天葵叶片原生质体游离的条件是用浓度 13% 甘露醇溶液预处理叶片 1 小时、酶解温度（25±1）℃、黑暗、静置。③原生质体纯化采用离心沉淀法，以 200 目筛网过滤后离心 8 分钟（800r/min），操作 2 次。

（3）青天葵原生质体活力鉴定：吸取 3μL 原生质体悬浮液于细胞计数板上，滴加 2μL 浓度 0.1% 依文思蓝，加盖玻片后于显微镜下计算左上、右上、左下、右下 4 个角和中央大方格内的原生质体总数及被染成蓝色原生质体个数，每个样品重复取样计数 3 次。

2. 广藿香悬浮细胞原生质体的分离与纯化　广藿香 Pogostemon cablin 为唇形科刺蕊草属植物，以干燥地上部分入药，性辛、微温，可芳香化浊、和中止呕、发表解署，是广东道地药材，十大广药之一。

（1）试剂与酶液的配制：①配制含 0.4mol/L 甘露醇、4g/L MES、1.1g/L $CaCl_2$、1.5g/L KCl 的水溶液，pH 值 5.7~5.8。②加入质量浓度分别为 1.5% 纤维素酶、0.8% 果胶酶、0.5% 半纤维素酶。③酶液于 50℃ 水浴活化 10 分钟，放至室温，4℃ 下 4500r/

min 离心 15 分钟。④吸取上清液经 0.22μm 微孔滤膜过滤除菌。

（2）广藿香悬浮细胞原生质体的分离与纯化：采用酶解法进行分离，取继代培养9~14 天的悬浮细胞，按 1g 悬浮细胞与 10mL 酶液的比例，于 26℃、50r/min 避光振荡酶解 12 小时。采用过滤法结合离心沉降法纯化原生质体，依次经 40 目→100 目→200目滤网过滤，并在（26±1）℃、600r/min 离心 5 分钟条件下进一步纯化。

（3）广藿香原生质体活力鉴定：以台盼蓝染色法测定原生质体的活力，将质量分数 0.4% 台盼蓝染液与原生质体悬浮液以体积比 1：9 比例混合染色，3 分钟后镜检染色情况，死原生质体被染成蓝色，活原生质体不被染色。每个样品以血细胞计数板统计 4次，求平均值，按公式 $H=L/T_x\times100\%$ 计算原生质体活力。

3. 丹参叶肉细胞原生质体的制备与培养　丹参 *Salvia miltiorrhiza* 是唇形科鼠尾草属多年生草本植物，其干燥根茎入药，性微寒，味苦，具有较强的活血祛瘀、调经止痛、凉血消肿、除烦安神等多种功效，是我国传统大宗型中药材。

（1）试剂与酶液的配制：①CPW 洗液：0.16mol/L $CaCl_2\cdot2H_2O$+0.1%MES+0.6%BSA。②酶解液：2.0% 纤维素酶+0.5% 离析酶 R-10+0.3% 果胶酶 Y-23+0.6mol/L 甘露醇+0.05mol/L $CaCl_2\cdot2H_2O$+0.1%MES+0.6%BSA 加入 CPW 溶液，调节 pH 值至 5.6。③用无菌注射器抽取上清液，0.22μm 的过滤灭菌器过滤至无菌瓶，封口放在 4℃ 冰箱备用。

（2）丹参叶肉原生质体的制备与活力鉴定

①制备：a. 在超净工作台中把无菌叶片剪成 0.6mm×0.6mm 大小，然后将准备好的试验材料放在装有酶解液的无菌三角瓶中（试验材料与酶液的比例按 1：10），随后将无菌三角瓶封口，放在 25℃ 的恒温摇床中振荡酶解（黑暗，摇床的转速为 50/min）以游离原生质体，观察记录原生质体的产量及其活力。b. 在显微镜下观察到叶片细胞壁被降解，且有圆球形原生质体释放到溶液中，即终止酶解。c. 用吸管轻轻挤压叶片，以便释放出全部原生质体。d. 酶解后的混合酶液在超净工作台中尼龙纱网过滤去掉渣质，然后在低速离心机中离心 5 分钟，去除含其他细胞杂质及酶液的上清液，下层沉淀即为原生质体粗提物。e. 向丹参原生质体的粗提液中加入 CPW 洗液，继续离心 5 分钟，弃上清液，重复 3 次，用原生质体培养液洗涤 1 次，最后得到的即为纯化后的原生质体。每个处理重复 3 次，最后求平均值。

②活力鉴定：丹参原生质体活力的测定选用的是二乙酸荧光素染色法。染色时，将FDA 染液与细胞悬液以 1：10 的比例混合均匀，避光染色 3 分钟后，荧光显微镜下观察原生质体染色情况，活细胞被染成绿色，死细胞则不被染色，统计细胞的活力，每个样品重复 3 次，取平均值。

生质体活力（%）=被染成绿色的原生质体数/观察的原生质体总数×100%。

（3）丹参叶肉原生质体的培养：①在培养前用培养液将丹参原生质体悬浮于 MS 液体培养基中（MS+2.0mg/L 6-BA+0.2mg/L NAA，pH 值 5.8），并将其密度调整到 1×10^6 个/mL，在装有同样组分固体培养基的无菌培养瓶中加 3L 原生质体悬浮液（培养基中均添加了 0.5mg/L KT、0.5mol/L 甘露醇和 400mg/L 水解酪蛋白，pH 值 5.8），25℃

恒温暗培养。②丹参原生质体在25℃恒温箱黑暗条件下培养，大约4天后可以观察到部分原生质体已经开始恢复细胞壁的生长，20天后在组培瓶中添加新的不含甘露醇的DPD培养基，继续暗培养，38天后可用肉眼观察到米粒大小的愈伤团块，此时可以将其转移至MS固体培养基上进行光照培养，诱导其芽的分化。

复习思考题

1. 什么是植物原生质体？
2. 原生质体分离有哪些方法？各有何优缺点？
3. 影响原生质体产量和活力的因素有哪些？
4. 原生质体培养有哪些方法？各有何优缺点？
5. 简述影响原生质体培养的因素。

第八章 植物离体快繁 ▷▷▷▷

学习目标

1. 掌握　离体快繁的基本程序、试管苗的炼苗和移栽方法。
2. 熟悉　植物离体快繁的离见问题和解决办法。
3. 了解　如何筛选培养基。

思政元素

　　1931 年，李继侗培养了银杏的胚；1935~1942 年，罗宗洛进行了玉米根尖离体培养；1944 年，罗士韦进行了植物幼胚、根尖、茎尖和愈伤组织的培养；他们是中国植物组织培养的开拓者和奠基者。1948 年，我国学者崔徽在烟草茎切段和髓培养以及器官形成的研究中与国外学者共同发现，腺嘌呤或腺苷可以解除培养基中生长素IAA 对芽形成的抑制作用，诱导形成芽，从而明确了腺嘌呤与生长素的比例是控制芽和根形成的主要条件之一。这是对于器官分化的最早的理论形成。1974 年，中国科学院北京植物所朱至清创新的 N_6 培养基广泛用于禾谷类作物花药培养，是在培养基设计上的重大发现和有益补充。这些方面的成功发现，有力地推动了我国植物组织培养的发展。

第一节　植物离体快繁的意义

　　植物离体快繁是植物组织培养在生产上应用最广泛、能产生最大经济效益的一项技术。其商业性的应用始于 20 世纪 60 年代美国兰花工业，取得了巨大的经济效益和社会效益。中国大规模开展离体快繁技术始于 20 世纪 70 年代以后，到目前为止，已报道有上千种植物的快繁获得成功，其中包括 200 多种药用植物。

　　植物离体快繁，又称为微繁，是基于细胞的全能性理论，在无菌环境中，把离体的器官（根、茎、叶、花、果实、种子等）、组织（形成层、胚乳、皮层等）、细胞（体细胞和生殖细胞）以及原生质体等作为外植体，在人工配制的培养基上进行培养，在一定的培养条件下，短期内获得大量遗传性状一致的个体的技术。

　　一般认为，植物的繁殖方式可以分为两大类，即有性繁殖和无性繁殖。有性繁殖是通过雌雄细胞融合的过程，由于发生了遗传物质的重组，获得的种子在生产中常常发生性状分离。传统的无性繁殖又称为营养繁殖，是指利用母株的一部分器官进行繁殖，由于来自母体，植株性状不发生分离，性状保持良好。主要包括扦插、嫁接、分株及压条繁殖。广义地来说，植物的离体快繁也属于无性繁殖的一种，但是与其他无性繁殖技术不同，是将早期的培养移入室内，繁殖系数更高，繁殖速度更快。

植物离体快繁的优点主要表现在以下几方面。

（1）植物离体快繁材料用量少，繁殖系数高，繁殖周期短，种苗整齐一致，可在较短的时间内实现大量种苗的繁殖生产。

（2）植物离体快繁可不受季节、气候影响，可实现工厂化生产，可快速满足商业化用途需要。

（3）植物离体快繁技术加快了植物新品种的推广，解决了品种的退化，延缓了优良品种的使用寿命。

（4）植物离体快繁技术在保存种质资源方面具有独特的优势，特别是对于"名优新奇特"植物及不能用种子繁殖的各种植物的保种扩繁具有重要的意义。

第二节　植物离体快繁的程序

随着植物离体快繁技术的日益成熟，其技术体系已经程序化，主要包括初代培养、增殖培养、壮苗与生根培养、驯化和移栽 4 个阶段。

一、初代培养

初代培养又叫启动培养、诱导培养，是指接种外植体后最初的几代培养，其目的是获得无菌材料和无性繁殖系，建立无菌培养体系。获得的无性繁殖系主要包括茎梢、不定芽、丛生芽、胚状体和原球茎等。

（一）启动培养基的选择

启动培养基是诱导外植体分化最初的培养基，其选择与配制要根据培养的植物的种类、外植体的类型等来确定。在初次确定诱导培养基时，一般选择 MS、1/2MS、1/4MS、B_5、N_6、WPM 等基本培养基。

（二）植物生长调节物质及其添加物

植物生长调节物质控制植物分化的方向，在植物组织培养中起到非常关键的作用，其中影响最显著、最常用的是生长素和细胞分裂素两大类。生长素主要用于诱导愈伤组织产生，促进细胞脱分化，促进茎尖（茎段）生根。细胞分裂素主要用于刺激细胞分裂和扩大，诱导芽的分化，促进侧芽萌发生长，抑制根的生长。在离体快繁中，选择恰当的生长素和细胞分裂素种类、浓度和比例，对于诱导培养获得无性繁殖系非常重要。此外，初代培养基还要适当添加蔗糖、活性炭（AC）、抗生素、硝酸银、抗氧化物等物质，以满足碳水化合物的需要，防止一些有害物质的影响，阻止褐变发生等。

（三）培养条件

在诱导培养中，培养温度一般设定为（25±2）℃，有时可进行高温或低温的预处理。湿度一般控制在70%~80%，湿度过高时可用除湿机降湿，过低时可采用喷水或拖地来增湿。光照的影响主要表现在光照强度、光照时间和光质上，光照强度一般设定为1000~3000Lx即可满足需求，光照时间一般为每日12~16小时，光质对植物组织分化的影响，尚无规律可循，应依据植物种类具体来定。

（四）启动周期

通常启动培养需要3~6周甚至更长，启动后待芽长1cm以上，或形成愈伤组织才可转接到增殖培养基上进行生长。

（五）初始培养阶段培养物的不良表现及调控措施

见表8-1。

表8-1　初始培养阶段的常见问题及调控措施

常见问题	产生原因	调控措施
长期培养无明显反应	基本培养基不适合；生长素不当或用量不足；温度不适宜	更换基本培养基或调整培养基成分，尤其是调整离子盐浓度；增加生长素用量，试用2,4-D；调整培养温度
培养物呈水渍状、变色、坏死、茎断面附近干枯	表面杀菌剂过量，或消毒时间过长；外植体选用不当（部位或时期）	调换其他杀菌试剂或降低浓度、缩短消毒时间；试用其他部位的外植体，且生长初期取材
愈伤组织过于致密，平滑或突起，粗厚，生长缓慢	细胞分裂素用量过多；糖浓度过高；生长素过量	减少细胞分裂素用量；调整细胞分裂素与生长素比例；降低糖浓度
侧芽不萌发，皮层过于膨大，皮孔长出愈伤组织	枝条过嫩；生长素、细胞分裂素用量过多	减少植物生长调节物质用量；采用较老化枝条
愈伤组织生长过旺、疏松，后期水浸状	植物生长调节物质过量；温度偏高；无机盐含量不当	减少植物生长调节物质用量；适当降低培养温度；减少无机盐（尤其是铵盐）含量；适当提高琼脂用量增加培养基硬度

二、增殖培养

将初代培养产生的愈伤组织、不定芽、茎梢、原球茎或胚状体等无菌材料经中间繁殖体切割、分离后，转移到新的培养基中进一步扩大培养，这一过程称为增殖培养（又称为继代培养）。由于培养物在适宜的环境条件、充足的营养供应和生长调节剂作用下，排除了其他生物的竞争，所以培养的材料能以几何速度繁殖，即可达到某一系数，这一系数又称增殖系数。而从上一代接种后对培养形成的中间繁殖体重新进行分割、转移到新培养基中继续培养再次增殖的时间段，也称为增殖周期或继代周期。该阶段是植物快繁的重要环节，是植物组织培养中决定繁殖速度快慢、繁殖系数高低的关键阶段。增殖阶段添加细胞分裂素的浓度相对较高，常常使用经济高效的6-BA，生长素多用NAA、IAA，但浓度不要过高，否则既抑制芽的增殖，又易形成愈伤组织。

根据获得的中间繁殖体增殖方式的不同，继代培养过程中不同的繁殖体常常表现出各种不同的扩繁特点，见表8-2。

表8-2 继代培养的增殖方式

中间繁殖体	扩繁特点
茎段增殖	培养过程简单，适用范围广，移栽容易成活，遗传性状稳定
丛生芽增殖	不经过愈伤组织的再生，遗传性质稳定，成苗速度快，繁殖量大，适合大规模的商业化生产
不定芽增殖	遗传上的稳定性较差，而且随着继代次数的增加，愈伤组织再生植株的能力会下降，甚至完全消失
原球茎增殖	多发生于兰科、百合科植物，繁殖系数大，适合大规模的商业化生产
胚状体增殖	成苗数量多、速度快、结构完整、遗传稳定，增殖系数最大

一种植物的增殖方式不是固定不变的，有的植物可以通过多种方式进行无性扩繁。如丹参可以通过不定芽直接诱导芽苗和经愈伤途径诱导丛生芽方式进行增殖；山楂可以通过茎段、丛生芽和不定芽3种方式继代增殖；具体应用哪一种增殖方式，主要视增殖系数、增殖周期、增殖后芽的稳定性、移栽后的成活率以及适宜生产操作等因素而定。

在继代增殖过程中，培养物常常会出现各种不良表现，其改进的措施见表8-3。

表8-3 继代培养阶段培养物的不良表现及改良措施

不良表现	可能原因	改良措施
苗分化数量少、速度慢、分枝少，个别苗生长细高	细胞分裂素用量不足；温度偏高；光照不足	增加细胞分裂素用量；适当降低温度；改善光照；改单芽继代为团块（丛芽）继代
苗分化过多，生长慢，有畸形苗，节间极短，苗丛密集，微型化	细胞分裂素用量过多；温度不适宜	减少或停用细胞分裂素一段时间；调节培养室温度
分化率低，畸形，培养时间长时苗再次愈伤组织化	生长素用量偏高；温度偏高	减少生长素用量；适当降温
叶粗厚变脆	生长素用量偏高，或兼有细胞分裂素用量偏高	适当减少植物生长调节物质用量，避免叶片接触培养基
再生苗的叶缘、叶面等处，偶有不定芽分化出来	细胞分裂素用量偏高，或表明该种植物适于该种再生方式	适当减少细胞分裂素用量；分阶段地利用这一再生方式
丛生苗过于细弱，不适于生根或移栽	细胞分裂素浓度过高或赤霉素使用不当；温度过高；光照短，光强不足；久不转移，生长空间窄	减少细胞分裂素用量，避免使用赤霉素；延长光照时间，增强光照；及时转接；降低接种密度；更换封瓶纸的种类

续表

不良表现	可能原因	改良措施
幼苗淡绿，或部分失绿	无机盐含量不足；pH 值不适宜；铁、锰、镁等缺少或比例失调；光照、温度不适	针对营养元素亏缺情况调整培养基；调好 pH 值；调控温度、光照
幼苗生长无力，发黄落叶，有黄叶、死苗夹于丛生苗中	瓶内气体状况恶化；pH 值变化过大；久不转接导致糖已耗尽；营养元素亏缺失调；温度不适；植物生长调节物质配比不当	及时转接并降低接种密度；调整植物生长调节物质配比和营养元素浓度；改善瓶内气体状况；控制温度

三、壮苗与生根培养

当组培苗增殖到一定数量后，就要使部分苗分流到壮苗与生根阶段。壮苗培养及其较高的生根率和生根质量是后期提高成活率的重要基础。凡生活力强、小苗健壮、有较发达根系的易于移栽成活；反之，一些倍性混乱或单倍体小苗，因生长不良，导致小苗、弱苗、老化苗、发黄苗及玻璃化苗，则不易移栽成活或移植成活率极低。

（一）壮苗培养

在继代培养过程中，常常会因为追求繁殖速度、降低成本、提高繁殖倍数而导致的增殖芽出现生长势减弱、短小、细弱，无效苗增加，无法进行生根培养；或者即使能够生根，移栽成活率也不高等现象。此时，必须经过壮苗培养。

植物基本培养基的选择和植物生长调节物质的合理使用是壮苗培养的关键因素。孟志霞等在比较铁皮石斛的 4 种壮苗生根培养基时发现，MS 和 1/2MS 培养基的效果明显好于 B_5 和 N_6 培养基。许奕等实验结果表明，以 MS 培养基作为基本培养基，添加 0.5mg/L 6-BA+0.5mg/L NAA 对于铁皮石斛的壮苗有较好的效果。

此外，在培养基中加入多效唑（MET）、丁酰肼（B_9）等植物生长延缓剂也是培育壮苗的一种有效途径，已经在地黄、山药等多种药用植物的组织培养中取得了良好的效果。究其原因，主要是因为生长延缓剂能抑制幼苗快速生长，使幼苗矮壮，促进生根，增强组培苗的抗逆性，明显改善组培苗的生长和生根情况。研究还发现，在培养基中加入硅酸钠、硼酸等也在一定程度上能促进培育壮苗。

（二）生根培养

在植物组织培养中，生根培养是非常重要的一个环节，是植物组织培养的最终目的。在继代增殖阶段得到大量的无根苗，如果不能生根，则将前功尽弃。一般来说，影响组培苗生根的主要因素是培养基、继代次数和生根方式等。

1. 培养基　生根培养所选择的基本培养基，应当从低浓度到高浓度，通常以 1/3MS 或 1/2MS 为宜。潘丽梅等在对钩藤组培苗的生根研究中发现，1/2MS 基本培养基生根快，且长出的新根较粗壮，而 MS 培养基生根缓慢，且新根细长，根数少，因此 1/2MS

培养基更适合钩藤组培苗生根。

外源生长调节物质 NAA 在组培苗生根中使用较为普遍，但 NAA 的使用浓度不宜过高，否则会导致表根的形成。表根不能与植物的维管束相连，影响其移栽成活率。孔萌萌等对芦笋的研究结果表明，NAA 0.05~0.1mg/L 时生根效果最好。杜琳等在对怀地黄组培苗生根的研究中发现，添加低浓度的 NAA（≤0.1mg/L）时，随着 NAA 浓度的增加，根由细弱变得粗壮；当 NAA 浓度较高时（0.5~2.0mg/L）时，虽然根系粗壮，但高浓度的 NAA 易引起愈伤组织和表根的产生，从而导致成活率低下。

在培养基中添加一定的天然复合物和活性炭也常常有利于提高生根质量。周江明研究了 8 种有机添加物对铁皮石斛试管苗生根的影响，发现培养基中添加香蕉提取液的试管苗，60 天后发出的根数最多，达 5.69 条/株，比对照（CK）多了 1.02 条/株；其次是添加椰乳（CM）和青苹果提取液的试管苗，分别为 4.78 条/株和 4.32 条/株；最少的是添加马铃薯提取液的试管苗，仅有 2.60 条/株。由此说明适量的香蕉提取液、椰乳和青苹果提取液，能促进铁皮石斛试管苗不定根的产生，有利于提高移植成活率。勾畅等研究报道，加入 0.4g/L 活性炭（AC）能促进不同基因型的菊花生根快且根系粗壮发达。

此外，普遍认为 GA_3、细胞分裂素、乙烯通常不利于生根，而多效唑、硼酸有利于提高生根率。培养基中加入铁盐、降低无机盐浓度也常常有利于提高生根质量。

2. 继代次数 当超过一定的继代次数以后，组培苗的生根率会明显下降。研究认为，主要是由于试管苗积累了过多的内源生长调节物质 IAA 和 GA_3。一般认为 IAA、GA_3 的含量与其生根率呈显著的负相关。因此，逐代降低外源生长调节物质的添加量，减少 IAA 和 GA_3 积累，可在一定程度上延长继代次数，同时保持良好的生根能力。

3. 生根方式

（1）试管内生根：试管内生根是将成丛的试管苗分离成单苗，转接到生根培养基上，在培养容器内诱导生根的方法。试管苗生根的优劣主要体现在根系质量（粗度、长度）和根系数量（条数）两个方面。不仅要求不定根比较粗壮，更重要的是要有较多的毛细根，以扩大根系的吸收面积，增强根系的吸收能力，提高移栽成活率。根系的长度不宜太长，以不在培养容器中绕弯为好；根尖的颜色应为细胞分裂旺盛时的黄白色。

（2）试管外生根：有些植物种类在试管中难以生根或根系发育不良，吸收功能减弱，移栽后不易成活，这就需要采用试管外生根法。试管外生根是将已经完成壮苗培养的小苗，用一定浓度生长素或生根粉浸蘸处理后，栽入疏松透气的基质中。试管外生根将试管苗的生根诱导和驯化培养结合起来，不仅省去了培养基制备材料与能源消耗，而且减少了试管内生根的繁琐程序。

四、驯化和移栽

（一）驯化

为了使试管苗适应移栽后的环境进行自养，必须要有一个锻炼和逐步适应的过程，这个过程叫作驯化或炼苗。驯化的目的在于提高试管苗对外界环境条件的适应性，提高其光合作用的能力，促使试管苗健壮，最终达到提高试管苗移栽成活率的目的。

组培苗移栽前，长期生长在培养容器中，与外界环境隔离，形成了一个独特的生态环境。移栽后，组培苗的生长环境由恒温、高湿、弱光向自然变温、低湿、强光过渡，由无菌变为有菌，由异养变为自养，变化十分剧烈。因此，驯化应从温度、湿度、光照及有无菌等环境要素进行。驯化或炼苗一般在塑料薄膜或玻璃温室内或遮阳网室内进行。

炼苗方法很多，可以是闭盖炼苗或开盖炼苗。通过炼苗可以降低试管苗在培养瓶内的湿度，并逐渐增加光强，使其新叶片逐渐形成蜡质，产生表皮毛，降低气孔口开度，逐渐恢复气孔的功能，减少水分散失，促进新根发生以适应外界环境。试管苗炼苗后能促进叶绿素含量增加，自由水含量下降，束缚水含量上升，抗逆性增强，成活率提高。

1. 闭盖炼苗阶段　选择生长健壮、生根良好的组培瓶苗，转移到接近移栽环境的温室中，不打开瓶盖进行炼苗。温室炼苗区的环境条件应从接近培养间环境逐步过渡到接近移栽场地的环境条件。变化过程是温度和湿度逐步降低，而光照逐步增强。在温室中闭瓶炼苗的时间，根据组培苗的生长状况、苗木种类而略有差异，一般5~20天比较合适。

2. 开盖炼苗阶段　将经过闭盖炼苗的组培瓶苗打开瓶盖，使组培苗逐步适应外部环境。开盖炼苗的时间不宜过长，否则培养基容易污染。一般以2~3天为宜，如需延长，可向瓶内加入适量的无菌水或抗菌剂。移栽环境应尽量保持干净，条件允许的话，开盖前用0.1%的高锰酸钾或百菌清进行环境消毒。

（二）移栽方法

试管苗移栽是组织培养过程的重要环节之一，一旦该环节做不好，就会前功尽弃。由于移出的试管小植株极容易感染病，所以生长环境的卫生状况和病害防治对移栽能否成功十分关键。通常对生长基质、培养容器和苗床进行消毒处理，选择好定植场所，严格掌握移栽技术，充分重视移栽后的管理。

1. 移栽用基质和容器　适合于栽种试管苗的基质要具备透气性、保湿性、一定的肥力、不利于杂菌的滋生等特点，一般可选用珍珠岩、蛭石、沙子等。为了增加黏着力和肥力，可添加草炭土或腐殖土。配制时需按比例搭配，一般用珍珠岩、蛭石、草炭土或腐殖土比例为1∶4∶5，也可用腐殖土（草炭土）及珍珠岩（或细砂）以1∶1的配制混合。这些介质在使用前应消毒灭菌。消毒方法一般有2种：一是用干热消毒法，将移栽基质在烘箱中烘烤处理或在高压灭菌锅中用0.1MPa、121℃，维持20~30分钟。二是采用福尔马林熏蒸消毒法，即用50~100倍40%的甲醛溶液泼浇或喷洒于基质，然后用塑料布覆盖2~3天后揭开，翻动基质使气味挥发，也可用0.1%~0.2%高锰酸钾溶液消毒，或用600~800倍的50%多菌灵杀菌剂处理。基质的选择和各种成分的比例还要根据不同植物的栽培习性进行配制，这样才能获得最佳栽培效果。

2. 移栽方法

（1）组培苗的清洗和灭菌：为避免取苗时根系受到机械损伤，取苗前可向培养瓶中倒入少量适温的清水。然后将经过炼苗的组培苗用镊子从瓶中取出。苗木取出后应用清水将根部携带的培养基清洗干净，以防残留培养基中的蔗糖和营养滋生杂菌，从而导致移栽苗烂根死亡。整个过程要轻拿轻放，尽量减少对根系和叶片的伤害。之后直接移栽或使用 0.1%~0.3% 的高锰酸钾或 600~800 倍的 50% 多菌灵等杀菌剂溶液浸泡数分钟以增强苗木移栽后抗病菌的能力，然后用清水清洗后移入温室内的容器中或苗床上。栽后淋足定根水。

（2）移栽：移栽时一般用镊子或竹签进行操作，可减少机械损伤。用镊子或竹签在温室内的容器中或苗床上按一定的规格开孔，将小苗轻轻放入挖好的孔穴中，并用镊子或竹签使苗木根系舒展，在根部轻轻地覆上营养土，使幼苗根系既能吸收土壤营养，又有较好的透气性。栽植深度适宜，不要埋没或弄脏叶片，然后要浇一次透水，但不能造成基质积水而使根系腐烂。

（3）移栽后的管理：试管苗移栽后，主要应控制光照、湿度、温度等环境条件。移栽初期 3~5 天要适当遮阴，防止阳光直晒，以后逐渐增加日照时间和强度。环境中空气湿度最初保持 90%~100% 的相对湿度，以后适当通风，逐渐降低湿度，促进根系吸收能力。移栽后环境温度应保持在 15~25℃。温度过低，幼苗生长迟缓并且不易成活；而温度过高时，植物蒸腾作用增强，水分失衡，叶片枯萎，病害发生。为了防止病菌危害，每天要定时喷洒一次低浓度百菌清、多菌灵或甲基托布津等杀菌剂溶液，提高幼苗抵抗病菌侵染的能力。组培苗移栽后不要急于进行追肥，要等到幼苗长出新根后，可喷施 1/2MS 培养基进行叶面追肥，促进新根早发快发。

在温室培养一段时间后，幼苗已完全适应自然环境条件，转移入有遮阳装置的露地，1 周后撤掉遮阳网，使苗充分适应露地环境。然后出钵带土移入大田苗圃。栽后立即灌水，并进入常规苗圃管理，第二年可达出圃要求。

综上所述，在控制适宜的光、温、气、湿等条件的同时，应综合考虑各种生态因子的相互作用，如光照与温度、湿度与通气等，要认真做好肥水管理和病虫害防治，最终提高试管苗移栽的成功率。

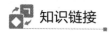 知识链接

离体培养常用的实验方法

植物离体培养中影响最大的因素就是外源生长调节物质，培养基中各种生长调节物质的浓度及相对比例直接决定了植物离体快繁能否成功。基本培养基确定后，实验的关键就是设计恰当的实验，确定不同阶段的最佳培养基培方。常用的实验方法主要有以下几种。

1. 单因子实验　单因子实验是指实验中保持其他条件和因素不变，只比较一个实验因子的不同水平。例如某一培养基其他成分不变，仅比较 6-BA 4 个浓度水平下

（1.0mg/L、2.0mg/L、3.0mg/L、4.0mg/L）对某一培养物诱导成芽率的影响，筛选出研究因子的最佳水平。

2. 双因子实验 双因子实验是指实验中保持其他条件和因素不变，只比较 2 个因子不同水平的实验。常用于选择生长素和细胞分裂素的浓度配比。例如研究 6-BA 与 NAA 对增殖系数的影响。以 6-BA（1.0mg/L、1.5mg/L、2.0mg/L）及 NAA（0.1mg/L、0.2mg/L、0.3mg/L）作双因素组合实验（表8-7）。9 个浓度配比包含了所有组合，筛选出增殖系数最高的一组配比，即为最佳浓度组合。

表8-7 双因子实验设计

NAA / BA	0.1mg/L	0.2mg/L	0.3mg/L
1.0mg/L	①	②	③
1.5mg/L	④	⑤	⑥
2.0mg/L	⑦	⑧	⑨

3. 多因子实验 多因子实验是指同一实验中同时研究 2 个以上因子的实验。在研究中要求同时探讨多种因素不同水平之间对实验结果的影响。多因子实验一般采用正交实验设计。如采用 4 因子 3 水平 9 次实验的 $L_9(3^4)$ 正交实验，可以一次选择培养基、生长素（NAA）、细胞分裂素（BA）、蔗糖 4 个因子和 3 个水平（表8-8），然后查正交表组合因子及水平（表8-9）。

表8-8 $L_9(3^4)$ 正交实验设计

水平	培养基	BA（mg/L）	NAA（mg/L）	蔗糖（mg/L）
1	1/2MS	1.0	0.1	25
2	MS	2.0	0.2	35
3	1.5MS	3.0	0.3	45

表8-9 $L_9(3^4)$ 正交实验配方组合

处理	基本培养基	BA（mg/L）	NAA（mg/L）	蔗糖（mg/L）
1	a（1.5MS）	a（1.0）	a（0.1）	a（25）
2	a（1.5MS）	b（2.0）	b（0.2）	b（35）
3	a（1.5MS）	c（3.0）	c（0.3）	c（45）
4	b（MS）	a（1.0）	b（0.2）	c（45）

第三节　植物离体快繁的影响因素

植物快繁的目的是以尽可能高的效率生产试管苗，获得最大的经济效益。因此，在快繁时应使各种影响因素处于最适合快繁的状态，包括以下几个方面。

一、外植体

外植体是植物离体培养的接种材料。由于植物细胞具有全能性，从理论上讲，植物的任何部分在合适的条件下都能成功培养。但实际上不同植物、不同品种、不同器官之间的全能性有较大的差异，因而培养的难易程度也不同。来自同一植物的各部分离体组织中，其脱分化和形态发生能力可因植物的年龄、季节、生理状态及大小而异。

二、培养基

植物的组织培养是否成功，很大程度上取决于选择的培养基。培养基的种类很多，配方各异。以固体培养较为普遍，也有采用液体培养。在实际培养中，需根据植物种类、培养部位及培养目的合理选择培养基。选择培养基时，一般从 2 个方面考虑，一是基本培养基，二是各种植物生长调节物质的种类、浓度及配比。一般来讲，MS 培养基适合于大多数双子叶植物，B_5 和 N_6 培养基适用于多数单子叶植物，White 培养基适合于根的培养，WPM 培养基用于木本植物的培养。培养基中外源生长调节物质的浓度与配比至关重要，最常用的是生长素和细胞分裂素两大类，同一植物材料在不同生长阶段所需要的生长调节剂种类及其浓度都有很大的差异。

三、培养条件

接种后的外植体应转移到培养室进行培养，培养条件要依据植物对环境条件的不同需求进行调控。培养室控制的条件主要有温度、光照、湿度和气体环境。

1. 温度　不同的植物对环境温度的要求各异，适宜的温度对植物的生长和分化至关重要。一般来说，在低于 15℃ 时多数植物生长停止，高于 35℃ 又会抑制植物的正常生长和发育。所以，培养室的温度一般设置在（25±2）℃。

2. 光照　光照是植物进行光合作用必不可少的条件之一。光照对组培苗的影响主要表现在光照强度和光照时间两个方面。通常在初代培养和继代培养阶段，光照强度范围在 1000~3000Lx；壮苗生根阶段，则应提高到 3000Lx 以上。光照时间一般设置为 12~16 小时，但因植物的光周期特点及培养分化途径不同应延长或缩短。

3. 湿度　湿度是组织培养中另一个非常重要的因素。培养室的湿度过高或过低对植物培养都是非常不利的，一般要求控制在 70%~80%。而容器内的湿度则受琼脂含量和封口材料影响较大，容器内的水分散失过多会严重阻碍培养物的生长和分化。

4. 气体环境　植物在组织培养中需要呼吸氧气，要保持瓶内与外界的通气状态，同时也应及时排除有害气体。

四、继代次数

植物继代培养次数以 2~3 次为佳。长期继代的材料会丧失形态发生能力，表现出生长不良、再生能力和增殖率下降等现象。蒲秀琴等报道，随着继代次数的不断增加，2 个东方百合品种的小芽（或鳞茎）分化率逐渐降低，第三次继代时，每个小芽（或鳞茎）可分化 6 个左右的小芽，同时组培苗的长势较好，而当继代到 6 次时，小芽（或鳞茎）的分化降至 1~2 个，有的甚至不分化，下降最为显著。故认为这两个东方百合品种的组培苗继代 3 次时，最有利于移栽，移栽成活率为 90%。

五、增殖途径的影响

一般来说，离体快繁是在保证遗传稳定的前提下，缩短增殖周期，扩大增殖系数，而增殖方式对遗传变异的影响较大。根据外植体分化和生长方式的不同，继代培养中培养物的增殖方式也各不相同，主要的增殖方式有茎段增殖途径、丛生芽增殖途径、器官发生途径、胚状体途径和原球茎途径。每种植物的增殖方式不是固定不变的，有的植物可以通过多种方式进行无性扩繁，而有的植物可能仅仅有一种方式。每种增殖方式各有其优缺点，具体应用哪一种方式进行，主要综合考虑培养植物的种类、基因型、增殖系数、增殖周期、增殖后无性培养系的稳定性及是否适宜生产操作等因素。

第四节 植物离体快繁的常见问题及解决办法

在植物离体快繁中，最常见的三大难题就是污染、褐变和玻璃化现象，这些现象已严重影响快繁体系的建立和工厂化生产。

一、污染及其控制

（一）污染的定义与症状

污染是离体快繁中最常见和需首要解决的问题。所谓污染是指在组织培养过程中，由于细菌、真菌等微生物的侵染，在培养基的表面滋生大量菌斑，造成培养材料不能生长和发育的现象。许多试管苗因污染率过高而导致成本较高。一般而言，工厂化生产试管苗污染率应控制在 8% 以内。污染类型一般可分为细菌性污染和真菌性污染两类，见表 8-4。

表 8-4 细菌性污染和真菌性污染的比较

污染类型	出现时间	主要症状
细菌性污染	一般接种后 1~2 天	菌落呈黏液状或浑浊的水渍状痕，有时呈现发酵状泡沫，颜色多为白色，与培养基表面界限清楚
真菌性污染	一般接种后 3~10 天	菌落多为黑色、绿色或白色的绒毛状、棉絮状，与培养基和培养物的界限不清

（二）污染原因及防治措施

在离体快繁中，造成污染的原因有许多，采取必要的预防措施，严格控制污染率非常重要，见表 8-5。

表8-5　污染发生的原因和预防措施

污染原因	预防措施
外植体灭菌不彻底	做好接种材料的室外采集工作； 接种前在室内或无菌条件下对材料进行预培养，从新抽生的枝条上选择外植体； 外植体严格灭菌； 应及时淘汰污染的材料
操作时人为带入	接种人员应洗手后进入接种室； 接种人员操作前应用乙醇擦拭双手至小臂前端； 在酒精灯火焰的有效控制区域内操作； 接种时开瓶和封口时动作都要轻，旋转烧瓶口并拿成斜角； 尽量避免在接种用具和培养皿、揭开的培养瓶口上方移动； 用于材料表面灭菌的材料在放入超净工作台前用乙醇擦拭； 操作区内不要一次性放入过多空白培养基
环境不清洁	培养室和接种室定期消毒灭菌； 污染的组培材料不能随便就地清洗，必要时先高温高压灭菌再清洗； 定期清洗或更换超净台过滤器； 经常清洁超净工作台； 定期对培养室消毒； 严格控制人员频繁出入培养室
培养基及接种 工具灭菌不彻底	严格按照培养基配制要求分装、封口； 保证灭菌时间和灭菌温度； 接种工具、工作服、口罩、帽子等在使用前彻底灭菌； 接种过程中，接种用器具要经常灼烧灭菌

二、褐变及其控制

褐变，是指接种后培养材料向培养基释放褐色物质，致使培养基逐渐变褐，培养材料也随之变褐甚至死亡的现象。它的出现是由于植物细胞中的多酚氧化酶被激活，导致酚类化合物被氧化形成褐色的醌类化合物，进一步抑制其他酶的活性，引起植物组织代谢紊乱，从而影响离体材料的培养。

（一）褐变的主要原因

1. 植物基因型　研究表明，在不同植物或同种植物不同品种的组培过程中，褐变发生的频率和严重程度存在较大差异，主要是因为各种植物所含的单宁及其他酚类化合物的数量、多酚氧化酶活性上的差异造成的，即使同一植物的不同品种之间发生褐变的程度也有较大差别。通常木本植物的酚类化合物含量高于草本植物，因此木本植物组培时更容易发生褐变。刘会超等对6个牡丹品种褐化现象研究中发现，品种乌龙捧盛多酚氧化酶（PPO）活性最高，达2.48U/mg，褐化率45%，品种凤丹最低，仅为1.34U/mg，褐化率9%。表明牡丹品种之间PPO活性差异较大，其与褐化率呈正相关。

2. 外植体的影响

（1）取材时间：一般认为生长旺盛期时，植物体内含有较多的酚类化合物，而植物休眠或初生长时，则酚类化合物含量较低。

（2）取材部位：在取材部位上，幼嫩茎尖由于正处于生长分化之中，比其他部位褐变程度低，而已形成的其他器官易发生褐变。

（3）外植体的生理状态：处于幼龄期的植物材料接种后褐变程度并不明显，而老化的组织，由于其木质素含量增高，在接种后褐变程度较为严重。

（4）外植体受损程度：植物组织受伤是导致多酚氧化酶和底物酚类物质接触的原因。因此，外植体受伤越重，越容易褐化。同时，化学消毒剂在杀死外植体表面菌类的同时，也可能会在一定程度上杀死外植体的组织细胞，导致褐变。

3. 培养基成分　在初代培养中，如果培养基中无机盐浓度过高，会使某些植物的褐化程度增加；细胞分裂素水平过高，不仅可促进某些外植体酚类化合物产生，也会刺激某些多酚氧化酶的活性，从而使褐化现象加重。研究认为，生长素如 NAA 和 2,4-D 可延缓多酚氧化酶的形成，一定程度上减轻褐变。

4. 培养条件不当　如果光照过强、温度过高、培养时间过长等，均可使多酚氧化酶的活性提高，促进酚类物质氧化，引起褐变物的积累，从而加速培养材料的褐变程度。

（二）褐变的预防措施

1. 选择合适的外植体并进行一定的预处理　尽量冬春季节采集幼嫩的外植体，并加大接种量；外植体和培养材料最好先进行 20～40 天的遮光处理或暗培养；材料剪切时要尽量减少外植体受损面积，而且创伤面尽量平整。对易褐变的外植体，可先用流水冲洗，再用低温处理 12～14 小时，然后接种到只含蔗糖的琼脂培养基中培养 3～7 天，使其组织中的酚类物质部分渗入培养基中，然后取出外植体用 0.1% 的漂白粉溶液浸泡 10 分钟，再进行初代培养。

2. 选择合适的培养基和培养条件　选择低盐培养基，尤其是降低 Mn^{2+}、Cu^{2+} 浓度；减少细胞分裂素 6-BA 和 KT 的使用，适当增加 NAA 的用量；降低培养基中的 pH 值，控制酚氧化酶活性和底物利用率；选择葡萄糖或山梨糖代替蔗糖或降低培养基中的蔗糖浓度到 1% 等都可以在一定程度上减轻褐化。在不影响外植体正常生长和分化的前提下，初期尽可能在黑暗或弱光条件下培养，同时要保持较低温度（15～20℃）也是降低褐变的有效方法。

3. 添加抗氧化剂或吸附剂　在培养基中加入抗氧化剂或在含有抗氧化剂的培养基中进行预培养，可预防醌类物质形成，一定程度上减轻褐变。一般认为，在液体培养基中加入抗氧化剂比在固体培养基中加入的效果要好。常用的抗氧化剂有维生素 C、聚乙烯吡咯烷酮（PVP）、牛血清蛋白、硫代硫酸钠等。在培养基中添加 0.1%～0.3% 的活性炭对酚类物质的吸附效果也很明显。梁计南等在对 11 个不同基因型的甘蔗组培时，利用吸附剂 PVP 的水溶液将外植体浸泡 20 分钟，11 个基因型甘蔗的平均褐化率由 26.0% 减低到 9.0%，充分说明在接种前用 PVP 水溶液浸泡外植体能有效抑制褐化发生。马盼等发现，在基础配方一致的情况下，添加活性炭的配方普遍比添加香蕉泥的配方表现良好，添加活性炭可以有效地防止铁皮石斛幼苗褐化现象，并显著促进其根系的生长。

4. 加快继代转瓶速度　对容易褐变的植物，在外植体接种后可间隔 12～24 小时转移到新的培养基上，可减轻酚类物质对培养物的毒害作用。连续转移 1 周，可基本解决外植体的褐变问题。

三、玻璃化

当植物材料不断地进行离体繁殖时，有些培养物的嫩茎、叶片往往会呈半透明水渍状，这种现象通常称为玻璃化（也称为超水化现象）。发生玻璃化的试管苗称为玻璃化苗。这是一种生理失调症状，由于出现玻璃化的培养物不宜诱导生根，因此玻璃化大大降低了试管苗的有效繁殖系数，在离体快繁中要避免玻璃化苗的出现。

（一）玻璃化苗的症状表现

在形态解剖与生理上，玻璃化苗表现出如下特点。

1. 玻璃化苗矮小、肿胀、失绿，嫩梢和叶呈水晶透明或半透明，叶片皱缩并纵向卷曲，脆弱易碎。

2. 茎叶表皮无蜡质层，无功能性气孔，仅有海绵组织而无栅栏组织，组织发育不全或畸形，体内含水量高，干物质等含量低。

3. 组培苗生长缓慢，分化能力下降，难以诱导生根，移栽成活率极低，因而繁殖系数低。

（二）玻璃化苗的产生原因

组培苗玻璃化是由于体内的碳、氮代谢和水分发生生理性异常所引起。其本质就是植物细胞分裂与体积增大的速度超过了干物质生产与积累的速度，植物只好用水分来充胀体积，从而表现出玻璃化。这是一种生理失调症状，它是为了适应变化了的环境而呈玻璃状。引起玻璃化的因素主要有植物材料、植物生长调节剂、培养基成分、培养条件等。

1. 植物材料　不同的植物组培苗的玻璃化程度有所差异。一般来说，草本花卉和幼嫩组织相对容易发生玻璃化。对容易玻璃化的植物材料如果长时间浸泡在水中，则玻璃化程度尤其严重。

2. 细胞分裂素浓度过高　细胞分裂素有利于芽的分化，但如果浓度过高，也易导致玻璃化苗的发生。一般来说，造成细胞分裂素浓度过高的原因有：①细胞分裂素与生长素的相对比例失调，细胞分裂素的含量显著高于两者之间的适宜比例，植物吸收过多细胞分裂素，导致玻璃化；②培养基中一次加入细胞分裂素绝对数量过多；③细胞分裂素经多次继代培养引起的累加效应。通常随着继代次数增多，细胞分裂素的反复使用，在愈伤组织和组培苗内过量积累，玻璃化程度不断提高。

3. 培养基成分　培养基中无机离子的种类、浓度及其比例对于该种植物不适宜，则玻璃化苗的比例就会增加。研究发现，当培养基中 NH_4^+ 的量过高，有些植物品种会显著提高玻璃化苗的发生，如 NH_4^+ 过高会毒害与木质素合成有关的酶。提高培养基中的 Zn^{2+}、Mn^{2+} 浓度可以减少玻璃化的形成，而 Cl^- 浓度过高易导致玻璃化发生。

4. 琼脂用量　琼脂的含量决定培养基的硬度。当琼脂含量低时，玻璃化苗的比例增加，水浸状严重，苗只向上生长。虽然随着琼脂用量的增加，玻璃化的比例明显减少，但琼脂加入过多培养基太硬，会影响营养吸收，使苗生长缓慢，分枝减少。

5. 培养条件

（1）温度和光照：适宜的温度可以使试管苗生长良好，但过高温度导致组培苗正常的生长和代谢产生不良影响，容易玻璃化；变温培养时，由于瓶内温度忽高忽低的变化，瓶内壁形成了小水滴，容器内湿度的增加提高了玻璃化的发生率。当光照强度不足时，光合作用降低，组培苗体内碳水化合物形成受阻，玻璃化苗发生比例提高。如果光照不足，再加上高温，极易引发组培苗的过度生长，从而加速玻璃化发生。大多数植物在每天 $10\sim12$ 小时的光照时间、$1500\sim2000Lx$ 光强的条件下能够正常生长和分化。

（2）湿度：如果培养瓶内外气体交换不良，透气性差，造成瓶内空气湿度和培养基含水量过高，容易出现玻璃化苗。

（三）防止玻璃化苗发生的措施

玻璃化现象的产生主要是由于培养容器中空气湿度过高、透气性较差造成的，常用以下措施加以控制。

1. 尽量选用玻璃化轻或无玻璃化的植物材料　通过预备实验，选择用于培养的植物种类或品种，并进一步选择合适的外植体。对容易发生玻璃化的种类或品种，要尽量减少在水中的浸泡时间，做到随洗随灭，漂洗后立即接种，可显著地降低玻璃化的发生。

2. 改善培养基　降低培养基中细胞分裂素和赤霉素浓度，添加低浓度多效唑、矮壮素等生长抑制剂。适当提高培养基中蔗糖和琼脂的含量水平，降低培养基的水势。适当提高培养基中无机盐的含量，减少培养基中含氮化合物的用量，选用低 NH_4^+ 水平的 B_5 培养基。在培养基中适当添加活性炭、间苯三酚、根皮苷、聚乙烯醇（PVA）等均可有效减轻或防止玻璃化苗的发生。

3. 改善培养环境　适当延长光照时间或增加自然光照，提高光强。控制适宜的培养温度，避免培养室内温度过高，变温培养时注意温差不宜过大。使用透气性好的封口材料，如牛皮纸、棉塞、滤纸、封口纸等，改善培养容器的通风换气条件，降低容器湿度。

4. 控制继代次数　继代次数一般控制在 $2\sim3$ 次。

四、其他问题

组织培养过程中除了污染、褐化和玻璃化三大技术难题之外，还有常见的黄化、变异、瘦弱或徒长等问题，这些问题产生的原因及预防措施见表8-6。

表 8-6　组织培养常见的其他问题及解决措施

常见问题	产生原因	解决措施
黄化	培养基的 Fe 离子含量不足； 矿物营养不均衡； 植物生长调节物质配比不当； 糖用量不足，长期不转移； 培养环境通气不良； 瓶内乙烯量高； 光照不足； 培养温度不适	正确添加培养基的各种成分； 调节培养基组成和 pH 值； 降低培养温度、增加光照和透气性； 减少或不用抗生素类物质
变异	植物生长调节物质浓度和选用的种类不当； 环境恶化和不适	选不易发生变异的基因型材料； 尽快使用"芽生芽"的方式； 降低 CTK 浓度； 调整生长素与 CTK 的比例； 改善环境条件
组培苗瘦弱或徒长	CTK 浓度过高； 过多的不定芽未及时转移和分切； 温度过高； 通气不良； 光照不足； 培养基水分过多	适当增加培养基硬度； 加速转瓶； 降低接种量； 提高光强，延长照射时间； 减少 CTK 用量； 选择透气性好的封口膜； 降低环境温度

案例

1. 百合的离体快繁技术

（1）无菌体系建立

①外植体的选择与消毒：剪取百合新鲜鳞片，用洗衣粉和流水冲洗 1~2 小时。在超净工作台上，将鳞茎先用 70% 乙醇溶液浸泡 30 秒，无菌水冲洗 2~3 次，再用 0.1% 氯化汞溶液消毒 9~12 分钟，然后用无菌水冲洗 3~4 次，以备接种。

②初代培养：将无菌的百合鳞茎放在无菌的培养皿中，用解剖刀剥离鳞片，切成 0.5cm×0.5cm 大小的鳞片，接种于诱导培养基 MS+0.5mg/L 6-BA+0.1mg/L NAA 上诱导不定芽，外植体培养温度（23±2）℃，光照强度 2000~2500Lx，光照时间为每天 10~12 小时。接种 1 周后，鳞片上会出现小突起，继续培养，可分化出不定芽或丛生芽。

（2）继代增殖培养：将诱导培养基上已萌发的嫩芽切下，转接到丛生芽继代增殖培养基 MS+1.0mg/L 6-BA+0.1mg/L NAA 上进行增殖。培养 4 周后可形成丛生芽，增殖的丛生芽多，且芽生长健壮。

（3）生根培养：选取继代培养中生长健壮的丛生芽，剪成 1.2~1.5cm 长的单芽茎段，转接到生根培养基 1/2MS+0.2mg/L NAA 上。15 天后根系发达，发育良好。

（4）驯化移栽：将生根试管苗放在室外光线明亮的地方，闭瓶炼苗 2~3 天，再逐渐开瓶炼苗 2~3 天，让植株经受试管外环境的锻炼后取出试管苗，洗净基部黏附的培养基，移植于珍珠岩：沙子为 1∶1 的基质中，当植株萌发新根后让其逐渐见光。

2. 多花黄精组培快繁技术

（1）无菌体系建立

①外植体的选择与消毒：将多花黄精带芽根茎从土中挖出，洗去泥土。a. 用刀切取带芽根茎于洗洁精水溶液中浸泡 5 分钟，然后用自来水冲洗干净。b. 用 75%乙醇擦洗表面，再用自来水冲洗干净。c. 洗洁精水浸泡 5 分钟，自来水冲洗 60 分钟。d. 75%乙醇 0.5 分钟灭菌，然后用去离子水涮洗 2 次，2.5%次氯酸钠 5 分钟灭菌，用去离子水涮洗 2 次，取出用无菌滤纸吸干水分，用刀切去伤口坏死部分准备接种。

②初代培养：将消毒好的黄精带芽块茎接于 MS+4.0mg/L 6-BA+0.2mg/L 2,4-D 培养基中，30 天后外植体均明显膨大，60 天后获得大量的无菌材料。

（2）继代增殖培养：将膨大的外植体切成 0.25cm^2 的小块接种于 MS+2.0mg/L 6-BA+0.05mg/L NAA 培养基，培养 45 天后，获得丛生的不定芽。

（3）壮苗与生根培养：将丛生的不定芽分割转移到 MS+4.0mg/L 6-BA+0.2mg/L 2,4-D+0.5mg/L GA$_3$ 的培养基中，得到粗壮无根苗，再将黄精再生苗接于以 1/2MS+0.7mg/L IBA 的培养基中，45 天后生长不定根。

以上培养基均附加 3%的蔗糖、0.5%琼脂、pH 值 5.8~6.0，在 121℃下灭菌 20 分钟。培养温度（25±1）℃，光照强度 1600Lx，每天连续光照 10 小时条件下培养。

（4）炼苗移栽：将已生根的黄精带芽根茎放在室外光线明亮的地方，闭瓶炼苗 2~3 天，再逐渐敞口炼苗 3 天，然后取出用自来水冲去琼脂，移植于珍珠岩：蛭石为 2∶1 的基质中，每隔 7 天施用 1 次营养液。

复习思考题

1. 什么是植物的离体快繁，有什么意义与作用？
2. 试述植物离体快繁的基本程序。
3. 为什么会发生污染，如何控制污染的发生？
4. 影响褐变的因素有哪些，如何预防褐变？
5. 什么是玻璃化现象，如何防治？
6. 植物快繁的增殖途径有哪些？
7. 试管苗有哪些特点，移栽后如何管理？

第九章　人工种子 ▷▷▷

 学习目标

1. 掌握　体细胞胚的诱导及人工种子的制作技术。
2. 熟悉　人工种子的概念和结构组成。
3. 了解　人工种子的贮藏方法。

思政元素

中国"人工种子"研究的开拓者之一——邹高治副教授

复旦大学遗传学研究所的邹高治副教授自 1985 年起与倪德祥副教授、纪才主副教授组成跨学科的联合课题组，奋战 2 年，终于在 1987 年底成功研制"水稻人工种子"，并在实验室内培育成首批完整植物，但此时为该研究做出重要贡献的邹高治副教授已身患重病。谈到为什么要开展水稻人工种子研究这一课题，邹高治副教授说道："因为我掌握了水稻单细胞培养技术，这是研制人工种子的基础。而国外可以研制成功胡萝卜、芹菜的人工种子，为什么我们中国就不能研制水稻人工种子呢！虽然水稻人工种子研究要比双子叶植物的人工种子更困难些。但我们总不能被困难吓倒，否则还要我们这些科技人员干什么！"尽管他重病在身，但一谈到人工种子，他的情绪格外兴奋，他还说："目前我的身体相当差，已几次胃部大出血了。我唯一的希望，争取 2 至 3 年时间，使水稻人工种子能大规模工业化生产。"

1978 年著名组培专家 Murashige 首次提出"人工种子"的概念，1981 年 Kitto 等用聚氧乙烯包裹胡萝卜胚状体首次成功获得人工种子以来，人工种子研究受到世界各国的重视，欧洲将其列入尖端技术的"尤里卡"计划，我国在 1987 年将其列入国家技术研究与发展计划（863 计划）。我国自 1995 年首次制成特种稻的人工种子以来，先后对黄连、西洋参、人参、百合、白术、铁皮石斛、仙茅、垂盆草、白及、半夏、金线莲、杜鹃兰等药用植物进行了人工种子的系统研究。

第一节　人工种子的概念及意义

一、人工种子的概念

人工种子（artificial seeds）又称合成种子（synthetic seeds）、人造种子（man-made seeds）或体细胞胚种子（somatic seeds），是指利用细胞的全能性，将植物离体培养产生的体细胞胚或具有发育成完整植株能力的分生组织包埋在含有营养物质和具有保护功能的外壳内形成的在适宜条件下能够发芽出苗的颗粒体。

体细胞胚的研究相对较早，20 世纪 50 年代末，Steward 和 Reinert 几乎同时在胡萝卜根组织培养中观察到了体细胞胚的形成。他们发现形成体细胞胚时，细胞增殖依次经过原胚、球形胚、心形胚、鱼雷胚和子叶胚等阶段，细胞增殖顺序与受精卵极为相似，而且体细胞胚的维管组织与外植体维管组织不相连，很容易与外植体分开。因而，体细胞胚具有不同于其他胚胎的特点：①体细胞胚是组织培养的产物，只限于在组织培养范围内使用，区别于无融合生殖过程中形成的胚；②体细胞胚起源于非合子细胞，区别于合子胚；③体细胞胚的形成具有胚胎发育过程，且与外植体的维管组织无联系，区别于组织培养的器官发生中的再生过程。显然人工种子与植物不经受精作用由不定胚直接发育形成的种子很相似。它可在适宜的条件下萌发生长，形成完整的植株。广义的人工种子还包括：①经过或不经过适当干燥处理，不经包埋成球，直接播种发芽的体细胞胚；②用水溶性聚合物等多聚体将多个体细胞胚包裹成饼状物；③将体细胞胚混在胶中用流质播种法直接播种；④用凝胶包裹的顶芽、腋芽、小鳞茎等形成的种子。

二、人工种子的结构

与天然种子由合子胚、胚乳和种皮构成类似，完整的人工种子由体细胞胚（或胚类似物）、人工胚乳和人工种皮三部分组成（图 9-1）。广义的体细胞胚由组织培养中获得的体细胞即胚状体、愈伤组织、原球茎、不定芽、顶芽、腋芽、小鳞茎等繁殖体组成。人工胚乳一般由含有供应胚状体养分的胶囊组成，养分包括矿质元素、维生素、碳源以及激素，有时还添加有益微生物等。胶囊之外的包膜称为人工种皮，是人工种子的最外层部分，有防止机械损

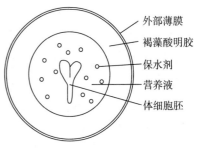

外部薄膜
褐藻酸明胶
保水剂
营养液
体细胞胚

图 9-1　人工种子结构示意图

伤、控制水分和养分流失、通风透气等作用。而对于海藻酸钠包埋的人工种子来说，关键是需要获得发育时期一致的成熟的体细胞胚胎，以及控制海藻酸钠胶囊颗粒的大小和硬度。人工种子是类似自然种子的人造颗粒，在外形上它就像一颗颗乳白色、半透明、圆粒状的石榴果实内的小颗粒。

三、人工种子的意义

人工种子不仅能像天然种子一样可以贮存、运输、播种、萌发和长成正常植株，而且还有许多独特的优点：①可使在自然条件下不结实或种子昂贵的植物得以快速繁殖，在短期内提供足够的种源；②固定杂种优势，人工种子的继代群体一般不出现性状分离，一旦获得优良基因型，就可通过诱导繁殖体的方法制作成人工种子，从而保持杂种优势；③具备快捷高效的繁殖方式，体细胞胚可常年在实验室获得，并可以用生物反应器大规模生产，而且还不受季节限制，一年四季都可在室内生产和扩大繁殖，及时为农业生产提供种源；④人工种子为中药材种苗来源的解决提供一条可行的途径，且可以保障种苗来源的一致性，有利于中药材的规范化种植；⑤可人为控制植物的生长发育与抗逆性，通过在人工胚乳中加入杀菌剂、杀虫剂、抑制休眠的物质和对植物生长有益的菌类等，使其具备抗逆性和耐贮性等优良特性。此外，与试管苗技术比较，人工种子技术在理论上还具有成本低（节约培养基）、贮藏运输方便（体积小且不需带试管）、无玻璃化缺陷，减少移栽驯化过程和生产周期短等优点。到目前为止，人工种子的研究在铁皮石斛、黄连、刺五加等药用植物上取得了积极的进展。

第二节　人工种子的制备

一、体细胞胚的诱导

（一）影响体细胞胚发生的主要因素

胚状体包括体细胞胚和性细胞胚（如花粉胚状体等），但性细胞胚具有诱导技术繁杂、遗传分离或单倍体不育等缺点，目前人工种子广泛使用的是体细胞胚。作为制作人工种子的核心，胚状体质量的好坏影响人工种子将来能否萌发和转化成正常的植株。高质量的体细胞胚必须是发育正常，生活力旺盛，能完成全发育过程，再生频率高，胚可以单个剥离，在长期继代培养中不丧失其发生和发育的能力，通过激素或其他理化因子可以同步控制其胚胎发生能力等。但是很多经济价值高的植物并不能形成高质量和高产量的体细胞胚。这就要求我们通过外植体的选择、激素的调节和一系列有关条件的研究，来逐步提高这些作物的工艺性。影响体细胞胚发生的主要因素包括遗传基因型、培养基与培养条件以及激素。

1. 遗传基因型　体细胞胚的产生在不同类型的植物间具有明显差异。在已成功获得体细胞胚的植物中，以自然条件下容易产生无融合生殖胚的植物为多，且培养条件相对较为简单，如芸香科植物等。即使是同类植物的不同基因型，在体细胞胚诱导的难易、形成时间以及单个外植体产生体细胞胚的数量上也存在明显差异。马铃薯18个不同基因型品种的体细胞胚形成能力的比较研究显示，有7个品种的体细胞胚发生率为100%，而频率最低则只有10%。

2. 培养基与培养条件 影响体细胞胚发生的培养基与培养条件主要有氮源、碳源、无机盐、光周期等。氮源被认为是胚胎发生的重要因素，氮的类型与用量不但影响体细胞胚的发生，而且对胚胎发生的同步化也有作用。体细胞胚的产生要求培养基中含有一定浓度的还原态氮，如甘氨酸、氯化铵等在诱导体细胞胚的发生中很有效，而硝态氮效果则不太明显。碳源在组织培养中起到维持外植体的渗透压和提供体细胞胚发育能源的作用，它对体细胞胚的诱导和转换成苗有一定作用。如在黄连体细胞胚的转换试验中，曾用1.5%的果糖、葡萄糖、蔗糖、麦芽糖等进行试验表明，经过滤灭菌后，蔗糖及果糖的效果最好，体细胞胚转换率达80%以上。但经高压灭菌后，蔗糖、葡萄糖和果糖的效应有所降低，只有麦芽糖的效果增高了。Redenbaugh 认为，麦芽糖可能是一种催熟因子，能诱导停滞在前期的体细胞胚进一步发育成熟。所以，通常采用麦芽糖作为碳源制作人工种子。光暗条件对体细胞胚的发生也有一定影响，因植物种类而异，如每天光照16小时可以有效促进西洋参的体细胞胚发生，而对于东北红豆杉，赵欣等发现在体细胞胚发育后期，光照过强会导致其体细胞胚逐渐枯萎变黄，但光照强太弱，体细胞胚叶绿体细胞发育不完善，不利于体细胞胚成熟，试验表明，1500Lx 光照比较适合体细胞胚的发育和成熟。

3. 激素 2,4-D 是应用最为广泛的生长素，对体细胞胚的发生具诱导作用，浓度使用则因植物品种及基因型而异，一般单子叶植物要求浓度较双子叶植物高。在胡萝卜、三叶草及苜蓿植物品系诱导体细胞胚产生的体系中，体细胞胚发生一般经过2个阶段，第一阶段是在较高2,4-D 浓度下，外植体细胞的脱分化、愈伤组织的诱导及胚性细胞及细胞团的形成；第二阶段则是降低2,4-D 浓度，产生早期胚胎，待球形胚形成后，除去生长素促进体细胞胚的继续发育。崔凯荣等对枸杞体细胞胚发育的研究表明，胚性愈伤组织形成后，如不及时转入降低或去除2,4-D 的培养基中，则胚性细胞就不能进入体细胞胚胎发育。刘静等筛选出宁夏枸杞新品种"宁杞8号"体细胞胚诱导最优激素组合，在1.0mg/L 6-BA+0.3mg/L 2,4-D+0.4mg/L IAA 条件下体细胞胚诱导率达88.67%。而西洋参成熟种胚在不同浓度2,4-D 中皆可发生体细胞胚，最佳浓度为0.5mg/L，此时西洋参体细胞胚发生率可达60%。王义等研究了激素在人参体细胞胚发育过程中的作用，发现诱导愈伤组织的培养基为 MS+4.0mg/L 2,4-D+0.2mg/L 6-BA，在 MS+1.0mg/L 2,4-D+0.2mg/L KT 培养基上继代培养，可获得胚性愈伤组织，在无2,4-D 的培养基上可诱导出人参胚状体。

（二）体细胞胚发生的同步控制和纯化筛选

体细胞胚胎发生中的一个普遍现象，就是胚状体发生的不同步性，常常在同一外植体上可以观察到不同发育时期的大大小小的胚状体，胚状体发生不同步，就不能一次性获得大量成熟胚用于制作人工种子。但作为人工种子必须要求发育正常、形态上一致的鱼雷胚或子叶胚。因为它们比心形胚或盾片胚活力高，发芽率高，耐包裹，做成人工种子后转换率也高。为此对体细胞胚发生要进行同步控制和纯化筛选等。目前常用的方法如下。

1. 物理方法 常用的物理方法包括手工选择、过筛选择、不连续密度梯度离心分馏、渗透压分选法、植物胚性细胞分级仪淘选、低温处理同步化、利用气体调控胚状体的同步发生等。

（1）手工选择：实验室小规模试验可在无菌操作条件下，对材料逐个进行筛选。

（2）过筛选择：将胚性细胞悬浮培养液，分别通过 20 目、30 目、40 目、60 目等规格的滤网过滤、培养、再过滤。重复几次后，可获得所需要的材料。如将胡萝卜叶柄细胞培养在附加 2,4-D（1mg/L）的 MS 培养基上，长成细胞团后，用尼龙筛过滤悬浮培养物。

（3）不连续密度梯度离心分馏：使用 Ficoll 的不同浓度产生不同密度梯度溶液，对不同比重的细胞进行分馏筛选，可以获得大小均一的胚性细胞团，然后将它们转移到无生长素的培养基上培养，可以得到大小基本一致的胚状体，这个系统中 90% 的胚状体是同步发育的，而且可以达到成熟阶段。

（4）渗透压分选法：不同发育阶段的胚状体具有不同的渗透压。如向日葵的幼胚发育过程中，圆球胚的渗透压相当于蔗糖含量 17.5%，心形胚为 12.5%，鱼雷胚为 8.5%，成熟胚为 5%，即胚状体由小到大，其渗透压由高到低。利用不同发育阶段的胚状体对不同渗透压的要求不同的原理，就可用高浓度蔗糖的培养基来控制胚的发育，使其停留于某一阶段，然后降低蔗糖浓度，使胚状体进入同步发育的状态，因此根据渗透压可选择到较为一致的体细胞胚。

（5）植物胚性细胞分级仪淘选：分级仪的原理是根据体细胞胚的不同发育阶段在溶液中不同浮力而设计的。淘选液一般用 2% 的蔗糖，进样的速度为 15mL/min，分选液流速为 20mL/min，经几分钟的淘选，体细胞胚分为不同等级，由此获得纯化的成熟胚，它们的转化率在 75% 以上。

（6）低温处理同步化：温度冲击常可增加细胞同步化。采用低温处理抑制细胞分裂，然后再把温度提高到正常的培养温度，也能达到部分同步化的目的。

（7）利用气体调控胚状体的同步发生：乙烯的产生与细胞生长有密切的关系，在细胞生长达到高峰前有一个乙烯的合成高峰，所以细胞生长可以通过抑制乙烯控制。通过间歇地向悬浮培养物中通氮气或乙烯的方法达到胚状体发生同步化。处理方法是每 10 小时或 20 小时通气 1 次，每次通气 3~4 秒，每次处理后有丝分裂频率可以达到 12%~16%。

2. 化学方法 常用的化学方法包括饥饿、阻断和解除、有丝分裂的阻断等。

（1）饥饿：除去悬浮细胞生长所需的基本成分，可导致静止生长期，而补加省去的营养成分或继代培养到营养成分完全的培养基上，可促进生长或产生细胞生长的同步化。冷处理和营养饥饿相结合可以取得更好的同步化结果。

（2）阻断和解除：在细胞培养的初期加入对 DNA 合成的选择性抑制剂，适当阻断细胞循环进程，使物质在一个特殊阶段的细胞内积累。当阻断解除，细胞将同步进入下一个阶段，可使细胞产生同步化。如 5-氟脱氧尿苷（FudR）、过量的胸苷（TAR）和羟基脲（HU）可积累于细胞 C-1/S 阶段，从而控制体细胞胚发育的同步化。

（3）阻断有丝分裂：秋水仙碱是一种纺锤体抑制剂，可抑制细胞的有丝分裂。但秋水仙碱处理不宜过长，否则引起不正常有丝分裂，如染色体丢失、增加或染色体黏结。

控制胚状体同步发生，受到诸多因素制约。除了可以通过上述各种理化因子进行适当调节之外，试验材料本身的细胞敏感性及胚胎发生潜力等遗传因素也有很大影响。所以在进行胚胎发生及同步控制研究时，应从材料选择、培养程序的处理及胚胎发生规律的掌握等多方面给予综合考虑。

二、人工种子的制作

（一）人工种皮与人工胚乳的制作

获得发育正常、形态上较为一致的体细胞胚后，就要用适合的材料（人工种皮）将胚状体包裹起来。人工种皮既要保持种子内的水分和营养免于丧失，又要保证通气及能够防止外来机械冲击的压力，因而包埋材料需要满足以下要求：①包埋剂必须对体细胞胚无损害，无毒性，而且成本低廉；②种皮要有一定的硬度，能够保护胚状体在生产、储存、运输和播种过程中不受损害；③种皮应当含有生长激素、防腐剂和植物生长发育所需的成分和水分等物质，有利于胚状体的萌发，并适合于农业机械化播种等。

目前用作人工种皮的原料，多为一些胶质的化合物薄膜，以便包裹于人工胚乳之外，防止溶于水的营养物质向外渗漏。人工胚乳为体细胞胚进一步发育提供营养物质，它的基本成分仍是各种培养基的基本成分，只是根据使用者的目的，人们可以自由地向人工胚乳基质中加入各种不同物质，如植物激素、有益微生物等，赋予人工种子较自然种子更加优越的特性。人工种皮与人工胚乳在概念上应属于2个不同的范畴，但目前在人工种子制作中由于普遍使用的是海藻酸钠，体细胞胚包埋后，常常就直接用于播种。所以，人工种皮与人工胚乳合二为一，变成为一种广义的人工种皮。

目前较好的包埋剂有5种，分别是海藻酸盐、琼脂、白明胶、角叉菜胶和槐豆胶，其中海藻酸盐所形成的胶囊是较好的凝胶包埋材料。海藻酸钠是一种从海藻中提取的多糖类高分子化合物，用它做成的海藻酸盐胶囊的优点是凝聚好，使用方便，无毒，价格便宜，并具一定强度，可起到保护体细胞胚的作用。缺点是易潮，致使水溶性养分很快浸出，另外制成的人工种子只能短期贮存，胶囊之间既容易黏在一起，在空气中又易干燥，形成硬丸，在萌发时出根和出芽常常受阻，对播种及机械操作都有较大影响。为了克服这些问题，Redenbaugh等曾试用美国杜邦（Dupont）公司生产的乙烯、乙酸和丙烯酸3共聚物——Elvax4260材料作为人工种子最外层的包裹剂，这种涂膜足以使黏性减小到涂膜胶囊可以用种子种植机进行播种的程度，效果较好。用Elvax作为人工种皮的具体操作程序为：①将4g海藻酸钙胶囊置于20mL含0.1g葡萄糖、0.2mL甘油的氢氧化钠溶液中搅拌1分钟；②在50mL环己烷中加入10%的Elvax4260；③在40℃条件下溶解5g硬脂酸、10g鲸蜡醇和25g鲸蜡取代物，另加295mL石油醚和155mL二氯甲烷；④将海藻酸钙胶囊放在上述混合液中浸泡10秒，取出后用热风吹干。如此重复4~5次。最后用石油醚冲洗干净，经尼龙布过滤后在空气中风干即可。

自然种子的胚乳为合子胚发育的营养仓库。人工胚乳实质上是筛选出适合该胚状体萌发和生长发育的培养基配方，最后将筛选出的培养基添加到包埋介质中。不同植物，不同的繁殖体对培养基的要求不同。MS、N_6、B_5 和 SH 培养基都曾被用作人工种子包被的基本培养基，其中以 MS 培养基最为常用，或以 MS 培养基为基础稍加修改应用。

糖类既可以作为体细胞胚或胚类似物生长的碳源物质，又可以改变包被体系中的渗透势，防止营养成分外泄，还能在人工种子低温储藏过程中起保护作用。目前用于人工胚乳中的糖类主要有蔗糖、麦芽糖、果糖和淀粉等。其中蔗糖作为碳源应用最为广泛，促进人工种子转化成苗的效果也相对较好。叶志毅等制作桑树体细胞胚人工种子时发现，与果糖相比，蔗糖更利于人工种子的发芽和生长。不同蔗糖浓度对人工种子萌发的影响也不同，一般使用浓度为3%。Adriani 等对猕猴桃不定芽的包被过程中，发现增加蔗糖的浓度可增加其转化率。

培养基中各种生长调节剂是建立培养体系的关键，其中起主要作用的有细胞分裂素和生长素两类。常用的细胞分裂素有 6-BA 和 KT，生长素有 IAA、IBA、NAA、2,4-D 等。不同作物中细胞分裂素与生长素配合的种类和浓度有所不同，在百合茎尖分生组织培养时以 MS+0.5~1.0mg/L 6-BA+0.5mg/L NAA 效果最佳，而对三叶青进行腋芽诱导时以 MS+2.0mg/L 6-BA+0.2mg/L NAA 进行腋芽诱导，诱导率达到 51.67%，腋芽增殖以 MS+2.0mg/L 6-BA+2.0mg/L NAA 可使增殖倍数达到 3.1。在人工胚乳中添加激素虽可提高人工种子的萌发率，却会降低幼苗对环境适应性。人工胚乳应根据各种不同植物的要求和特点有目的选择配制。

（二）人工种子的包埋

包埋人工种子的方法主要有液胶包埋法、干燥包埋法和水凝胶法。液胶包埋法是将胚状体或胚功能类似物悬浮在一种黏滞的流体胶中直接播入土壤。Drew 用此法将大量的胡萝卜体细胞胚放在无糖而有营养的基质上，获得了 3 株小植株；Baker 在流体胶中加入蔗糖，结果有4%的胚存活了 7 天。干燥包裹法是将胚状体经干燥后再用聚氧乙烯等聚合物进行包埋的方法，尽管 Kitto 等报道的干燥包埋法成株率较低，但它证明了胚状体干燥包埋的有效性。水凝胶法是指通过离子交换或温度突变形成的凝胶包裹材料的方法。Redenbaugh 等首先用此法包埋单个苜蓿胚状体制得人工种子，离体成株率达 86%，以后水凝胶法很快成为人工种子包埋的主要方法。在多种水凝胶中，海藻酸钠应用最广。常用的以海藻酸钠来包埋的离子交换法的操作方法如下：在 MS 培养基（含营养物质和生长调节剂等）中加入 0.5%~5.0% 的海藻酸钠制成胶状，加入一定比例的胚状体，混匀后，用滴管将胚状体连同凝胶吸起，再滴到 2% $CaCl_2$ 溶液中停留 10~15 分钟，其表面即可完全结合，形成一个个圆形的具一定刚性的人工种子。而后以无菌水漂洗 20 分钟，终止反应，捞起晾干。固化剂 $CaCl_2$ 溶液的浓度影响成球快慢，一般 1% 的浓度足以成球。浓度升高到 3% 成球速度快。在 $CaCl_2$ 溶液中的络合时间以 30 分钟为宜，再增加浸泡时间，人工种子的硬度也会明显增加。薛建平等将半夏的小块茎浸入含有激素、防腐剂、农药等多种物质的复合人工种皮中，再将其滴入 $CaCl_2$ 溶液制得的人工种子萌发率超过了 90%。郑惠元等发现蔗糖是影响三七人工种子萌发的主要因素，适宜的包埋配方组合为蔗糖浓度 1.0%、海藻酸钠浓度 2.0%。将长约 5mm 的三七体胚放入此配方的人工胚乳中，用吸管逐个吸起后垂直滴入 2% $CaCl_2$ 溶液，离子交换 10 分钟，在此包埋配方和离子交换时间下，萌发率为 83.5%。

Patel 等提出了一种新的海藻酸钠包被体系（图 9-2），即离子交换法，方法：将植物材料悬浮于 $CaCl_2$ 和羟甲基纤维素混合液中，滴入摇动的海藻酸钠溶液中进行离子交换形成空心胶囊，这种包被技术可以在繁殖体周围形成液体被膜，以更好地保护植物繁殖体。胡萝卜胚性愈伤组织经此方法包被，培养 14 天后，10% 的空心颗粒能在液体中萌发，13% 的能够突破胶囊。

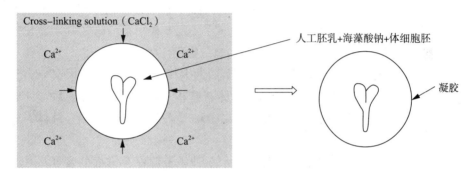

图 9-2　离子交换法包埋体细胞胚

三、人工种子的贮藏与萌发

受季节性限制，人工种子需要贮存一段时间，但人工种子往往含水量大，种球易失水干缩，且种皮内糖分易引起胚腐烂，贮存难度较大。据观察，胡萝卜胚状体置于无糖分的培养基上可存活 2 年。不包裹的胚状体在贮存过程中易受损伤，但包裹的胚状体贮存后成苗率明显降低，降低速度比不包裹的快，因而有必要研究贮存人工种子的方法。

（一）人工种子贮藏技术

目前贮藏人工种子的方法有低温法、干燥法、抑制法、液体石蜡法，以及上述方法的组合等。干燥法和低温法组合是目前应用最多的，也是目前人工种子贮藏研究热点之一。由于人工种子的贮藏技术很大程度上依赖于包埋技术，不同的包埋材料的贮藏方法也不同，本节主要总结以海藻酸钠为包被材料制作的人工种子的贮藏技术。

1. 低温贮藏技术　低温贮藏是指在不伤害植物繁殖体的前提下，通过降低温度来降低繁殖体的呼吸作用，使之进入休眠状态。常用的温度为 4℃。在此温度下体细胞胚人工种子可以贮藏 1~2 个月。如茶枝柑的人工种子，贮藏 1 个月仍具很高转化率。泡桐的人工种子在贮藏 30 天或 60 天后体细胞胚的存活率分别是 67.8% 和 53.5%，萌发率分别是 43.2% 和 32.4%。半夏人工种子在低温下贮藏，有利于保持生活力，而高温不利于长期贮藏。

非体细胞胚人工种子可以在 4℃ 下贮藏更长的时间，Mandal 等对 4 种罗勒属的植物的腋芽进行包被，可保存 60 天，并使植株耐寒性提高。Datta 等包被濒危植物地宝兰的类原球体，贮藏 120 天后，生存能力与贮藏前相比无明显变化。马铃薯芽尖在 MS 培养基上培养 2 天后，用海藻酸钠包埋，贮藏 270 天、360 天和 390 天后在 MS 培养基上的萌发率分别是 100%、70.8% 和 25%。但由于人工种子没有像自然种子一样在贮藏前进入休眠状态，随着低温贮藏时间的加长，包埋体系内的含氧量降低，人工种子萌发率会下降。

2. 液体石蜡贮藏技术 液体石蜡作为经济、无毒、稳定的液体物质，常被用来贮藏细菌、真菌和植物愈伤组织。人们把人工种子放在液体石蜡中，保存时间可达 6 个月以上。但李修庆等研究胡萝卜人工种子的结果表明，人工种子在液体石蜡中短时间保存（1 个月）能较正常的生长，但时间延长（79 天），人工种子苗的生长则明显比对照组差；并发现液体石蜡对幼苗的呼吸和光合作用有一定的阻碍作用。所以，在常温下液体石蜡不能通过抑制发芽来贮藏人工种子。干燥后的人工种子，在 2℃ 的液体石蜡中，2 个月后只有 2% 萌发。陈德富等利用低温和液体石蜡相结合贮藏芝麻人工种子 120 天后取出，播种到 1/4MS 发芽基质上，有 25% 发芽、5% 生根，而单用低温、液体石蜡都不能长时间贮藏苎麻人工种子。

3. 超低温贮藏技术 随着超低温保存技术在种质资源保存方面的发展，其在人工种子保存方面的应用也日渐成熟。植物繁殖体在超低温过程中不会引起遗传性状的改变，也不会丢失形态发生的潜能。目前应用于人工种子超低温保存的方法主要是预培养-干燥法，即人工种子经一定的预处理，并进行干燥，然后浸入液氮保存。

4. 干化贮藏技术 干化能增强人工种子幼苗的活力，有助于贮藏期间细胞结构及膜系统的保持和提高酶的活性，使其具有更好的耐贮性。已有研究发现在高湿度下缓慢干化，人工种子有较高的发芽率和转化率。据研究，用聚氧乙烯（2.5%）干燥固化法制作的胡萝卜人工种子，在 4℃ 黑暗条件下可存放 16 天。低温加 ABA 处理，存活率可提高 20%~58%。Nitzche 首用 ABA 处理胡萝卜胚状体，经 7 天干燥后仍具有生命力，并得到再生植株，胡萝卜愈伤组织在 15℃ 及相对湿度 25% 的条件下存放 1 年仍可再生。Kitto 等将富含胡萝卜胚状体的悬浮培养液包于水溶性塑料薄膜内，形成胶囊在 26℃ 条件下干化 4 天后，再吸水萌发，从 20 个胶囊中获得 2 棵植株；半夏人工种子干化后在 2℃ 条件下贮藏 7 天萌发率可达 74.65%，干化后在 7℃ 条件下贮藏 28 天萌发率达到 70.71%，表明半夏人工种子在一定条件下贮藏 28 天后，仍然具有 70% 以上的萌发率；Kim 等发现利用 ABA 处理有利于提高胚状体干化后的存活率。Timbert 等研究表明脯氨酸也能提高胡萝卜胚状体干化耐受性。李修庆发现海藻酸钠包埋的胡萝卜胚状体经干化后其超氧化物歧化酶和过氧化物酶的活性显著提高，从而减轻低温贮藏对胡萝卜胚状体的伤害。

（二）人工种子发芽试验

包裹好的人工种子含水量大，易萌芽，通常要对它在无菌条件下和有菌条件下进行发芽试验。把包好的人工种子接于 MS 或 1/2MS 培养基中为无菌培养。有菌培养常用蛭石和砂 1：1 混合，开放条件下，把人工种子接种于其中，培养条件均为温度（25±1)℃，每天光照 10 小时，光照强度为 1500Lx，蛭石与砂要保持一定的湿度，防止人工种子水分很快丧失而使球变硬变小，影响种子萌发。定时观察统计发芽的粒数并计算发芽率。有的人工种子能发芽但不一定能发育成植株。实验中常把胚根或胚芽伸出人工种皮大于 2mm 称为发芽。而把胚芽、胚根部都伸出种皮并长于 5mm 称为成苗。

一般来说，在人工种皮内补充添加剂有利于有菌条件下萌芽，试验表明在蛭石、珍珠岩等基质上发芽率较高。此外，防腐抑菌处理也可以提高人工种子的萌发率，汤绍虎等在甘薯人工种皮中加 400～500mg/L 的先锋霉素、多菌灵、氨苄青霉素或羟基苯酸丙酯，均有不同程度的抑菌作用，萌发率可提高 4%～10%。薛建平等在半夏人工种子制作基质中加入 1% 多菌灵、0.2% 次氯酸钠以及 0.1% 壳聚糖，其萌发率提高到 80%。

知识链接

人工种子的转换试验

体细胞胚发育成植株，大致经历几个阶段：①发芽；②根系的发育；③芽分生组织的生长与发育；④真叶的生长；⑤芽和根的连接；⑥正常植株生长等。转换试验是指人工种子在一定条件下，萌发、生长、形成完整植株的过程。转换的方法可分为无菌条件下的转换和土壤条件下的转换。

1. 无菌条件的转换　一般是将新制成的人工种子播种在 1/4MS 培养基，附加 1.5% 麦芽糖、8g/L 的琼脂中，培养后统计人工种子形成完整植株的数目，即人工种子的转化率。转换率的高低主要取决于 2 个方面：①提高体细胞胚质量的培养基成分；②改进转换的条件。如用麦芽糖代替蔗糖，有利于体细胞胚的萌发和转换。

2. 土壤条件的转换　即直接播种于土壤，使转换成功。采用方法有：①无土培养试验，目前以硬石或珍珠岩试验较多，附加低浓度无机盐、1/6MS 培养基、0.75% 麦芽糖有利于转换。②土壤试验，人工种子的土壤转化试验报道较少，苜蓿人工种子的直接土壤转化试验已达 20%，水稻不定芽研制的人工种子经适当的过渡性培养，在土壤中的转化率为 10%。

人工种子转换率的主要限制因子可能是：①无机盐的作用。没有硝酸钾、硫酸镁、氯化钙等盐类参与时就不会发生转换；缺乏磷酸铵，转换率从 30% 降至 5%。显然这些无机盐成分作为营养肥料是不可缺少的。②0.75%（W/V）的麦芽糖有利于提高转化率。因而推测，碳源在人工种子转换中也是限制因子。为此，必须在人工种子中贮藏必需的养分或供给外源营养物质。

综上所述，尽管目前人工种子技术的实验室研究工作已取得较大进展，但人工种子尚待进一步研究与完善，其主要障碍在于人工种子的质量和成本：①许多重要的植物目前还不能靠组织培养快速产生大量的、出苗整齐一致的、高质量的胚状体或不定芽；人工种子的质量达不到植物正常生长、运输和贮藏的要求；人工种子的制种和播种技术尚需进一步研究。②目前多数人工种子的成本仍然高于试管苗和天然种子。虽然一些研究机构已经建立起大规模自动化生产线，能够生产出高质量、大小一致、发育同步的人工种子，但是它的成本仍高于天然种子。以苜蓿为例，目前生产1粒人工种子所需成本是0.026美分，而1粒天然苜蓿种子的成本是0.0006美分，二者相差40多倍。因此，人工种子要真正进入商业市场并与自然种子竞争，必须降低生产成本。③人工种子需要一定时间才能很好地适应外界环境，因此人工种子在播种到长成自养植株前的管理也非常重要，在推广之前必须经过农业试验，并对栽培技术及农艺性状进行研究。由此可见，人工种子想要成为种植业的主导繁殖体，目前仍有相当的困难。但有一点很明确，就是人工种子与试管苗相比，所用培养基量少、体积小、繁殖快、发芽成苗快、运输及保存方便。人工种子的开发利用前景是十分诱人的。这项生物高新技术将对作物遗传育种、良种繁育和栽培等方面起到巨大的推进作用，并将掀起种子产业的一场革命。

📝 案例

1. 铁皮石斛人工种子制作技术　铁皮石斛（*Dendrobium officinale*）乃石斛中的珍品，不仅可观赏，而且可药用，近年来市场需求量不断增加，但其生境苛刻，自然生长繁殖相当缓慢，加之过度采挖，已成为濒危植物。2010年，刘宏源和刘星华报道了一种铁皮石斛人工种子制作方法的专利（专利号CN101849503A），具体技术步骤如下。

（1）原球茎的诱导与增殖：选取铁皮石斛成熟未开裂蒴果，自来水冲洗表面污渍5分钟后，用70%乙醇棉球擦拭果壳表面沟纹，然后将整个蒴果放入0.1% $HgCl_2$ 溶液中灭菌15~25分钟，无菌水冲洗4~5次，吸干表面水分。此后，将果实用消毒手术刀切开，用接种针将粉末状胚接种到种子萌发培养基表面，接种两周后，种子萌发形成原球茎。将种子萌发的原球茎接种于增殖培养基中进行培养，接种量以鲜重计，每瓶3g，原球茎增殖培养基为MS+1.0mg/L KT+0.2mg/L NAA，每升培养基添加50~100mL椰子汁和10~20g纳米 TiO_2。上述步骤中培养基pH值为5.4~5.6，培养温度（25±2）°C，光照强度为每10小时2000Lx。

（2）铁皮石斛人工种子制作：将增殖后的原球茎，转入含有0.5mg/L ABA的MS培养液内振摇培养（100r/min），每10天更换培养液1次。30天后用6目尼龙网筛选择长×宽为（0.5~1.5）mm×（2.0~3.4）mm原球茎作为包埋繁殖体。在超净台上，将原球茎浸入含有MS+0.5mg/L BA+0.5mg/L NAA+0.3%AC+3%海藻酸钠+0.3%百菌清+1.5%淀粉+1.0保水剂+2.0%纳米 TiO_2 的人工胚乳中，3~5分钟后，用吸管将包有原球茎的半凝胶状态海藻酸钠滴到添加2%壳聚糖和1.0%~3.0%纳米 TiO_2 的2%$CaCl_2$溶液中，15分钟后取出用蒸馏水冲洗干净，置于滤纸上吸干表面水分，即可获得人工种子。

（3）人工种子萌发与贮藏：将制作好的人工种子放入灭菌并烘干的三角瓶中，用封口膜封好，在4℃下贮藏，用时将人工种子放在MS琼脂糖培养基上萌发率最高。

2. 白术人工种子制备技术　白术（*Atractylodes macrocephala*）为菊科苍术属植物，其干燥根茎，气清香，味甘苦，性温，具健脾益气、燥湿利水、止汗、安胎等多项药用功能，为常用大宗药材之一。利用组培技术进行快繁，虽能克服白术长期以来由于药农只种不选出现的种性退化、药材产量和质量下降问题，但试管苗生产周期长、成本高、不便运输，限制了白术的规模化生产。为此，汪福源等研制了白术人工种子制作技术，具体流程如下。

（1）材料准备：选取1.5~2.0cm大小的白术外植体幼芽，经浓度0.1% $HgCl_2$ 消毒后，接种于含0.5mg/L BA+5.0mg/L病毒唑的MS培养基上，得到无菌试管苗作为试验材料。

（2）外植体选取与人工种子制作：切取3~5mm直径的单个腋芽，置于湿热灭菌的2.5%海藻酸钠+1/2MS+0.5mg/L IAA+30mg/L蔗糖溶液中，然后采用滴注法，吸取包有小芽的半凝胶状态海藻酸钠滴到2%的 $CaCl_2$ 中，8~10分钟后捞出，用无菌水浸洗2~3次。

（3）人工种子萌发：制作好的人工种子播种在铺有无菌水浸润滤纸的培养皿中，25℃、1500Lx、16小时（白天）/8小时（黑夜）的条件下发芽。

复习思考题

1. 简述人工种子的概念和结构组成。
2. 与天然种子比较，人工种子有哪些优点和局限性？
3. 简述人工种子制作流程。
4. 你认为人工种子制作和工厂化生产还需要攻克哪些技术难题？
5. 人工种子的贮藏有哪些方法？
6. 目前人工种子最适于在哪些方面应用？

第十章　药用植物脱毒苗培养 ▷▷▷

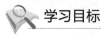

学习目标

1. 掌握　药用植物脱毒技术的基本原理。
2. 熟悉　药用植物脱毒苗获取的基本方法。
3. 了解　植物病毒检测的方法。

　　植物病毒（plant viruses）是一种由核酸、蛋白或其复合体构成的，具有繁殖、传染和寄生在其他生物体上的能力的非细胞形态分子，借助寄主细胞中的蛋白合成体系、物质和能量来完成自我复制。植物病毒主要通过介体传播，常见的昆虫介体有蚜虫、叶蝉和飞虱等。此外，植物病毒也可通过非介体传播，如汁液摩擦、植物间嫁接传播、种子和无性繁殖材料传播、土壤中病残体传播等，尤以种材传播病毒危害性最大。植物病毒病堪称植物的"癌症"，自然界中很多植物都会因受到病毒侵染而引发病毒病，植物病毒病的症状可分为内部症状和外部症状，内部症状主要指植物组织和细胞的病变，如组织和细胞的增生、肥大，细胞和筛管坏死及各种类型内含体的出现。外部症状主要表现为叶片花叶、叶脉黄化、斑驳或褐色坏死，叶片变小、畸形、扭曲，植株矮化等。

　　近年来，受全球气候变暖，规模化、集约化种植模式的推广，种植品种固定，繁殖方式单一（多为无性繁殖）等影响，药用植物病毒病发生十分普遍，致使药用植物种质资源退化，产量和经济效益显著下降，干扰了中医药的临床疗效，对中医药产业的健康发展产生不利影响。常见的受病毒感染的药用植物有百合、半夏、浙贝母、太子参、地黄、三七、丹参、菊花、西红花、罗汉果、牛蒡等。其中，侵染百合的病毒多达 19 种，全国各大产区病毒病自然发生率为 20%～30%，部分达 70%～80%，严重者可达 90%。每年病毒病造成百合种植业的损失高达数十亿元，成为药用百合产业的发展瓶颈；病毒病在各半夏种植地普遍发生且复合侵染较常见，已成为半夏生产的突出问题。侵染半夏的病毒主要有黄瓜花叶病毒、大豆花叶病毒、芋花叶病毒、魔芋花叶病毒、烟草花叶病毒。侵染菊花的病毒和类病毒多达 20 多种，复合侵染常见，可造成菊花减产 10%～30%，严重地块甚至减产 30%～50%。丹参花叶病的田间发病率也较高，有些田块竟高达 60%～80%，感病后的丹参根系细小，药用成分含量降低，严重影响了丹参的产量和品质。病毒病在罗汉果各主产区也普遍发生，平均发病率为 52.8%，最高可达 100%，受害植株减产 25%～45%，尤其开花后更易染病，且留种种植年限越长病害越重，严重影响其经济效益。据调查，烟草花叶病毒、黄瓜花叶病毒常单一或混合感染河南焦作地区的地黄，从而引起地黄产量降低、种性退化和品质下降，严重影响了怀地黄的种植效益和临床用药。

与病毒苗相比，脱毒后的种苗抗性增强，生长健壮，产量和品质提高。为提高药用植物的产量，改善其品质，并使其良种长期推广种植，生产健康无病毒的种苗是控制和防止这些病原体传播的主要途径。

第一节 药用植物脱毒的基本原理

植物脱毒是指通过各种物理、化学或生物相关的方法将植物体内有害病毒及类似病毒去除而获得无病毒植株的过程。

一、茎尖培养脱毒原理

茎尖培养（meristem culture）也称分生组织培养或生长点培养，即切取茎尖或顶端分生组织进行无菌培养，顶端分生组织即生长点是指茎的最幼龄叶原基上方的一部分，最大直径约为$100\mu m$，最大长度约为$250\mu m$。其原理是基于1934年White提出的"植物体内病毒梯度分布学说"，即利用病毒在植株体内分布不均匀的规律，植物茎尖尤其生长点带病毒最少或不带病毒。其原因为病毒在植物寄主体内随维管束系统运输、转移，而茎尖分生组织中没有维管束系统，病毒转运困难，病毒在寄主茎尖分生组织中的转移速度落后于茎尖的生长速度，导致顶端分生组织附近病毒浓度低，甚至不带病毒。所以，茎尖分生组织不含病毒粒子或病毒浓度很低，利用这一特点，通过茎尖离体培养便可获得无病毒再生植株。

二、热处理脱毒原理

热处理（heat treatment）也称温热疗法（thermotherapy）是植物病毒脱除中应用最早和最普遍的方法之一。早在1889年印度尼西亚爪哇人发现，患病毒病的甘蔗放在$50\sim52℃$的热水中保持30分钟，甘蔗就可去病且生长良好。之后这个方法在甘蔗的种植中得到了广泛的应用。

目前常用的热处理方法有温汤浸渍法和热空气处理法，其原理是利用病毒类病原与植物的耐热性不同，将植物材料在高于正常温度的环境条件下处理一定的时间，使植物体内的病原钝化或失去活性，而植物的生长受到较小的影响，或在高温条件下植物的生长加快，使植物的生长速度明显超过病毒在植株体内扩散的速度，从而使一部分正在迅速生长的植物组织，如顶芽、嫩梢的尖端不含病毒，把不含有病毒的部分切下接种到适宜的培养基上，最终培养出无毒植株。

三、化学处理脱毒原理

在离体培养中采用化学物质抑制病毒的复制、转运来生产脱毒植物的方法称为化学处理脱毒。其原理是抗病毒药剂在三磷酸状态下会阻止病毒 RNA 帽子结构形成，抑制病毒复制相关酶的合成，从而达到去除病毒的目的。通常使用的病毒抑制剂有三氮唑核苷（病毒唑）、利巴韦林、5-二氢尿嘧啶（DHT）和双乙酰-二氢-5-氮尿嘧啶（DA-DHT）、环已酰胺、碱性孔雀绿等。其中病毒唑是使用最广泛的抗病毒性药物，值得注意的是，抗病毒药剂的脱毒效果会因病毒种类、植物品种的不同而有所差异。

四、超低温疗法脱毒原理

超低温疗法脱除植物病毒是超低温保存种质资源技术在植物脱毒方面的最新应用。超低温处理是利用液氮超低温（-196℃）对植物细胞的选择性杀伤，得到存活的顶端分生组织。顶端分生组织能够在超低温处理后存活，与其本身的细胞特性有关。顶端分生组织细胞能够分裂和自我更新，具有排列紧密、体积小、立方形、核质比高、细胞质浓稠、无成熟液泡的特点。这样的细胞自由水含量低，在超低温环境中细胞质保持无定形状态或产生不会造成细胞死亡的微小冰粒，从而存活。然而，具有成熟液泡的已分化细胞由于含有大量自由水，在超低温环境中会形成树枝状冰晶，这些冰晶破坏细胞的膜结构从而导致细胞死亡。正是由于超低温处理对细胞的选择性杀伤，保留了顶端分生组织，杀伤含有病毒的其他细胞，所以经超低温处理繁殖而来的植株很可能是脱毒的。

五、愈伤组织培养脱毒原理

通过植物组织培养去分化诱导获得的愈伤组织存在部分无病毒的细胞。由于愈伤组织内缺乏输导组织，因而无病毒细胞可避免病毒的侵染，由其再分化后形成的植株可为脱毒苗。这可能是由于：①在愈伤组织的形成过程中病毒的复制速度赶不上细胞的增殖速度；②有些细胞通过突变获得了抗病毒特性。但采用愈伤组织消除病毒时，应注意其细胞的遗传稳定性，以及该植物的愈伤组织能否脱分化形成再生植株。

六、微体嫁接离体培养脱毒原理

微体嫁接脱毒（micro-grafting）是组织培养与嫁接技术相结合而获得无病毒种苗的一种方法，是 20 世纪 70 年代以后发展起来的一种培养无病毒苗木的方法。在无菌条件下，将切取的茎尖嫁接到离体培养的砧木苗上（不带病毒），待其愈合发育为完整植株而达到脱毒的效果。这种技术首先应用于柑橘属不同植物的脱毒试验中，现已成为柑橘无病毒良种培育的常规方法，以后逐渐应用于其他多种植物的脱毒。

除以上六种脱毒方法，还有器官培养、珠心胚培养、原生质体培养等方法也能获得脱毒苗，但是不同途径处理所得到的种苗必须严格地进行病毒检测和外观性状鉴定，确定其为无病毒种苗后才能作为种源在生产上应用。

第二节　药用植物脱毒的操作技术

品质退化是中药材大田栽培过程中一个主要的瓶颈问题，而品质退化的原因之一即为中药材大田栽培过程中极易被病毒感染。培育和栽培无病毒种苗是防治药用植物病毒及类似病毒病害的根本措施。目前中药材脱毒苗栽培已经初见规模，并且表现出产量高、品质好的优势。因此脱毒苗的推广种植将是中药材优质种苗获取的主要来源之一。获得脱毒苗的方法较多，目前植物病毒脱除的方法主要有以下几种：茎尖脱毒、热处理脱毒、化学处理脱毒、超低温疗法、茎尖微体嫁接脱毒、愈伤组织脱毒等，实际生产中大多是 2 种或 2 种以上脱毒方法相结合，以提高脱毒效率。

一、茎尖脱毒

（一）茎尖脱毒培养的基本操作

茎尖培养脱毒的基本程序包括以下几个步骤：脱毒材料的消毒、茎尖的剥离、接种和培养。

1. 脱毒材料的消毒 尽管茎尖分生组织由彼此重叠的叶原基严密保护，解剖过程中仔细解剖有可能获得高度无菌的茎尖分生组织，但在切取外植体之前一般仍然需要对外植体进行表面灭菌。对于包被较严紧的芽，只需在 75% 乙醇中浸蘸一下，而对于包被较松的芽则需结合次氯酸钠或升汞等消毒剂进行表面灭菌。具体消毒方法需根据植物的情况而定。也可先培养无菌苗，之后采用无菌苗的芽进行茎尖剥离，这样可避免对外植体进行表面灭菌。

2. 茎尖的剥离 剥离茎尖时需采用解剖镜、镊子、解剖针等工具。将表面灭菌后的芽或无菌苗的芽置于解剖镜下。用镊子将芽的一端固定，另一只手则用解剖针将叶片和叶原基剥去，当形似一个闪亮的圆半球的顶端分生组织充分暴露时，用刀片迅速将分生组织切离。茎尖剥离时间越短越好，以避免茎尖失水变干。为防止茎尖失水变干，也可在一个衬有无菌湿滤纸的培养皿内进行茎尖剥离。

3. 接种和培养 茎尖剥离后需立即接种到培养基中。培养基的选择因植物而异，茎尖培养成败的关键在于寻找适合的培养基。在茎尖培养中最常使用的是 MS 培养基，但各物种中所需要的植物生长调节剂种类、用量及配比各不相同，需要根据所培养的植物种类或品种（类型）而做适当调整。

（二）影响茎尖培养脱毒效果的主要因素

1. 茎尖大小 茎尖的大小与脱毒成功率直接相关。一般而言，切取的茎尖越小，脱毒率就越高。但茎尖过小，不仅操作难度大，培养成活率低，而且形成完整植株的能力弱。Shade 和 Murashige（1977）指出，许多植物不带叶原基的茎尖培养有可能进行无限生长而不能发育成完整植株，大黄的顶端分生组织必须带 2~3 个叶原基才能发育成完整植株。但茎尖较大时，叶原基的存在不仅会影响茎尖的大小，而且叶原基还是病毒的储存库，会降低植物的脱毒效果。因此，在采用茎尖培养脱毒时，要兼顾脱毒率、成活率及茎尖发育成完整植株的能力。茎尖大小，应以大到足以脱毒、小到足以发育成完整植株为前提，一般切取长度为 0.2~0.5mm、带有 1~2 个叶原基的茎尖作为培养材料。

2. 培养基　通过正确选择培养基，可以提高获得完整植株的成功率，大多数常用培养基都含有相当丰富的必需元素，大多数研究表明 MS 培养基比较适合茎尖培养，培养基中的生长调节物质可以调节培养基的理化环境，促进茎尖脱毒苗生长，一般来说培养基中含有少量的外源激素是必不可少的。其种类和浓度对茎尖生长和发育具有重要作用，其中细胞分裂素、生长素、赤霉素等对茎尖分生组织在培养基中的生长作用尤为明显。但在各种不同的生长素中应避免使用 2,4-D，该物质容易诱导外植体形成愈伤组织。

3. 外植体的生理状态　茎尖最好由活跃生长的顶芽切取，一般而言顶芽的茎尖比腋芽的脱毒效果好。但是由于腋芽数目较多，故也常常采用腋芽。对于周期性生长的植物，取芽时间也是一个重要的因素，如温带树种的一些植物，其芽的生长仅限于春季，此后很长时间芽处于休眠状态，如此时培养，需进行适当的处理打破休眠，也有的植物冬季培养的茎尖形成的植株容易诱导根的形成。如大多数马铃薯品种，春季和初夏采集的茎尖形成的植株容易诱导根的形成，而其他季节的茎尖则形成根的能力较差。

采用茎尖培养是脱毒苗培育最传统、最常用的方法，但是该方法由于茎尖剥离困难、茎尖大小对植物成活率的影响及脱毒效率低等原因，实际生产中为提高脱毒效率，常与其他方法结合进行脱毒苗培育。另外，也有在一次茎尖培养脱毒的基础上，利用一次脱毒的组培苗进行二次茎尖培养脱毒。如地黄的脱毒苗研究中就采用了该方法。

二、热处理脱毒

实际生产中，热处理方法有两种，即温汤浸渍和热空气处理。①温汤浸渍：将带病毒的植物材料置于一定温度的热水中浸泡一定的时间直接使病毒钝化或失活。温汤处理通常应用 50~55℃ 处理 10~50 分钟或 35℃ 处理 30~40 小时等，该方法对植物体的损害较大，有时会导致植物组织窒息或呈水渍状。处理时必须严格控制温度和处理时间。该种方法适合于休眠器官，尤其是种子的处理。②热空气处理：将待脱毒的植物材料在热空气中暴露一定的时间，使病原钝化或病毒的增殖、扩散速度跟不上植物的生长速度而达到脱除病毒的目的。热空气处理时把生长旺盛的植物置于一个热疗室中，在 35~40℃ 下处理一定的时间，长短可由几分钟到数周不等。为了保证在处理过程中植株能正常生长，要求热处理的苗木必须根系发达、生长健壮。

（一）热处理的前处理

为了提高植物的耐热性，延长植物在热处理中的生存时间。热处理时最初几天温度应逐步提高，直至达到所要求的温度为止，也可在 27~35℃ 下处理 1~2 周后进行热处理，具体可根据植物种类而定。因植物体的耐热性与植物体各部分组织中的碳水化合物含量成正相关。因此，应在植物组织成熟的季节，进行热处理。

（二）热处理脱毒的条件

1. 温度与时间　热处理温度和时间因病毒种类而异，有些病毒在 33~34℃ 条件下处理 28～30 天即可脱除，另一些病毒必须在 39～42℃的条件下处理 50～60 天才能脱除，而对于那些耐热性的杆状病毒，热处理的脱毒效果较差。在植物耐热性允许范围内，热处理的温度越高，脱毒效果越好。生产实践中，一般多用 35～38℃恒温，尤以 37℃恒温处理（30±2）天的较多。近年来，为了减少高温对植物体的损伤，改用变温热处理，脱毒效果更好，生产实践中以白天 40℃处理 16 小时，夜间 30℃处理 8 小时居多。

2. 湿度和光照 热处理期间，热处理箱中相对湿度应保持在 70%～80%。在过分干燥的条件下，热处理的新梢生长不良。此外，在管理上以自然光最好，但秋冬期间，适当补充人工光照，对新梢伸长有良好作用，有利于脱毒。

热处理的要点是要考虑不同病毒的致死温度，同时也要考虑病毒的降解和植物存活之间的平衡，要掌握适宜的处理温度和时间。温度太低病毒不能有效脱除，而温度过高，植物生长发育会受到阻碍直至枯死。由于温度难以控制及各病毒对温度的敏感范围不一样，很难获得理想的控制效果。目前，运用热处理脱毒较为成功的药用植物有百合、菊花、姜黄、罗汉果等。热处理并不能杀死病毒，只能部分或完全地钝化病毒的活性，使病毒在植物体内增殖减缓或停止，从而失去侵染能力，但并非所有的病毒都对热处理敏感。黄瓜花叶病毒的热钝化温度为 70℃，菊花 B 病毒的热致死温度为 70～80℃，烟草花叶病毒的热致死温度在 90℃以上，在如此高温下植物是无法存活的，所以单独使用热处理方式无法脱除这些耐高温病毒。因此为了提高脱毒效率，很多热处理不能消除的病毒，可以采用茎尖培养与热处理相结合或者热处理与化学药剂处理法相结合。热处理与茎尖培养结合是脱毒实践中经常采用的方法。这样既可以增加剥取的茎尖长度，也能增强脱毒效果。如亳菊茎尖结合热处理得到的脱毒种苗进行培育，移栽后发现亳菊开花早、花期长，叶片增大、头状花序直径增加，舌状花花瓣数增多，显示出较强的生长优势。采用热处理和茎尖培养对半夏脱毒可发现，其脱毒率可提高到 90%左右。

（三）热处理后的嫁接

热处理使病毒钝化或病毒增殖和扩散速度减缓，而植株生长加快，因而植株的新生茎尖、枝条顶端等可能不带毒。木本植物获取无病毒苗木时，通常是将热处理后茎尖或新梢顶端嫩枝嫁接到无病毒实生砧木上或扦插于扦插床中。如苹果、柑橘均采用此方法获得了无病毒苗木。

三、化学处理脱毒

化学病毒抑制剂常常添加到培养植株生长的培养基里面，这样能有效提高培养基除去带有病毒植株的能力，大大提高生产没有病毒植株的概率。目前为止，所采用病毒抑制剂与茎尖培养相结合的脱毒方法，能够较容易地脱除很多种植株病毒，而且这种方式对茎尖取材的要求并不高，甚至接种茎尖有时可以大于 1mm，易于分化出苗，从而保证了脱毒苗的存活率。

化学处理药物常常通过直接注射到带病毒的植株上，或者加到植株或茎尖生长的培养基中，培养一定时间后进行病毒检测。采用该方法生产脱毒植物已被证明是一种成功的方法，这种方法一般要与茎尖培养相结合应用。如番红花采用茎尖结合病毒唑成功获得番红花脱毒苗。但是这些抗病毒物质在消除病毒的同时，往往会抑制茎尖的生长，特别是较为常用的利巴韦林、病毒唑等物质，浓度太高时，甚至会引起茎尖死亡或植株形状上的变异。如在马铃薯的脱毒过程中发现过高的利巴韦林浓度会引起植株性状上的变异，并且发现化学药剂在脱去地黄病毒的同时，明显抑制了地黄茎尖生长，高浓度时甚至会导致植株死亡。

四、超低温疗法脱毒

超低温疗法脱除植物病毒是近几十年逐渐发展起来的在超低温保存基础上建立起来的脱毒技术。目前，该技术已成功地用于菊花、太子参、马铃薯、甘薯、柑橘、草莓等，被认为是脱除植物病毒比较有效的方法，为脱毒苗生产开辟了一条崭新的途径。超低温疗法根据预处理方法差异可分为小滴法、玻璃化法、包埋干燥法、包埋-玻璃化法、小滴-玻璃化法和小滴包埋-玻璃化法。在进行超低温处理前，通常要对茎尖进行脱水和干燥，以强化茎尖对超低温的耐受能力。虽然超低温处理的方法很多，但是总体可以概括为以下几个步骤：选择材料、预培养、加载、脱水或玻璃化、冷冻和解冻、卸载、再生培养等。

1. 选择材料　可直接选取带毒植物材料的顶芽或腋芽，或者以带毒的植物为材料进行组织培养建立试管苗体系。

2. 切取茎尖　以机械切割的方式获得植物茎尖，茎尖大小一般选取 3~4mm，但是不同植物材料超低温保存的最适茎尖大小并不相同，在实验过程中需要根据基因型的差异分别测试最适茎尖大小。

3. 预培养　预培养目的在于减少茎尖细胞内自由水含量，增加可溶性糖等保护性物质浓度从而提高其抗冻性，有利于随后的超低温冻存。目前多采用蔗糖作为渗透调节物质，浓度一般为 0.1~1.0mol/L。一些研究也采用甘露醇、山梨醇等渗透调节剂或 5%~10% 二甲基亚砜（DMSO）、ABA 等单一或结合进行培养以减少材料冷冻伤害。

4. 加载　用于预处理后进一步脱除细胞内自由水，不同材料装载步骤有所区别。常用 2 种方式进行装载，其一是使用较低浓度玻璃化溶液处理材料一定时间，其二采用 2mol/L 甘油和 0.4mol/L 蔗糖混合液进行处理。

5. 脱水　一般指在一定温度下（25℃或 0℃），使用植物玻璃化溶液（PVS）处理材料一定时间。脱水是保证材料浸入液氮后顺利达到玻璃化状态的重要步骤。常用的玻璃化溶液有四类：PVS1、PVS2、PVS3 和 PVS4。它们都是由不同的渗透调节物质组成（DMSO、甘油、蔗糖、甘露醇、乙二醇等）。其中 PVS2 溶液最为常用，其成分为 30% 甘油+15%乙二醇+15%DMSO，以含 0.4mol/L 蔗糖的 MS 液体培养基配制而成。

6. 冷冻和解冻　将脱水后的材料浸入液氮（−196℃）中，保存 1 小时。解冻时需要以极快升温速度跳过冰点温度，以防止在升温过程中细胞内冰晶的形成。利用冷冻保护装置进行冻存的方法中，一般直接将冷冻管投入 35~42℃ 的水浴锅中静置 2~3 分钟，直到管内容物完全溶解。

7. 卸载 解冻后，冻存材料表面的 PVS 需要及时在卸载液中洗去，以达到对茎尖解毒的目的。卸载液通常是不含 DMSO 和甘油的高浓度（1.2mol/L 左右）蔗糖 MS 液体培养基，处理时间为 10~30 分钟。

8. 再生培养 经过洗涤后的材料需要立即转移到恢复培养基上进行培养。研究发现，将材料先在黑暗或弱光下培养一段时间后，再在正常光照下培养有利于形成再生植株，并经过病毒检测获取健康无毒苗。

知识链接

超低温疗法脱毒——小滴玻璃化法

1. 实验材料的准备　剥取长度为 1.0~1.4mm（携带 2~3 片叶原基）的芽作为超低温保存材料。

2. 小滴玻璃化法实验流程

预培养：该步骤在含有 0.3mol/L 蔗糖和 8g/L 琼脂的 MS 培养基上进行，转入芽后于黑暗 4℃ 处理至少 16 小时。

加载：实验材料直接浸入加载液（配方为 MS+0.6mol/L 蔗糖+2mol/L 甘油，pH 值 5.8）中，0℃（冰上）处理 0.5 小时。

PVS2 脱水处理：为了优化小滴玻璃化法保存体系，本实验设置 PVS2 处理时间 30 分钟、40 分钟和 50 分钟 3 个处理组，脱水处理在冰上进行。

制作小滴：用移液枪吸取 PVS2 溶液在灭菌的铝箔条（1cm×5cm）上制作小液滴（1μL），将上一步处理完成的材料转移到小液滴中，保证小液滴浸没芽。

液氮冻存：灭菌的镊子夹住铝箔条投入液氮 15 秒后，装入充满液氮的冷冻管中，密封冷冻管后在液氮中冻存至少 1 小时。

3. 解冻和卸载　铝箔片从液氮中取出后，直接投入卸载液中并在室温下静置处理 20 分钟，芽从铝箔片上脱落并同时完成解冻和卸载，芽经过无菌干燥滤纸吸取表面多余溶液后直接转入再生培养。

五、其他脱毒方法

（一）微体嫁接离体培养脱毒法

微体嫁接是指把从母株上切取的茎尖嫁接到在温室中培养或试管中生长的幼苗上的技术，主要包括显微茎尖嫁接和自然茎尖嫁接两种方法。显微茎尖嫁接所用到的砧木和接穗必须都是组织培养下的苗木，砧穗需要在解剖镜下进行嫁接。该技术是利用茎尖细胞分裂速度快，生长点病毒含量低（最顶端 1~2 片叶原基不带病毒）的特点，在人工控制条件下培养形成无病毒的新植株。

茎尖嫁接主要包括三个步骤。①试管砧木的准备。一般而言，种子是不带病毒的。

因此，可用种子萌发长成的实生苗作砧木。其方法是将种子去掉种皮，用0.5%次氯酸钠消毒10分钟，然后用无菌蒸馏水冲洗3~4次，接种于MS琼脂培养基中，在25℃黑暗条件下培养15天左右。②茎尖嫁接。在超净工作台上，将幼苗的上胚轴和子叶去掉，根系也进行适当断截后，在离上胚轴顶端约0.5cm处向下斜切一深达木质部、长2~3mm的斜切口，在斜切口末端横切一刀，用刀尖挑去切下部分。在体视显微镜下，从待脱毒样品上取约0.2mm茎尖，小心放于切口的水平面上，切面向下并与维管组织密接，然后移入培养基中。③嫁接苗培养。嫁接后将其置于光照强度1000~4000Lx、光照时间为每天16小时、温度27℃条件下培养。嫁接1周后接穗和砧木均产生愈伤组织，2~3周后完全愈合，5~6周后接穗发育成具有4~6叶片的新梢。

微型嫁接技术的砧木和接穗结合需要无毒无菌的环境，影响其成活的因素多种多样，如嫁接方式、嫁接时间、嫁接方法、组培苗的质量及外源激素、培养条件、接穗的大小、砧木的苗龄、嫁接组合和嫁接熟练程度等。因此基于茎尖嫁接所要求的条件较高、操作过程较难、嫩芽受季节限制较大、易污染、成活率较低等缺点使得该技术在实际生产中受到一定的限制。目前，采用微体嫁接技术获得了柑橘、苹果、佛手等植物的脱毒苗。

（二）愈伤组织培养脱毒

愈伤组织培养脱毒具体操作步骤为：将感染病毒的组织离体培养获得愈伤组织，再诱导愈伤组织分化成苗，从中检测获得无毒植株。这种脱毒技术操作简单，费用也非常低。许宏冠、舒秀珍等以感染单一病毒番茄不孕病毒的菊花茎尖作为外植体进行组织培养，经愈伤组织分化而得到脱除番茄不孕病毒的植株。

在实际生产中，常常会将以上脱毒方法两两结合以提高脱毒效率，目前无病毒药用植物已在常规生产上得到了应用，其栽培已经初见规模，并且表现出产量高、品质好的优势。

第三节　脱毒效果的检测

通过不同途径脱毒处理所获得的材料必须经过严格的病毒检测和植物性状鉴定，证明确实是无病毒存在的株系才能作为无病毒种源在生产上应用。常用的病毒检测方法有指示植物检测法、电镜检测法、血清学检测和分子生物学检测等方法。

一、指示植物检测法

指示植物是指对某一种或某几种病毒及类病毒敏感，被感染后能很快表现出明显症状的植物。常用的指示植物有昆诺藜、千日红、心叶烟、苋色藜、菜豆、尾穗苋等。采用该方法检测时主要通过汁液摩擦接种或嫁接传染方式将待检测带毒植株的汁液接种到一种或几种指示植物上，根据指示植物对某种或某几种病毒及类似病原物或株系具敏感反应并表现明显症状进行判定，是应用最早和最广泛的检测植物病毒的方法。该方法鉴定谱广、操作简单，但需要培育大量的指示植物，检测速度慢，且易受外界环境影响，有时会出现"一病多症"和"一症多病"的情况。因此，在使用指示植物鉴定法的同时，常常需要与其他鉴定技术相结合以提高准确度。

二、电子显微镜观察检测

通过电子显微镜可直接观察病毒的形态结构及病毒寄主细胞显微结构变化，从而判断和鉴定植物病毒的方法。该方法观测结果直观、准确，还可以观测到病毒引起的寄主细胞的病变和内含体特征，是深度研究病毒病机制的重要手段之一。但是仪器设备比较昂贵，制片和操作技术复杂不易掌握，对操作人员技术水平要求较高。因此，并没有广泛应用于植物病毒病的实际检测中。

三、血清学检测

根据抗原与抗体特异结合所形成的抗原-抗体复合物来判断病毒的有无，具有快速、灵敏和操作简便等特点。即利用酶对底物的高效催化作用和抗原抗体的特异性反应进行植物病毒检测的方法，主要有沉淀反应法、凝集反应法、琼胶扩散法、斑点免疫结合法、酶联免疫吸附法（ELISA）等。其中酶联免疫吸附法是通过酶分子与免疫球蛋白分子共价结合形成的酶标抗体同固相上的待测定抗体或抗原特异性结合，达到对病毒检测的目的，血清学检测具有灵敏、快速、特异性强、分析率高、花费少等优点，但对一些病毒含量低和含有干扰测定物质的样品则不能做出准确测定，容易出现假阳性的结果。

四、分子生物学检测

近年来发展的分子生物学方法已经成为继血清学后又一重要的植物病毒病检测技术。

目前可应用于植物病毒检测的分子生物学技术众多，主要包括核酸杂交技术、反转录 PCR 技术（RT-PCR）、荧光定量 PCR 技术、DNA 微列阵技术等。核酸杂交技术根据互补的核酸单链可以重新结合的原理，将待检测病毒的一段特定序列用同位素或非放射性地高辛等加以标记制成探针，与目标病毒核酸杂交后便能指示病毒的存在。RT-PCR 先把 RNA 反转录成 cDNA，进而进行 PCR 扩增和杂交，多重 RT-PCR 可以实现多种病毒的同步检测，是目前广泛应用的一项分子检测技术；而荧光定量 PCR 技术不仅可以用于定性分析，还可以用于定量检测。DNA 微列阵技术则是综合分子生物学、材料科学、信息科学和计算机等多种技术于一体而形成的核酸固相杂交技术，由于该技术可以高通量地检测大规模的样本，并且具有良好的敏感性和准确率，在核酸测序、突变检测和病毒病的检测中已有广泛应用。与传统血清学检测技术相比较，不仅具有较高的灵敏度和特异性及高通量等优点，还能有效地检测出不具有蛋白质衣壳的类病毒或不稳定的病毒等。

案例

1. 地黄脱毒苗培育

（1）病毒种类：地黄（*Rehmannia glutinosa*）是玄参科地黄属植物，是"四大怀药"之一。多年来，由于病毒的危害，造成地黄产量低而不稳、等级不高、效益下降的问题日趋严重。目前侵染地黄病有烟草花叶病毒（TMV）、黄瓜花叶病毒（CMV）、地黄X病毒（DVX）、地黄退化病毒（DDV）、地黄黄斑病毒（DYSV）、地黄卷叶病病毒（DLRⅵ）、地黄花叶病毒（ReMV）。

（2）脱毒技术：地黄"金九"为试验材料。

①无菌体系的建立：从大田挖取上下均匀、表皮光滑、无病虫害的金九茎块，去除叶片和泥土，尽量不要蹭破表皮，自来水冲洗5小时。在超净工作台上，用75%乙醇消毒30秒，升汞溶液消毒15分钟，无菌水冲洗5次，将茎段切成带1个芽眼约1cm长的小段，接种到MS培养基上，置于培养室培养。pH值5.8~6.2，温度24~26℃，光照强度2000Lx，每天光照12小时。12天后从芽眼处长出2cm高小苗，转接到MS+0.2mg 6-BA/L+0.02mg/L NAA+30g/L蔗糖+4.8g/L琼脂粉培养基上进行扩繁。

②脱毒苗的获得：在超净工作台上，双目体视显微镜下，将已获得的金九无菌苗顶芽用解剖针小心剥去幼叶，露出带2个叶原基的茎尖，快速用解剖针切取大小为0.2~0.4mm带1个叶原基的生长点，迅速接种到MS+0.4mg/L 6-BA+30g/L蔗糖+4.8g/L琼脂粉的培养基上，每一个茎尖单独编号，扩繁成一个独立株系，为以后病毒检测做准备。10天后茎尖膨大转绿，45天左右形成约5cm大小的小苗，此时转入MS+0.2mg/L 6-BA+0.02mg/L NAA+30g/L蔗糖+4.8g/L琼脂粉培养基上继续生长。

③脱毒苗的检测：利用侵染地黄的主要病毒是烟草花叶病毒（TMV）和黄瓜花叶病毒（CMV）的抗血清分别为一抗，碱性磷酸酯酶标记的Protein A为二抗，用间接ELISA法对茎尖苗株系逐一进行检测，每一株系重复2次，检测金九30个株系，检测出无病毒株系13个，脱毒率为42.3%。

④脱毒苗快繁：在MS+0.2mg 6-BA/L+0.02mg/L NAA+30g/L蔗糖+4.8g/L琼脂粉培养基上扩繁，获得足够的脱毒苗。

⑤脱毒苗生根培养：将地黄脱毒苗接种到生根培养基1/2MS+0.2mg/L PP333+30g/L蔗糖+4.8g/L琼脂粉上进行培养，室温控制在22~27℃（白天27℃，晚上22℃），培养30~35天，脱毒苗茎粗壮，叶色浓绿，株高3cm左右，根长2cm以上，数量4~7条，达到室外炼苗移栽的壮苗要求。

⑥洗苗及移栽：地黄脱毒苗从培养室中拿出，用镊子轻轻夹住脱毒地黄苗，放进盛有水的塑料盆中，用手轻轻洗掉根部附着的培养基，尽量避免折断根系，冲洗3遍，等待栽种。蛭石用2%复合肥（N：P：K=14：16：15）水溶液混合，含水量55%~65%（达到手捏成团，指间有水印，落地即散）就可以装营养钵。

2. 番红花无病毒植株的培育

（1）病毒种类：我国番红花（*Crocus sativus*）主要病毒为芜菁花叶病毒、鸢尾花叶病毒、菜豆黄花叶病毒、黄瓜花叶病毒及烟草脆裂病毒。

（2）脱毒技术

①热处理结合茎尖培养脱毒：把带芽点的球茎放在超净工作台内，消毒灭菌后接入初代培养基内，然后分别放到恒定高温昼夜 36℃/36℃ 及变温 36℃（12 小时）/18℃（12 小时）的光照培养箱中培养，培养 30 天后，无菌剥取成活苗的 0.5~1.0mm 的茎尖，接种到茎尖分化培养基上培养，30 天后转入芽增殖培养基上。待芽苗长到 2cm 后，取材，采用 ELISA 方法检测其芜菁花叶病毒、鸢尾花叶病毒、黄瓜花叶病毒、烟草脆裂病毒等四种病毒的有无，获取脱毒植株。

②化学药剂处理结合茎尖培养脱毒：将一带叶片的球茎放在超净工作台内，消毒灭菌后，无菌剥取 0.5~1.0mm 的茎尖，接种到添加 5~10mg/L 浓度病毒唑的茎尖分化培养基上培养。30 天后，转入芽增殖培养基上。待芽长到 2cm 后取材，采用 ELISA 进行病毒检测。

3. 半夏的脱毒培育技术

（1）病毒种类：目前侵染半夏的病毒有大豆花叶病毒、黄瓜花叶病毒、芋花叶病毒、魔芋花叶病毒和烟草花叶病毒。其中黄瓜花叶病毒是侵染我国半夏的主要病毒，可引起半夏花叶、皱缩和矮化等症状。

（2）脱毒技术

①茎尖剥离：半夏（*Pinellia ternata*）块茎待其萌发后在超净工作台内进行消毒处理，在光学显微镜下用解剖刀切取 0.4~0.5mm 的三裂茎尖，以备培养。

②将剥离的茎尖培养于 MS 附加 1.5mg/L 6-BA+2.0mg/L 2,4-D+7g/L 琼脂+30g/L 蔗糖中诱导半夏茎尖愈伤一次性成苗。

③半夏茎尖脱毒苗病毒检测：利用 SMV、CMV、TMV 单克隆抗体，对半夏愈伤组织再生苗进行酶联免疫检测，获取脱毒苗。

4. 太子参脱毒种苗培育技术

（1）病毒种类：太子参病毒病在各主产区普遍发生，田间发病率和种根带毒率可达 100%，平均 90% 左右，是太子参生产最主要的病害。已知侵染太子参的病毒主要有四种，芜菁花叶病毒、烟草花叶病毒、黄瓜花叶病毒和蚕豆萎蔫病毒。

（2）脱毒技术

①超低温处理：选取太子参（*Pseudo stellaria heterophylla*）幼芽，将幼芽外层幼叶剥去，取经过表面消毒后的 1~1.5mm 幼芽接种到附加 140g/L 蔗糖的 MS 培养基上预培养 2 天，然后转接于附加 140g/L 蔗糖的 MS 液体培养基处理 40 分钟，将茎尖置于冷冻管迅速投入液氮（-196℃）中，保存 1~3 小时，从液氮中取出冷冻管，置于 40℃ 水浴解冻 1.5 分钟，备用。

②芽增殖诱导培养：经过预处理的幼芽，转入芽诱导培养基中，暗培养 7 天后转移到 3000Lx 的光照强度下培养 40 天后将成活的茎尖转移到不同的培养基上进行再培养。

③丛生芽诱导培养：将脱毒后太子参茎尖培养 40 天后，转接到增殖培养基上诱导丛生芽，培养 20 天丛生芽长 2~3cm 时即可转接到生根培养基上进行生根诱导；丛生芽

亦可以切成段转接至增殖培养基上进行丛生芽诱导。

　　④生根壮苗培养：芽长到2~3cm时，切下高于2cm的丛生芽，转接生根培养基上进行生根壮苗诱导，其余的转接至增殖培养基上进行丛生芽诱导。

　　⑤脱毒检测：将组织培养获得的植株用指示植物法检测脱毒效果，获取脱毒植株。

复习思考题

1. 培育药用植物脱毒苗有何意义？
2. 茎尖脱毒的原理是什么？影响茎尖成活的因素有哪些？
3. 热处理脱毒技术有哪些优点和局限性？
4. 简述超低温疗法的原理。
5. 常用的检测病毒的方法有哪些？

第十一章　药用植物种质资源的离体保存

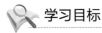

学习目标

1. 掌握　药用植物种质低温保存的基本操作技术。
2. 熟悉　超低温保存的特点与方法。
3. 了解　药用植物种质离体保存的类型与特点。

思政元素

药用植物种质资源与生物多样性

药用植物种质资源是指一切可用于药物开发的植物资源，是所有药用植物物种的总和。我国虽然拥有丰富的药用植物资源，但由于对生物资源保护和可持续利用意识的薄弱，使我国成为世界上生物多样性受破坏严重的国家之一。目前，已列入保护范围的野生植物达 300 多种，其中药用植物占一半以上。药用植物种质资源作为中医药产业的源头，对我国中医药发展有着举足轻重的作用。近年来，药用植物资源不再局限于传统的入药治病，而更广泛地应用于饮食、保健、化妆品、绿色农药、畜禽业等人类生活的各个方面，由此引起药用植物资源过度开发和生态环境恶化，甚至导致部分药用植物资源枯竭和灭绝。

药用植物种质资源是中药新药研发、优良品种选育的基础，是关系到中医药行业、国民经济与人民生活的基础性资源，是国家的重要战略物资。充足的药用植物种质资源是提高中药材质量的核心之一，也是培育新品种和生产发展的重要物质基础。药用植物种质资源保护有利于传统道地药材品种和品质改良，从源头上整体提高我国中药产品质量和中药材生产技术水平，提高中药产业的国际地位，进而增强我国的国际竞争力。因此，作为我国重要的野生生物资源和战略生物资源，保护药用植物种质资源，既是对我国生物多样性、生态环境和自然资源的保护，也是实现药用植物资源可持续利用的必要举措。

植物种质资源保存方式有原生境保存和非原生境保存，非原生境保存又包括移地保存（种质圃或植物园保存）、种质库（种子）保存和离体（试管）保存等。其中，植物种质资源离体保存是指采用一定的方法限制、延缓或停止其离体器官、组织或细胞等的生长，以达到保存种质的目的。常用的离体保存方法主要有限制生长离体保存和超低温保存两种。

第一节　限制生长离体保存方法

限制生长保存是在保证植物种质遗传完整性的前提下限制试管苗的生长，减少继代次数，达到中期保存植物种质资源的目的。其方法包括低温（low temperature）、高渗透压（hyperosmosis）、生长延缓剂（growth retardant）或抑制剂、低氧分压（low oxygen partial pressure）等，通过控制培养条件，延长试管苗或组织的继代时间。

一、低温保存法

低温保存是指采用降温方法，使培养物的生命活动减弱其至近乎停止，从而抑制其生长，是限制生长最常用的方法。在低温及高培养基渗透压的条件下，培养物的生命活动受到抑制，生长速度缓慢，继代时间延长，可达到中短期储存种质的目的。利用种质时，只需将培养物转移至正常条件下培养即可。低温培养的温度一般在 1~9℃，一些热带和亚热带植物在 10~20℃。

张玉进等对魔芋不定芽的低温保存研究中发现，不定芽在 $MS-NH_4^+ + 1mg/L\ 6-BA +$（0.05~0.1）mg/L NAA 培养基上，于 4℃黑暗条件下保存 180 天后，其存活率仍可达 100%，且低温保存过程中，过氧化物酶活性升高，可溶性糖含量增加。除此之外，张玉进还对魔芋花粉进行了低温保存研究，结果表明新鲜花粉经 0~6 小时真空干燥后，能够在 4℃保存 1 个月，-20℃保存 6 个月。温学森等将不同品种的地黄种质资源于 4~6℃黑暗条件下进行离体保存，结果发现地黄试管苗对低温的耐受力具有品种特异性，且在蒸馏水+琼脂（10g/L）培养基上可实现地黄种质资源的中期保存，而在 MS 培养基上生长停滞，其可能原因是水分缺乏所导致的。史永忠等对铁皮石斛种质资源低温离体保存研究中发现，铁皮石斛试管苗在 4℃黑暗条件下可连续保存 12 个月，并能恢复正常生长，且在 1/2MS 和 1/4MS 培养基上的存活率高于 MS 培养基。高山红景天试管苗在（6±1）℃条件下保存时，其存活率较常温下保存更高。

二、高渗透压保存法

高渗透压保存法是通过提高培养基渗透压，影响离体培养物吸收作用而减缓其生长，达到抑制培养物生长速度的保存方法。可通过向培养基中添加高浓度蔗糖或甘露醇、山梨醇等惰性物质达到提高培养基渗透压的目的，从而抑制植物生长。但渗透压太高可能导致培养物死亡，一般可用 2%~3% 蔗糖加 2%~5% 的甘露醇处理。铁皮石斛试管苗在 1/2MS+0.5mg/L NAA+20g/L 蔗糖+0.5g/L 活性炭+7g/L 琼脂的培养基上，于普通培养室条件下（25±2）℃，连续保存 12 个月时，其存活率可达 100%。对菊花试管苗进行离体保存和遗传稳定性研究时，发现菊花试管苗分别在 MS+0.3mg/L 6－BA+0.1mg/L NAA+10g/L 蔗糖+20g/L 甘露醇和 MS+0.3mg/L 6－BA+0.1mg/L NAA+20g/L 蔗糖+20g/L 甘露醇 2 种培养基上保存 12 个月后，其成活率分别达到 50%和 60%，且保存 12 个月的试管苗在增殖、生根培养基上均能恢复正常生长，保持良好的遗传稳定性。淡黄花百合组培苗在添加 1%~3%甘露醇的 MS 培养基上保存 10 个月后，其存活率可达 92%左右，且存活的组培苗接种于增殖培养基上时，其增殖率能够达到 100%。

影响种质资源中期保存效果的因素有很多，除保存技术外，还与外植体类型和生理状态、保存容器的类型、容积和封口方法等有关。外植体类型有愈伤组织、离体小苗、茎尖、茎段、丛芽等，即使是同种植物，外植体类型不同也会引起保存效果的不同，因此选择合适的外植体类型进行保存至关重要。

三、生长抑制剂或延缓剂保存法

生长抑制剂或延缓剂保存法是在培养基中添加适当的生长调节剂，利用激素调控技术来延缓或抑制细胞生长，使培养物保存时间延长，提高试管苗素质和促进试管苗转接后恢复。该方法已成功应用于多种植物。常用的生长抑制剂有脱落酸（ABA）、青鲜素（MH）、矮壮素（CCC）、二甲铵基琥珀酸酰胺（B_9）和多效唑（PP_{333}）等。

如研究 PP_{333} 对怀地黄"85-5"脱毒苗离体保存的影响，结果发现在培养基中添加适宜浓度的 PP_{333}（1~2mg/L）能使脱毒苗的生长速度减缓，从而延长保存时间，减少继代次数，而 PP_{333} 浓度太高（4~8mg/L）则不利于怀地黄的种质保存。获得适宜怀地黄脱毒苗离体保存的培养基为 MS+0.02mg/L NAA+0.2mg/L 6－BA+1mg/L PP_{333}，在该培养基上保存 180 天后，存活率达 68%，恢复培养时成活率达 100%。

在对巴戟天试管苗保存研究中发现，不同调节剂种类和浓度所起的作用不同，当 CCC 浓度为 0.4~2.0mg/L 时，试管苗均能长出 1~3 个侧芽，植株较高，上端触及培养瓶盖，叶片大、平展、色泽绿；当 CCC 浓度达到 3.0mg/L 时，株高和叶片开始变小，叶片垂向下方，无侧芽，色泽不绿；当 PP_{333} 浓度≤1.0mg/L 时，植株较高、叶片大、平展、色泽绿；当 PP_{333} 浓度为 2.0mg/L 时，株高和叶片开始变小，随着浓度的升高而形态更小，色泽更差；PP_{333} 浓度为 0.2~4.0mg/L 时，试管苗均有 1~2 个侧芽。ABA 和 MH 对试管苗株高和叶片的抑制较明显，当 ABA 浓度≥0.5mg/L 和 MH 浓度≥1.0mg/L 时，顶芽明显不向上生长，植株矮小，叶片变小，色泽不绿；当 ABA 浓度≤1.0mg/L 和 MH 浓度为 0.2mg/L 时，试管苗均能长出 1~3 个侧芽。

不同生长调节剂类型对巴戟天试管苗进行处理后，对根的生长影响差别较大。在 CCC 培养基上，巴戟天试管苗均能长出较多的根，且根系向培养基下生长较深。在 PP_{333} 浓度为 0.2~2.0mg/L 时，根多而短，向培养基下生长比较浅，大部分位于培养基表面，部分植株节间有气生状须根。当 ABA 浓度 0.2~1.0mg/L 时，根均附在培养基的表面，MH 浓度为 0.5mg/L 时，根系多且向培养基下生长较深。从对影响愈伤组织生长情况来看，处理 270 天时，CCC 各处理都能诱导愈伤组织产生，且部分愈伤较大。PP_{333}、ABA 和 MH 处理只有部分能生成较小的愈伤组织。

张乐等以珍稀濒危药用植物地枫皮为试材，采用正交实验研究了无机盐、生长调节素、渗透压等对地枫皮离体保存的影响，结果发现地枫皮常温离体保存的最佳保存方法为 1/2MS+50g/L 蔗糖+4g/L 琼脂+5g/L 甘露醇+1mg/L 矮壮素，在此条件下保存 300 天，存活率达 50%，且生长恢复状况良好。

四、其他限制生长保存法

（一）低氧分压法

低氧分压法是指通过降低或改变培养环境的气体状况，如低气压、低氧分压、加入惰性气体等，抑制细胞的生理活性，使培养物生长速率及生长量均降低，延缓衰老，达到离体保存目的。其原理可能与降低呼吸作用和便于乙烯扩散有关，简单的方法是在保存材料上覆盖一层矿物油，如液态石油、石蜡、硅酮油等，使供给培养材料的氧气量降低。烟草、菊花的小植株在低氧分压环境中保存 6 周后取出，可自然生长到成熟，整个生长发育过程中没有发生表型变化。

（二）干燥保存法

干燥保存法是指将愈伤组织或体细胞胚进行脱水处理，降低培养水分，使其生命活动延缓，然后置于特定的培养基条件下保存，其原理与传统的种子贮藏相似。

（三）降低光照法

适当减弱光照强度或缩短光周期，由于光合作用减弱，生长缓慢而利于保存。理想的光照条件应是既能控制植物最小量生长，又能维持其自养而不致死亡。研究表明，光照对高山红景天试管苗的生长具有明显影响。相同温度条件下，与 600Lx 弱光条件下试管苗的茎高相比，暗培养的高山红景天试管苗相对较高，但纤细黄化，茎节间距较长，叶片较小且叶片数相对较少，故弱光更有利于促进试管苗健壮。

第二节　植物超低温离体保存

超低温保存，又叫离体冷冻保存，是指将植物的离体材料，包括茎尖（芽）、分生组织、胚胎、花粉、愈伤组织、悬浮细胞、原生质体等，经过一定的方法处理后在超低温条件下处于代谢活动停滞状态，是植物种质长期保存的理想方法。超低温条件包括干冰（-79℃）、超低温冰箱（-150~-80℃）、液氮（-196℃）、液氮蒸汽相（-140℃）等，其中液氮最为常用。

一、超低温保存原理

（一）细胞冰冻与伤害理论

造成细胞冷冻损伤有两方面的原因，一是冷却速度过快，导致胞外溶液形成大量冰晶，浓度增高，而胞内水分子则由于溶液过冷而结冰，对细胞造成机械伤害；另一个是冷却速度过慢，又称溶质损伤或溶液损伤，由于胞外溶液结冰使得细胞处于高浓度溶液中，时间过长导致蛋白质变性、酶系统失活、细胞受损等，冷却速率越慢，损伤越大。而过慢冷冻、细胞脱水收缩引起的细胞原生质和细胞器的变化是造成损伤的主要原因，而且在渗透收缩过程中膜压力的增加也造成了损伤。但是，只要降温速率不超过脱水的连续性，细胞内的水分就会由于渗透势而不断向细胞外扩散，使原生质体浓缩从而导致细胞内含物的冰点降低，这种逐渐除去细胞内水分的过程称为保护性脱水（Protective dehydration），能有效阻止在细胞质或液泡中结冰。因此，从两因素理论中可以获得生物材料低温保存的最佳冷却速率，以避免产生两种伤害。

（二）溶液的玻璃化理论

生物材料的低温保存是将细胞、组织等置于含低温保护剂的水溶液中进行降温和复温，在此降温和复温过程中冰晶的形成和生长是生物材料受到损伤的最主要原因。细胞内外在降温中生成的冰晶是导致细胞死亡的直接原因，而玻璃化固定由于其完全避免了冰晶的形成，被认为是理想的低温保存方法。溶液在降温过程中，首先要达到冰点才会结冰，其间若无均一晶核的形成，就会形成过冷溶液，继续降温，均一晶核开始形成，此时的温度为均一晶核形成温度，也称过冷点（undercooling point）。冰晶的形成与降温速度有关，若降温速度不够快，就形成尖锐冰晶；若降温速度足够快，均一晶核就无法形成，溶液就会进入无定形的玻璃化状态，即一种透明的"固态"，称为玻璃态（glassy state），在此状态中，水分子没有发生重排，不产生结构和体积的变化，因而不会由于细胞内结冰造成机械损伤或溶液效应而伤害组织和细胞，保证化冻后细胞仍有活力。

溶液玻璃化的途径有两条：一条是增加溶液中保护剂浓度，当降温速度高于临界冷却温度时即可形成玻璃化，然而过高浓度保护剂对细胞具有毒性作用；另一条是极大地提高冷却速率，在冷却过程中存在一个结晶高峰温度，被称作危险温度区，超快速冷却显著缩短了通过危险温度区的时间，促进玻璃化的形成。

二、超低温保存方法

植物材料在超低温条件下，由于代谢和衰老的减慢，其稳定性也得到保持，生理代谢减弱，遗传变异减少。目前，超低温保存已有一套较为完整的技术规程，包括植物材料的选择和预处理、防冻处理、冷冻处理、超低温保存、解冻、再培养与生命力测定。其中冷冻与解冻的环节较为关键，若处理不好会对细胞造成损害，包括细胞内冰晶的形成及内容物的漏出。因此，超低温保存技术当中的每一个环节都需牢牢掌握。

（一）植物材料的选择和预处理

选取的植物材料主要有三类：①愈伤组织、悬浮细胞、原生质体；②花粉和粉胚；③茎尖、茎尖原基、胚、幼植株。原则上以遗传稳定性好、易再生和抗冻能力强的离体培养物为保存材料；以茎尖、茎尖原基、胚等有组织结构的材料为好，其遗传稳定性好，易再生，且细胞体积小、液泡小、含水量较低、细胞质较浓，抗冻能力好，是理想的超低温保存材料。

预处理的目的是提高分裂相细胞的比例和减少细胞内自由水的含量，使材料达到适于超低温保存的生理状态。植物材料预处理的方法包括低温锻炼和预培养。预培养可通过缩短继代培养时间，从而提高分裂相细胞比例，减少细胞内自由水含量。但对某些植物材料而言显得细胞过大，此时可通过提高培养基中蔗糖含量或添加甘露醇、山梨醇、脱落酸、脯氨酸、二甲基亚砜、2,4-D 等物质培养几天，增强细胞的抗冷能力。低温锻炼通常是将要保存的材料在约 0℃ 下处理数天至数星期，不同植物材料其处理温度和处理时间也不同。在低温锻炼过程中，其细胞膜结构可能发生变化，蛋白质分子间二硫键减少，硫氢键含量提高，而细胞内蔗糖及其类似的具有低温保护功能物质也会积累，从而增强了细胞对冰冻的耐受性。

（二）防冻处理

将欲超低温保存的植物材料放入防冻液中，使其细胞冰点降低，减少因形成冰晶可能造成的损伤。除一些特殊植物外，几乎所有的植物材料都需经过冰冻保护剂处理。冰冻保护剂大致可分为两类：一类是能穿透细胞的低分子量化合物，如二甲基亚砜、各种糖、糖醇等物质；另一类则是不能穿透细胞的高分子量化合物，如聚乙烯吡咯烷酮、聚乙二醇等。

大多数冰冻保护剂对植物材料的作用存在二重性，即在保护细胞的同时也产生细胞毒害作用，且与剂量呈正相关。但是，若几种冰冻保护剂同时使用，其保护作用会由于叠加效应增强，而毒害作用则会相互削弱或消除。由于冰冻保护剂对细胞毒性的大小随其含量及处理温度升高而加大，因此处理时首先将保护剂在 0℃ 左右静置 0.5 小时，然后在冰浴上将细胞培养物与保护剂等体积逐点加入，之后于冰浴上平衡 30~60 分钟。玻璃化冰冻保护剂因其含量高、毒性大，处理时更须小心。总之，保护剂处理在保证细胞充分脱水的同时防止保护剂的毒害和渗透压对细胞造成损伤。

（三）冷冻处理

目前超低温保存的降温方法主要有慢冻法、快冻法、两步冰冻法、逐级冰冻法、干冻法、玻璃化法、包埋脱水法和包埋玻璃化法。

1. 慢冻法 慢冻法是植物材料超低温保存应用最普遍的一种方法。其基本操作为：先以每分钟 1~5℃ 速度降温，降至 -40~-30℃ 或 -100℃ 时，平衡约 1 小时，然后置于液氮（-196℃）中保存。只要降温速度适宜，在冰冻保护剂的作用下，既可避免细胞内产生冰晶，又能防止因溶质含量增加引起的"溶液效应"。该法对于大部分植物材料均适用，尤其是原生质体、悬浮培养细胞和愈伤组织等培养物。

微滴冻存法也是由慢冻法演变而来的，是将含有茎尖的低温保护剂溶液滴于铝箔上，用程序降温仪以适宜的速度（一般每分钟在 0.1~0.2℃）将其降温至转移温度（一般为 -70~-40℃），最后进入液氮保存。

2. 快冻法 快冻法是将预处理过的材料直接放入液氮或其蒸汽相中,以每分钟 100~1000℃速度降温,直至-196℃冷冻保存。其原理为:植物材料经超速冷冻,细胞内的水分来不及形成冰晶中心,就降到-196℃的安全区。此时细胞内的水为玻璃化状态,对细胞结构不产生破坏作用,从而减轻或避免细胞内结冰的危害。

3. 两步冰冻法 两步冰冻法是将慢冻法和快冻法起来的一种冰冻方法。即先用较慢的速度使培养物降至某一温度,停留约 10 分钟或不停留,再降到-40~-30℃,在此温度下保持 0.5~1 小时或不停留直接投入液氮。目前大多采用每分钟降低 0.5~4℃的速率降到-40℃,然后投入液氮。

4. 逐级冰冻法 此法是制备不同等级温度的冰浴如-20℃、-50℃、-70℃、-100℃或-10℃、-15℃、-23℃、-35℃、-40℃等,使植物材料经保护剂在0℃预处理后,逐渐适应这些温度,材料在每级温度上停留一定时间(4~6分钟),使细胞达到保护性脱水,然后投入液氮中。

5. 干冻法 干冻法是通过利用无菌风、真空、干燥硅胶、饱和盐溶液或高浓度蔗糖等对材料进行干燥预处理,然后再放入液氮中。干燥预处理时,需要将植物材料含水量由72%~77%下降到27%~40%后再浸入液氮中。

6. 玻璃化法 玻璃化法是材料在冰冻之前,用玻璃化保护剂(plant vitrification solution,PVS)处理后再投入液氮保存。早期的快冻法和慢冻法等常规超低温保存都是部分玻璃化法,即胞内玻璃化。对于单细胞而言,常规超低温保存中的胞外冰晶几乎不具有伤害性,但对整个器官或组织来说,仍会产生伤害。现在玻璃化法冻存采取完全玻璃化法,即胞内胞外同时为玻璃化状态,可在器官和组织水平保存,能有效保护细胞与细胞之间的联系,且不存在化冻不均匀现象。目前常用的玻璃化保护剂是 Sakai 于 1991 年推出的保护剂(30%甘油+15%乙二醇+15% DMSO+0.4mol/L 蔗糖+MS-NH$_4^+$无激素培养基)。

7. 包埋脱水法 包埋脱水法(encapsulation dehydration)是 20 世纪 90 年代初发展起来的另一种超低温保存方法,是在包埋法的基础上进一步进行物理脱水,然后浸入液氮保存的方法。这种保存方法已经在几十种植物上成功应用。

8. 包埋玻璃化法 玻璃化法经进一步改良,衍生出包埋玻璃化法(encapsulation vitrification)、微滴玻璃化法(droplet vitrification)等。包埋玻璃化超低温保存法是将包埋脱水法的包埋和玻璃化法结合在一起,具有对材料毒害性小、所需设备简单、易于操作、脱水时间短、恢复生长快等优点,在植物种质资源保存上显示出巨大的应用潜力。

(四)超低温保存

植物材料在-196℃下长期储存时,需要注意液氮挥发。液氮储存不是无限期的,随着储存时间的延长,细胞活力会有一定的下降。因此,该冷冻储藏技术仍需改进。

(五)解冻

保存植物材料的类型及冰冻方式不同,其化冻方法也不同,主要有两种方法,一种为快速化冻法，即在35~40℃（该温度下解冻速度一般为500~700℃）的温水浴中化冻，另一种为慢速冷冻法，即在0℃、2~3℃或室温下化冻。化冻方法的选择关键是防止化冻过程中细胞内次生结冰和化冻吸水过程中水的渗透冲击对细胞膜体系的破坏。解冻速度慢，细胞内易发生再结晶，导致细胞死亡，解冻速度快，再结晶过程来不及发生，细胞存活率高。故快速解冻法是较理想的解冻方法。

液泡小、含水量少的细胞（如茎尖分生组织）可采用快速化冻的方法，而液泡大、含水量高的细胞则一般采用慢速化冻法；生长季节中的材料，一般在37~40℃温水浴中快速化冻；木本植物的冬芽，在超低温保存后，必须在0℃低温下进行慢速化冻才能达到良好的效果；而玻璃化冻存的材料在保存终止后，则必须快速化冻，防止由于次生结冰对细胞组织造成伤害。

（六）再培养与生命力测定

经冻存的材料不可避免地会受到不同程度的伤害，所以再培养前需要对材料进行简单处理。由于冷冻保护剂对植物细胞的毒害作用，有些材料解冻后需用培养基洗几遍，而有的材料洗涤后反而培养不活；为了减少再培养中的光抑制，利于离体材料恢复生长，冻存的材料一般在黑暗或弱光下培养1~2周，再转入正常光照下培养。

超低温保存的本质是对植物种质进行离体保存，因而需测定培养物的活力。测定方法有荧光素二乙酸酯（FDA）染色法、三苯四唑氯化物（TTC）还原法、伊凡蓝染色法、色谱分析法、细胞学分析、遗传性分析和生化稳定性等。

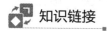 知识链接

植物超低温离体保存新技术

植物超低温离体保存新技术主要有包埋-干燥法、玻璃化法和滴冻法三种。新技术可用于保存结构复杂、含有各种形态、大小不一的细胞和体积比较大的组织和器官，如茎尖、合子胚和体胚。且实验条件要求简单，不需要昂贵的程序降温仪。另外，新技术比经典技术有更大的应用潜力，其应用范围更广，有些技术只需稍做修改就可应用于各种形态的细胞。

1. 包埋-干燥法　该法是基于人工种子的包被原理。利用海藻酸钙将外植体包埋，置于含高浓度蔗糖（0.3~1.5mol/L）的液体培养基中预培养后进行干燥脱水，使含水量降至20%左右，然后快速投入液氮中进行冷冻保存。该方法保存的材料存活率高，可快速直接成苗，不易形成愈伤组织。

2. 玻璃化法　将经过冰冻保护剂和玻璃化溶液脱水处理后的植物材料直接投入液氮，使植物材料进入玻璃化状态。但解冻速度要快，防止去玻璃化的发生。化冻后用MS+1.2mol/L蔗糖溶液或MS+1.17mol/L山梨糖醇进行洗涤去除玻璃化液，然后进行恢复培养。采用该方法可进行细胞悬浮系、顶端分生组织、胚状体、原生质体等多种外植体的超低温保存。

3. 滴冻法 该方法主要用于茎尖的超低温保存,将材料用冰冻保护剂进行预处理后滴在铝箔上使之成为小滴,然后将粘有小滴的铝箔直接投入液氮中进行冷冻保存。该技术发展最晚,但成功应用此法的物种数量稳步增加。目前已成功应用于马铃薯茎尖、芦笋和苹果茎尖的冷冻保存中。

📝 **案例**

1. 党参休眠芽玻璃化超低温保存及植株再生 党参为桔梗科植物党参 (*Codonopsis pilosula*) 的干燥根,是我国常用的传统补益药,具有补中益气、健脾益肺之功效。近年来,随着人们自我保健意识的增强,食补的需求量不断攀升,党参市场需求量不断增大,仅靠野生资源已无法满足社会需求,栽培党参逐渐成为药材的主要来源。在党参人工栽培过程中,优良党参种质资源的选择和保护对党参产量和品质至关重要。张延红等以完整的党参休眠芽为材料建立了玻璃化法超低温离体保存技术。

(1) 材料预处理:将 2 年生的新鲜党参覆土后置于 4℃ 冰箱中进行低温锻炼 90 天左右,此时休眠芽苞片稍有萎蔫。将带少量根基和苞片的党参休眠芽从根头处切下,用 75% 乙醇漂洗 20 秒,然后在 0.1% 升汞中灭菌 10 分钟,最后用无菌水冲洗 3～4 次,备用。

(2) 玻璃化超低温保存:先将党参休眠芽用 2mol/L 甘油+0.4mol/L 蔗糖溶液装载 20 分钟,再用 PVS 处理 80 分钟后直接投入液氮。

(3) 恢复培养:先用 40℃ 水浴化冻 2 分钟,接着用含 1.2mol/L 蔗糖的 MS 无机盐培养液卸载 20 分钟,用无菌滤纸吸干芽表面溶液后,接种到恢复生长培养基中 (MS+1.0mg/L 6-BA+0.5mg/L NAA),于正常光照下培养,其休眠芽冻存后的成活率达到 74%。

2. 百合试管苗茎尖分生组织玻璃化法超低温保存技术 百合试管苗茎尖分生组织玻璃化法超低温保存技术研究表明,经 4℃ 低温锻炼及预培养后,在 MS+0.4mol/L 蔗糖+2mol/L 甘油培养基上放置 20 分钟,经 0℃ 下 PVS 处理 60～120 分钟后,迅速投入液氮中保存。冻存后的材料在 40℃ 水浴化冻,然后用含 1.2mol/L 蔗糖溶液的 MS 培养基洗涤 10 分钟,转移至 MS+0.5mg/L 6-BA+0.1mg/L NAA+0.3mg/L GA$_3$+30g/L 蔗糖+7g/L 琼脂的再生培养基中常温暗培养 2 周后转移至正常光照下培养,存活率可达 50% 以上。

3. 地黄茎尖超低温保存技术 地黄茎尖超低温保存技术体系为 10mm 长的茎尖接种于含 0.2～0.6mol/L 蔗糖、1%～5% 乙酰胺和 5% DMSO 的 MS 培养基上,在黑暗、10℃ 条件下预培养 1～5 天后,取 0.5～3.5mm 长的茎尖用 60% PVS 在 25℃ 下装载 25 分钟,经 0℃ 脱水处理后,迅速投入液氮中。24 小时后于 40℃ 化冻,之后用 1.2mol/L 蔗糖溶液洗涤 2 次,经 TTC 法检测茎尖成活率达 75% 以上,植株再生率达 50%,且再生苗与对照无形态上的变异。

4. 唐菖蒲愈伤组织超低温保存 李全顺对唐菖蒲愈伤组织超低温保存体系进行了研究,发现 20～25 天培养的唐菖蒲愈伤组织为最佳冷冻材料,经含 5% DMSO 的培养基预培养 5 天和 10% DMSO+10%甘油的冷冻保护剂处理，均能显著提高冷冻后愈伤组织的存活率，且分步冷冻较快速冷冻效果更好，经冷冻后的愈伤组织可成功得到再生植株。

复习思考题

1. 药用植物种质资源离体保存有何意义？
2. 种质资源超低温保存的原理是什么？基本操作程序有哪些？
3. 影响种质离体保存遗传稳定性的因素有哪些？
4. 如何减少种质离体保存过程中的变异？

参考文献 ▷▷▷▷

［1］陈世昌，徐明辉．植物组织培养［M］．重庆：重庆大学出版社，2016.

［2］巩振辉，申书兴．植物组织培养［M］．北京：化学工业出版社，2013.

［3］钱子刚．药用植物组织培养［M］．北京：中国中医药出版社，2007.

［4］龚一富．植物组织培养实验指导［M］．北京：科学出版社，2020.

［5］王蒂，陈劲枫．植物组织培养［M］．北京：中国农业出版社，2013.

［6］陈绍煌．药用植物组培快繁实务［M］．北京：中国林业出版社．2014.

［7］蒋细旺，秦凡，陈发菊．植物细胞工程［M］．北京：经济科学出版社，2009.

［8］刘茜，李莉云．高科技时代的植物组织培养新技术的研究应用［M］．东北师范大学出版社，2018.

［9］李浚明，朱登云．植物组织培养教程［M］．北京：中国农业大学出版社，2005.

［10］孙忠青．植物细胞的全能性及应用［J］．安徽农业科学，2013，41（21）：2.

［11］梁预，姚敦义．关于体细胞的全能性问题［J］．植物学通报，1998（4）：43-46.

［12］宋艳梅，张天锡，王文全，等．组织培养技术在中药资源保护和开发利用中的应用［J］．西部中医药，2019，32（2）：135-138.

［13］王凯．丹参工厂化育苗及其产业化基础研究［D］．南京：南京中医药大学，2021.

［14］Qiaole Li，Tengfei He，Haoran Niu. Summary of the Frontier Introduction of Preparation of Secondary Metabolites in Plant Cell Culture［J］，Journal of Botanical Research，2020，2（4）：4-6.

［15］陈明波．酸浆和小酸浆的组织培养研究［D］．开封：河南大学，2008.

［16］祁金涛，曹君迈．植物组织培养过程中细胞生理变化与形态建成的关系［J］．安徽农业科学，2009，37（11）：4905-4907.

［17］陈红．植物组织培养技术的现状及发展趋势［J］．生物化工，2018，4（5）：137-139.

［18］谷小红，郭宝林，田景，等．植物生长调节剂在药用植物生长发育和栽培中的应用［J］．中国现代中药，2017，19（2）：295-305+310.

［19］覃逸明，黄雨清，聂刘旺，等．凤丹种胚组培苗的自毒作用研究［J］．核农学报，2009，23（1）：75-79+89.

［20］白一苇，张世壮，王雁楠，等．植物组织培养中抗污染培养基新配方的探索 ［J］．中国农学通报，2021，37（6）：89-96.

［21］徐是雄，胡秀清，许霖庆．植物组织培养、外植体的形态发生和中药增效作用的研究 ［J］．植物生理学报，1980（4）：419-428.

［22］王娟，李金鑫，李建丽，等．植物组织培养技术在中药资源中的应用 ［J］．中国中药杂志，2017，42（12）：2236-2246.

［23］冯婷婷，郭九峰，宋天磊，等．药用植物组织培养研究综述 ［J］．安徽农学通报，2019，25（24）：23-27.

［24］Thorpe TA，Biondi S. Regulation of Plant Organogenesis ［J］．Advances in Cell Culture，1981，1：213-239.

［25］周权男，姜泽海，李哲，等．植物组织培养中污染控制技术的研究现状 ［J］．热带农业科学，2012，32（9）：53-56.

［26］谭鹏鹏，尚杨娟，朱凯凯，等．植物组织培养中常见病原菌种类及污染控制措施 ［J］．现代园艺，2021，44（21）：97-98.

［27］谷艾素，张欢，崔瑾．光调控在植物组织培养中的应用研究进展 ［J］．西北植物学报，2011，31（11）：2341-2346.

［28］刘玲梅，汤浩茹，刘娟．试管苗长期继代培养中的形态发生能力与遗传稳定性 ［J］．生物技术通报，2008（5）：22-27.

［29］范淑芳．华中枸骨试管苗生根与驯化移栽技术的研究（英文）　［J］．Agricultural Science & Technology，2015，16（1）：1-2+30.

［30］谢文申，周露，许锐．薄荷试管苗练苗移栽技术 ［J］．北方园艺，2012（18）：133-134.

［31］王宏霞，王国祥，蔡子平，等．蒙古黄芪高频再生体系的建立 ［J］．中药材，2017，40（1）：18-21.

［32］吴高殷．山杏不同外植体愈伤组织的诱导及其体细胞胚胎发生 ［D］．呼和浩特：内蒙古农业大学，2017.

［33］顾旭．植物根尖干细胞再生的机理研究 ［D］．福州：福建农林大学，2019.

［34］张晓丽．青天葵组织培养与原生质体分离的研究 ［D］．广州：广州中医药大学，2012.

［35］Davey M R，Anthony P，Power J B，et al. Plant protoplasts：status and biotechnological perspectives ［J］．Biotechnology Advances，2005，23（2）：131-171.

［36］黄勇，张铁，郭云亮．铁皮石斛壮苗生根正交试验 ［J］．园艺与种苗，2017（10）：28-30.

［37］许奕，宋顺，王安邦，等．不同培养基对铁皮石斛壮苗生根的影响及移栽条件优化 ［J］．江苏农业科学，2015，43（8）：247-249.

［38］魏梅娟，李雪，叶清梅，等．铁皮石斛组培苗生长的影响因素研究 ［J］．北方园艺，2011（2）：146-148.

［39］周江明.不同有机物对铁皮石斛试管苗生长发育的影响［J］.中国农学通报，2005（8）：49-50+98.

［40］杜琳，向进乐，李欣，等.怀地黄脱毒苗的壮苗生根培养［J］.江苏农业学，2013，41（5）：224-226.

［41］潘丽梅，马小军，韦荣昌，等.钩藤生根壮苗培养基优化及移栽基质的筛选［J］.江苏农业科学，2014，42（11）：83-85.

［42］勾畅，武慧，将达，等.激素配比对不同基因型菊花再生体系的调控［J］.北方园艺，2013（13）：135-137.

［43］刘会超，贾文庆，徐小博.6个牡丹品种不定芽再生能力差异研究［J］.广东农业科学，2011，38（17）：35-36.

［44］梁计南，谭中文，谭志勇，等.甘蔗不同基因型组织培养特性的研究［J］.华南农业大学学报，2002（04）：37-40.

［45］郭艳茹，詹亚光.植物离体快繁中的常见问题及防止措施［J］.黑龙江农业科学，2008（1）：19-21.

［46］罗阳春，杨云，李仕伟，等.组织培养中植物外植体及愈伤组织褐变的研究进展［J］.贵州农业科学，2018，46（01）：5-10.

［47］洪春桃，沈登锋，魏斌，等.几种三叶青组织培养快繁体系的比较及其优化［J］.浙江农业科学，2019，60（10）：1846-1849.

［48］吴青青，王维泽，崔崽，等.百合茎尖培养材料的筛选及其组培配方的优化［J］.贵州农业科学，2019，47（9）：69-73.

［49］刘静，袁婷，倪细炉，朱强，王翠平."宁杞8号"体细胞胚胎发生体系建立［J］.广西植物，2018，38（9）：1183-1190.

［50］晋海军，秦公伟，刘艳丽，等.2,4-D对成熟与非成熟西洋参种胚体细胞胚发生的影响［J］.北方园艺，2011（23）：114-116.

［51］程力辉.半夏人工种子技术研究［D］.兰州：甘肃农业大学，2009.

［52］王义，赵文君，孙春玉，等.2,4-D、BA对人参体细胞胚胎发生过程的影响研究［J］.中国生物工程杂志，2008（10）：106-112.

［53］叶志毅，刘红.桑树体细胞胚的诱导及其人工种子制作初探［J］.浙江大学学报（农业与生命科学版），2001（4）：117-118.

［54］许传俊，黄珺梅，曾碧玉，等.植物组织培养脱毒技术研究进展［J］.安徽农业科学，2011，39（3）：1318-1320,1335.

［55］赵霜.菊花病毒脱除与检测技术研究［D］.北京：北京林业大学，2013.

［56］代丽萍.亳菊脱病毒技术研究及其品质测定［D］.合肥：安徽农业大学，2009.

［57］解晓红，李江辉，陈丽，等.半夏脱毒技术研究及应用［J］.中药材，2011，34（7）：1014-1017.

［58］曹有龙，唐琳，颜钫，等.枸杞脱毒苗的诱导及光合特性的分析研究［J］.

四川大学学报（自然科学版），2001（4）：550-553.

［59］张桂芳，贺红，徐鸿华，等．佛手茎尖微嫁接技术研究［J］．中草药，2007，423（7）：1081-1084.

［60］迟惠荣，毛碧增．植物病毒检测及脱毒方法的研究进展［J］．生物技术通报，2017，33（8）：26-33.

［61］孙琦，张春庆．植物脱毒与检测研究进展［J］．山东农业大学学报（自然科学版），2003，（2）：209-212.

［62］朱保华．番红花（Crocus sativus L.）离体快繁及无病毒植株的培育［D］．重庆：西南大学，2009.

［63］徐刚标，陈良昌．植物种质超低温保存［J］．经济林研究，1998（2）：51-53.

［64］戴军，姚厚军，张九玲，等．太子参超低温脱毒及规模化组培育苗技术［J］．生物学杂志，2014，31（3）：84-87.

［65］李军，高广春，李白，等．植物组培脱毒技术及其在药用植物藏红花中的应用［J］．生物技术通报，2014（7）：44-48.

［66］张静雅，何衍彪．植物病毒病检测及防治技术研究进展［J］．安徽农学通报，2019，25（12）：79-83.

［67］王宝霞，齐永红，肖雅尹，等．半夏茎尖脱毒培养及病毒检测［J］．植物生理学报，2018，54（12）：1813-1819.

［68］杨智，陈春伶，徐美隆．超低温处理植物脱毒研究进展［J］，北方园艺，2013，（2）：184-187.

［69］刘永康，路翠红，徐艳霞，等．地黄茎尖脱毒与原种生产技术体系研究［J］．2017，（1）：175-177.

［70］张玉进，张兴国，刘佩英．魔芋不定芽的低温保存研究［J］．西南农业大学学报，1999，21（4）：303-306.

［71］张玉进，张兴国，刘佩瑛．魔芋花粉的低温和超低温保存［J］．园艺学报，2000，27（2）：139-140.

［72］温学森，魏建和，杨世林，等．地黄种质资源的离体保存研究［J］．中国中药杂志，2003，28（1）：17-20.

［73］史永忠，潘瑞炽，王小菁，等．铁皮石斛种质资源的低温离体保存［J］．应用与环境生物学报，2000，6（4）：326-330.

［74］刘剑锋，阎秀峰，程云清，等．高山红景天（Rhodiola sachalinensis）试管苗缓慢生长法保存及试管苗DNA含量分析［J］．浙江大学学报（农业与生命科学版），2007，33（4）：373-378.

［75］史永忠，潘瑞炽．铁皮石斛种质室温离体保存［J］．华南师范大学学报（自然科学版），1999，（4）：73-77.

［76］王艳芳，房伟民，陈发棣，等．"神马"菊花的离体保存及遗传稳定性［J］．西北植物学报，2007，（7）：1341-1348.

［77］张晓丽，刘文英，张楠，等. PP_{333} 对怀地黄种质离体保存的影响［J］. 河南师范大学学报（自然科学版），2009，37（3）：171-174.

［78］李锋，付传明，黄宁珍，等. 巴戟天种质离体保存研究［J］. 广西植物，2008，28（1）：95-99.

［79］张乐，李林轩，韦坤华，等. 珍稀濒危药用植物地枫皮离体保存研究［J］. 北方园艺，2015（18）：168-171.

［80］陈辉. 百合种质离体保存技术研究［D］. 武汉：华中农业大学，2005.

［81］薛建平. 地黄试管块根诱导及茎尖玻璃化法超低温保存［D］. 武汉：华中农业大学，2004.